U0584322

新编实用五官科疾病诊疗

张峰　付鑫　马丽娟　刘慧　郭云东　王景霞◎主编

吉林科学技术出版社

图书在版编目（ＣＩＰ）数据

新编实用五官科疾病诊疗/张峰等主编.-长春：
吉林科学技术出版社，2024.5.--ISBN 978-7-5744
-1382-5

Ⅰ.R76
中国国家版本馆 CIP 数据核字第 20245X2P26 号

新编实用五官科疾病诊疗

NEIKE XITONG BINGZHENG ZHENLIAO JINZHAN

主　　编　张　峰　付　鑫　马丽娟　刘　慧　郭云东　王景霞
出 版 人　宛　霞
责任编辑　李　征
封面设计　皓麒图书
制　　版　皓麒图书
幅面尺寸　185mm×260mm
开　　本　16
字　　数　285 千字
印　　张　12.75
印　　数　1-1500 册
版　　次　2024 年 5 月第 1 版
印　　次　2024 年 12 月第 1 次印刷

出　　版　吉林科学技术出版社
发　　行　吉林科学技术出版社
地　　址　长春市南关区福祉大路 5788 号出版大厦 A 座
邮　　编　130118
发行部电话/传真　0431-81629529　　81629530　　81629531
　　　　　　　　　　81629532　　81629533　　81629534
储运部电话　0431-86059116
编辑部电话　0431-81629510
印　　刷　三河市嵩川印刷有限公司

书　　号　ISBN 978-7-5744-1382-5
定　　价　80.00 元

编 委 会

主　编　张　峰（临沂市人民医院）

付　鑫（宁津县人民医院）

马丽娟（菏泽市牡丹人民医院）

刘　慧（潍坊口腔医院）

郭云东（肥城市中医医院）

王景霞（淄博市淄川区凤凰中心卫生院）

目　　录

第一章 眼睑疾病

第一节 眼睑炎症

一、眼睑皮肤病

（一）病毒性感染

1.单纯疱疹病毒性睑皮炎

（1）病因：单纯疱疹病毒性睑皮炎，亦称"热病疱疹性睑皮炎"，是由Ⅰ型单纯疱疹病毒感染所致，常发生于感冒、高热、劳累之后。

（2）症状 ①自觉局部症状轻微，有痒、刺痛及灼热感。②典型的病损为在红斑的基础上有成簇的粟粒或绿豆大小的水疱、壁薄、潴留液清，破溃后形成糜烂或小溃疡、结痂，痊愈后不留痕迹或留有暂时性色素沉着。常同时在口唇、鼻翼旁出现病损。③全身可有热病性传染病的症状。④本病有自限性，一般1～2周可自愈。无免疫性，可再发。

（3）治疗 ①局部滴用阿昔洛韦眼药水、碘苷滴眼液，涂抹更昔洛韦眼用凝胶等。②有继发感染时可酌情加用抗生素。

2.带状疱疹性睑皮炎

（1）病因：带状疱疹性睑皮炎由水痘-带状疱疹病毒引起。初次感染表现为水痘，常见于儿童。以后病毒长期潜伏于脊髓后根神经节中，当机体抵抗力下降、免疫功能减弱或某种诱发因素出现时，会使水痘日带状疱疹病毒再度活化，侵犯三叉神经半月节第一或第二支，引起眼睑带状疱疹，发病后终身免疫。

（2）症状 ①发病前可有发热、倦怠、食欲缺乏等前驱症状。②病初起时在患侧三叉神经分布区发生皮肤灼热、神经痛，年龄越大的患者往往疼痛越甚，有时剧烈难忍，可发生于皮疹出现前或与皮疹同时发生；疼痛常持续至皮疹完全消退，甚至持续数月、数年。③皮疹病损为红斑的基础上群集粟粒至绿豆大小的水疱，有的中央有脐窝，疱内容物清，严重时呈血性，水疱彼此融合可发生坏死溃疡。皮疹发生于三叉神经第一支支配区，第二支较少。发病为单侧是本病的特点，不超越鼻中线呈带状分布。侵犯鼻睫状神经时可并发角膜病变和虹膜睫状体炎，偶有眼肌麻痹。④不发生坏死溃疡者水疱干瘪、结痂、遗留色素沉着。发生坏死溃疡者则易留永久性瘢痕。

（3）治疗：适当休息，给予镇静止痛药物。

局部用药：红斑水疱可用炉甘石洗剂，涂阿昔洛韦或复方碘苷眼膏膏，疱疹已破应预防感染，外用抗生素软膏。结膜囊内点阿昔洛韦眼药水预防角膜受累。

全身用药：阿昔洛韦 200mg、400mg、每日 5 次，连服 5～7 天，有阻止病毒繁殖、缩短病程、减少神经痛的作用。严重的病例可静点阿昔洛韦，每公斤体重 5mg 加于 5％葡萄糖内，每 8 小时 1 次，连续 7 天或用聚肌胞 2mg 肌内注射，隔日 1 次或注射干扰素。

激素类药物：在 3～5 天内口服泼尼松可减轻炎症及神经痛，开始量为每天30～40mg/天，隔日递减，10～12 天撤完。

神经营养药物及止痛药：可注射维生素 B_1、维生素 B_{12}，疼痛剧烈口服索米痛片等。

（二）细菌性感染

1.毛囊炎

(1)病因：毛囊炎系金黄色葡萄球菌感染毛囊引起的炎症。

(2)症状。①自觉痒痛，好发于年轻人，面部皮肤也有散发的毛囊炎。②粟粒大的丘疹，顶端化脓呈小脓疱，不融合，破后有少量脓血、无脓栓，预后不留瘢痕。

(3)治疗。①外用消炎、止痒药物，也可外用林可霉素液或 0.3％碘伏。②早期可用超短波治疗。③根据病情可适当给予抗生素。④反复发作的病例应检查有无糖尿病、贫血等全身疾病。也可用调节免疫药物如皮下注射转移因子，每周 2 次，每次 2mg，5 周为一疗程。

2.眼睑疖肿和脓肿

(1)病因：眼睑疖肿和脓肿是由金黄色葡萄球菌侵犯毛囊深部及周围组织引起的皮肤炎症。发病与体质有关，与皮肤不洁、多汗和搔抓也有关系。

(2)症状。①自觉灼热及疼痛明显。②眼睑皮肤红肿、有硬结、触痛显著。严重时有发热、全身不适，数日后顶部发黄，疼痛加剧。耳前淋巴结肿大、压痛。破溃后有脓血流出。眼睑疖肿有脓栓(甚至有数个脓栓及多房性脓肿成为痈)。周围组织坏死，形成腔隙，以后深部由肉芽组织充填，愈合后结痂。③睑部疖肿或脓肿受挤压后，脓液有可能进入血流，形成海绵窦脓栓，甚至脑脓肿、脓毒败血症等危及生命。

(3)治疗。①早期热敷，超短波可缓解炎症、止痛有效。外用鱼石脂软膏。②全身用抗生素，首选青霉素肌内注射，必要时静脉滴注，如过敏可用环丙沙星、氧氟沙星。也可用林可霉素 0.6g 肌内注射，每日 2 次(注意肾功能)。③严禁挤压病变区。④化脓后切开排脓，有脓栓者可用镊子轻轻取出，切口内放置引流条，每日换药，待脓汁排净后取去。

3.眼睑丹毒

(1)病因：眼睑丹毒为 β 型溶血性链球菌引起的急性眼睑皮肤炎症，多由微细的损伤细菌侵入而感染。眼睑丹毒可扩散及面部，也可由面部丹毒而引起眼睑丹毒。

(2)症状。①发病前有畏寒、全身不适，继之发热。②皮肤表现为略高于皮面的鲜红色水肿性斑，表面紧张发亮，边界清楚，严重者可有水疱，压痛明显，局部皮肤温度升高。③淋巴结肿大，有时可复发。

(3)治疗。①超短波、红外线有缓解炎症、止痛作用。②局部呋喃西林液湿敷，外用抗生素软膏。③全身用药：首选青霉素 480 万单位点滴或用红霉素 1～1.5g 静脉点滴，头孢菌素 V 6g 静脉点滴。口服氧氟沙星 0.2g，每日 2 次。用药 10～14 天。

（三）过敏性皮炎

1.接触性皮炎

接触性皮炎是指眼睑皮肤接触外界某种物质后，主要在接触部位发生炎症反应，引起本病的物质主要是化学性物质。根据发病机制可分为：①变态反应性接触性皮炎。②刺激性接触性皮炎（能造成直接损伤，任何人接触均可发病，如强酸、强碱等）。

变态反应性接触性皮炎是由于接触变态反应原后引起的Ⅳ型变态反应（迟发变态反应），致敏原多为小分子化学物质，本身多无刺激性，作用于皮肤后，对少数具有特异性过敏体质的人引起发病，一般初次接触并不立即发病，而需要数小时、数日或更长时间的潜伏期或反复接触后才发生皮炎。

（1）致敏原：常为化工原料、染料、化妆品、洗涤剂，药品如碘、汞、磺胺类、丁卡因、普鲁卡因、抗生素、阿托品、毛果芸香碱或配制药品的辅型剂等。此外，染发剂、乌发剂中的对苯二胺是较常见的致敏原。

（2）症状。①发病前有接触化学物质的历史。自觉眼睑或眼睑附近的皮肤有剧烈的痒感、烧热感，全身症状不多。染发液或洗发水引起的皮炎伴有头皮剧痒（又称"染发性皮炎"）。②发病急。轻时眼睑皮疹为红斑、稍水肿或有粟粒大小密集的红色丘疹。重者红斑肿胀、密集丘疹、水疱，甚至大疱、糜烂、渗出，临床上病变单一。③一般皮肤的炎症反应仅限于接触部位，境界清楚，但可由于搔抓或渗液流出，带到其他部位，引起该处的炎症反应。④发病有一定的潜伏期，多于1~2周可愈，治愈后再接触再发病。

（3）治疗

①局部用药：红斑可用炉甘石洗剂（注意勿进入眼内），水疱、渗液用4％硼酸水冷湿敷，如有继发感染可用0.05％呋喃西林液冷湿敷，涂以1％氢化可的松霜、0.25％~0.5％地塞米松霜或1％曲安西龙霜，每日2~3次。渗液可涂40％氧化锌油。②全身用药：口服抗组胺药如氯本那敏4mg，每日3次或去氯羟嗪25mg，每日3次，为防止药物引发嗜睡、困倦等可用特非那定60mg，每日2次，阿司咪唑10mg，每日1次或西替利嗪10mg，每日1次。③激素类药物：病情严重者可酌情用泼尼松30~40mg/天，炎症控制后在2周内撤完。④病情严重也可静脉注入10％葡萄糖酸钙10mL，每日1次或5％葡萄糖内加入维生素C2~3g，每日静脉点滴1次。⑤有继发感染可全身用抗生素。⑥不能确诊变态反应原者，可于皮炎痊愈后做皮肤斑贴试验寻找致敏原，避免再次接触。

2.眼睑湿疹

眼睑湿疹是一种常见的与过敏有关的皮肤病，发病原因比较复杂，致敏原往往不易查清。眼睑湿疹可单独发病，也可以是面部或全身湿疹的一部分。

（1）症状。①自觉瘙痒剧烈。婴幼儿可以是身体他处有湿疹，同时眼睑有湿疹，有时夜间难以入睡、哭闹、烦躁，常搔抓。②皮疹以潮红的丘疹及小水疱为主，严重时渗出结痂。局限性皮疹境界不清楚，皮疹不断向外扩展，周围有散在丘疹水疱。治愈后有反复发作及慢性化的倾向。③慢性泪囊炎或结膜炎分泌物的刺激引起的皮炎为暗红色或棕红色斑、融合增厚呈苔藓样改变，表面有脱屑、抓痕及血痂，表现为湿疹的慢性期改变。分泌物中酶为致敏因素。

（2）鉴别诊断：变态反应性接触性皮炎应与急性湿疹相鉴别。前者病变多局限于接触部位，皮疹单一形态，境界清楚，病程呈急性经过。去除接触性病因后易治愈或自愈。再接触致敏原再发。

（3）治疗。①局部用药与接触性皮炎相同。如有慢性泪囊炎及结膜炎应及时治疗。②全身用药：抗组胺药同接触性皮炎。影响睡眠可给镇静、止痒药如异丙嗪（氯丙嗪）、安太乐 25～50mg 睡前服或口服地西泮。③严重者可静脉给 10％葡萄糖酸钙 10mL 加维生素 C 0.5g，每日 1 次。一般不主张用激素类药物。合并感染可用抗生素。

（四）眼睑血管神经性水肿

1.病因

眼睑血管神经性水肿又称"巨型荨麻疹"。原因不明，主要由于血管运动系统不稳定。有人认为与过敏、内分泌、毒素等有关。

2.症状

（1）慢性血管神经性水肿影响皮下组织，形成绷紧的、圆形、非可凹性、边界不清楚的荨麻疹，表面皮肤正常，不痒。

（2）突然发病，持续几天或几周，周期性、无规律、无原因反复发作，有时每月 1 次，有时清晨发病，有时持续几年。

（3）发作几年后产生永久性组织肥厚，组织学类似慢性炎性渗出和增生，有时有色素增生。重复发作几年后皮肤和皮下组织形成可悬垂的皱褶。

3.治疗

积极寻找病因，按原因治疗，清除病灶。

（五）眼睑松弛症

眼睑松弛症是发生在中青年身上的一种特殊类型的眼睑疾病，与发生于中老年的老化性眼睑皮肤松弛有着本质上的区别。

1.症状

（1）以反复发作的眼睑皮肤血管神经性水肿为特点。男女同样发病，但女性多见，主要在中青年，多累及双眼上睑，也有单侧者。

（2）眼睑皮肤变薄，弹性消失，皮肤皱纹增加，皮肤呈紫红色，皮肤变薄产生永久性改变，松弛，如囊状悬垂达睑缘，甚至遮盖睫毛。

（3）多合并泪腺脱垂。

（4）萎缩型可出现上眶区凹陷，眶脂肪吸收，部分病例出现腱膜性上睑下垂。

2.鉴别诊断

老年性眼睑皮肤松垂，随年龄增长而松弛，无复发性水肿。

3.治疗

手术治疗，去除松弛的皮肤，打开眶隔，切除部分眶脂肪，将脱垂的泪腺复位固定于泪腺窝。

二、睑缘炎

睑缘炎是指睑缘皮肤、睫毛毛囊及腺体发生的亚急性或慢性炎症,根据病变形态、位置和病理特点,临床上可分为 3 种类型:鳞屑性睑缘炎、溃疡性睑缘炎和眦部睑缘炎。

(一)鳞屑性睑缘炎

睑板腺分泌旺盛,在烟尘、风沙等因素刺激下,过多的分泌物使其开口处发生慢性炎症,而形成鳞屑性睑缘炎。

1.诊断

(1)临床表现:睑缘部充血、潮红,有许多鳞屑附着在睫毛周围,睑缘表面有点状皮脂渗出,皮脂集于睫毛根部,形成黄色蜡样分泌物,干燥后结痂。去除鳞屑和痂皮后,暴露出充血的睑缘,但无溃疡或脓点。睫毛容易脱落,但可再生。患者自觉眼痒、刺痛和烧灼感。长期的慢性炎症,可使睑缘肥厚、外翻,导致溢泪。

(2)辅助检查:患部有时可发现卵圆皮屑芽孢菌,可有助于诊断,做镜检及培养没有固定的病原菌发现,所见者大多为污染杂菌或真菌,均非真正的病原菌。

(3)诊断。①睑缘干痒、刺痛和异物感。②睑缘充血,有的可有鳞屑或痂皮。眼睑边缘结痂、变红、增厚或见眼睑边缘浓缩的油脂腺分泌物。③结膜充血,眼睑肿胀,有黏液样分泌物,浅层点状角膜炎;可有痤疮、酒渣鼻,并可见角膜浸润。

(4)鉴别诊断:本病注意与溃疡性眼缘炎、眦部睑缘炎、干燥性睑缘炎、脂溢性睑缘炎、酒渣性睑缘炎等相鉴别。

2.治疗

(1)3%硼酸溶液或生理盐水清洁局部,用玻璃棒蘸金霉素或四环素眼膏按摩睑缘,除掉鳞屑,有睑板腺分泌过多者,用玻璃棒压眼睑缘,迫使分泌物从睑板腺排泄口溢出,每日 1 次,睑缘涂 0.3%碘伏,再涂含有抗生素的软膏按摩睑缘 20 秒,每日 3 次,愈后可每日 1 次,至少持续 2 周,以防复发。1%碳酸氢钠滴眼液,每日 3 次,以中和脂肪酸。

(2)去除诱因,避免刺激因素,有屈光不正、视疲劳、全身慢性疾病等情况时,应予以矫治。注意眼部卫生,锻炼身体,增强抵抗力。

(二)溃疡性睑缘炎

溃疡性睑缘炎是由葡萄球菌在睑缘感染引起的睑缘性炎症,亦称"化脓性睑缘炎"。

1.诊断

(1)临床表现:睑缘充血,痛、痒、烧灼感,皮脂分泌多,睫毛根部可见散在小脓头,干痂覆盖并将睫毛粘成束。去除痂皮后脓液渗出,露出睫毛根端和出血性溃疡,睫毛毛囊因感染而遭破坏,睫毛易脱落,而不宜重生,形成秃睫。炎症后组织破坏,也可导致局部瘢痕,瘢痕收缩使睫毛失去原来的整齐排列,引起睫毛乱生,形成倒睫,摩擦角膜,炎症过久或反复发作者,可引起慢性结膜炎和睑缘肥厚变形,破坏眼睑与眼球间的毛细血管作用,从而导致溢泪;同时有泪点肿胀或阻塞等情况,溢泪现象更加严重。下睑皮肤由于泪液浸渍,形成湿疹,也有称"湿疹性睑缘炎"。湿疹日久皮肤增厚瘢痕收缩致睑外翻。外翻增加溢泪,溢泪促进外翻,结膜及角膜常受牵累,导致长年不愈的慢性角膜炎或反复发作的睑腺炎。

(2)辅助检查:细菌培养常可查出金黄色葡萄球菌。药物过敏试验有助于选用敏感的抗菌药物。

(3)诊断。①睑缘充血,眼睑边缘结痂、变红、增厚或见眼睑边缘浓缩的油脂腺分泌物。②结膜充血,眼睑肿胀,有溃疡形成,黏液样分泌物,浅层点状角膜炎;可有痤疮、酒渣鼻,并可见角膜浸润。

(4)鉴别诊断:本病注意与鳞屑性睑缘炎、眦部睑缘炎、干燥性睑缘炎、脂溢性睑缘炎、酒渣性睑缘炎等相鉴别。

2.治疗

(1)去除有关局部和全身的诱发因素。

(2)用生理盐水或 3% 硼酸溶液每日清洗睑缘,除去脓痂,拔出患有毛囊炎的睫毛,引流毛囊中的脓液。滴注抗生素如 0.5% 新霉素、0.3% 氧氟沙星、10% 磺胺醋酰钠,涂红霉素眼膏并睑缘按摩,每日 4 次。治疗须持续至炎症完全消退后 2~3 周,以防复发。

(三)眦部睑缘炎

眦部睑缘炎主要是莫-阿双杆菌感染所致,多发生于内外侧眦部,故称"眦部睑缘炎"。

1.诊断

(1)临床表现:本病多为双侧发生,主要病变部位为外眦部。患者自觉眼痒、异物感和烧灼感。眦部睑缘及皮肤充血、肿胀,伴有糜烂。表面有鳞屑及痂皮。邻近的结膜常出现慢性炎症。严重者内眦部也可受累,常同时伴有充血。

(2)辅助检查:细胞学检查见莫-阿双杆菌有助于诊断。

(3)诊断。①睑缘充血。②结膜充血,眼睑肿胀,有溃疡形成,黏液样分泌物,浅层点状角膜炎;可有痤疮、酒渣鼻,并可见角膜浸润。③细胞学检查可见莫-阿双杆菌。

(4)鉴别诊断:本病注意与鳞屑性睑缘炎、溃疡性睑缘炎、干燥性睑缘炎、脂溢性睑缘炎、酒渣性睑缘炎等相鉴别。

2.治疗

(1)基本治疗同溃疡睑缘炎。保持个人卫生,清洁眼睑。

(2)滴用 0.25%~0.5% 硫酸锌滴眼液,每日 3~4 次。此药可抑制莫-阿双杆菌所产生的酶。

(3)如有慢性结膜炎,应同时进行治疗。

(4)适当服用维生素 B_2 或复合维生素 B 可能有所帮助。

三、睑腺疾病

睑腺疾病指眼睑腺体急、慢性,化脓或非化脓性炎症。因睑腺位于眼睑组织的深部,但开口于睑缘,细菌可通过开口处进入腺体而引起睑腺炎症。睑腺炎有外睑腺炎及内睑腺炎。

睑板腺分泌亢进或皮脂溢是常见的,主要症状是沿睑缘有白色泡沫状分泌物,它好集中于眦角,特别是早晨。可以伴有皮脂溢,在青春期更显著,有时在更年期,也可以是孤立的和局部的皮脂溢。分泌物也可变成半固体和奶酪样,黄色油状如脓。量大挡住角膜可造成雾视,眨眼后可以变清楚。严重的病例会由睑板增生和睑板水肿恶化产生皮脂溢性鳞屑性睑缘炎或慢性睑板腺结膜炎。有的病例由慢性感染而恶化。治疗采用睑板腺按摩术。

(一)外睑腺炎

1.病因

外睑腺炎俗称"针眼",又称"外麦粒肿",为睫毛毛囊或其附属腺体睫毛腺(Moll腺)或睑缘腺(Zeis腺)急性化脓性炎症。多为金黄色葡萄球菌感染所致。

2.症状

(1)自觉眼睑胀痛或眨眼时疼痛,在眦角者疼痛更明显。

(2)初起眼睑局限性红肿,如炎症严重也可能是上睑或下睑弥散性红肿,指触有硬结及压痛。发生在眦角者常伴有球结膜水肿。

(3)轻者经治疗或未治疗而自行消退或3~5天后硬结变软化脓,脓头在睫毛根部,破溃排脓后红肿、疼痛,逐渐消退。

(4)致病菌毒力强者或全身抵抗力弱者,可发展成为睑蜂窝织炎,伴有畏寒、发热等全身症状。

(5)重者常伴有耳前或颌下淋巴结肿大。

3.治疗

(1)早期局部热敷可以促进血液循环,缓解症状,有助于炎症消退。局部滴抗生素眼药水及涂眼药膏。

(2)如已出现脓头,在皮肤消毒后切开排脓,切口应平行于睑缘,以免损伤眼轮匝肌,痊愈后瘢痕不明显。如脓腔大未能排净脓液,应放入橡皮引流条,每日换药,更换引流条至无脓时始取去,1~2天后伤口即可愈合。

(3)局部炎症重者或伴有淋巴结肿大者应全身使用足量的以抑制金黄色葡萄球菌为主的广谱抗生素。

(4)顽固反复发作者,可做脓液培养,结合药敏结果选用合适的抗生素,同时密切观察病情,若早期发现眼眶与颅内扩散以及败血症的症状,应及时做出处理。

注意睑腺炎未成熟或已破溃出脓切忌挤压,以免感染扩散,引起蜂窝织炎、海绵窦脓栓等严重并发症。

(二)内睑腺炎

1.病因

内睑腺炎为睑板腺急性化脓性炎症或睑板腺囊肿继发感染。多为葡萄球菌感染。

2.症状

(1)眼睑红肿、疼痛,由于炎症为致密的睑板纤维组织所包绕,红肿一般较外睑腺炎轻,但疼痛却较之为重,相应的睑结膜面充血明显。

(2)数日后化脓,脓点出现在睑结膜面,从该处自行穿破,向结膜囊内排脓。也有从睑缘睑板腺开口处排脓者。

3.治疗

(1)同外睑腺炎治疗。

(2)化脓后切开,切口应做在睑结膜面、与睑缘垂直,但注意切开勿及睑缘,以免愈合后留有切迹。

(三)睑板腺囊肿

1.病因

睑板腺囊肿为睑板腺非化脓性、慢性炎症,系由睑板腺排出受阻,分泌物的潴留而形成慢性炎性肉芽肿。也称"霰粒肿"。

2.症状

(1)自觉症状很轻,患者常因异物感或自己发现无痛性肿物就诊,常在闭眼时发现该处皮肤隆起,皮肤颜色正常,可单发、多发,单眼或双眼发生。

(2)局限于睑板腺内者,仅于皮肤面囊肿处摸到硬结,无压痛,与皮肤不粘连,相应的结膜面为局限性紫红或紫蓝色充血,较小的囊肿可自行吸收。大的囊肿可达小豌豆大小。

(3)有的囊肿自结膜面穿破,排出胶样物,该处留有红色息肉。少数囊肿可自睑缘或皮肤面脱出,呈一淡红色隆起,该处皮肤极薄,破溃则肉芽组织突出。

如继发感染而形成急性化脓性炎症,则临床表现与内睑腺炎相同。

3.治疗

(1)小而无症状的睑板腺囊肿不必治疗。大而有症状的可通过热敷或向肿物内注射长效皮质类固醇促其消退,少数患者也可自行消散,否则可做手术治疗。

(2)较大的囊肿应手术切除,在结膜面做与睑缘垂直的切口,刮出其内容物,并将囊壁一并切除,如手术切除后复发或为老年患者,应将切除物做病理检查,以排除睑板腺癌。

第二节　眼睑位置与功能异常

一、睫毛异常

(一)倒睫与乱睫

倒睫是指睫毛向后生长,乱睫是指睫毛不规则生长。两者都可致睫毛触及眼球。

1.病因

可引起眼睑内翻的各种原因均能造成倒睫,其中以沙眼最为常见。眼睑瘢痕、毛囊变形、慢性睑缘炎、眼睑外伤、结膜瘢痕性病变都能产生倒睫或乱睫。

2.临床表现

患者常有慢性眼部刺激和炎症病史,倒睫多少不一,有时仅1~2根,有时一部分或全部睫毛向后摩擦角膜,患者常有眼痛、流泪和异物感。由于睫毛长期摩擦眼球,导致结膜充血、角膜浅层混浊、新生血管生长、角膜上皮角化、角膜溃疡等。

3.诊断

肉眼下检查即可发现,但应注意检查下睑时,应嘱患者向下注视,才能发现睫毛是否触及角膜。

4.治疗

1～2 根倒睫，为缓解症状，可拔除睫毛，但易复发。较彻底的治疗方法是在显微镜下切开倒睫部位除去毛囊或电解、射频等破坏毛囊。若倒睫较多，应手术矫正，如睑缘"Z"瓣旋转、黏膜移植、板层眼睑分离，并对后板层冷冻治疗等。

（二）双行睫

双行睫为正常睫毛根部后方相当于睑板腺开口处生长出的另一排多余的睫毛，也称"副睫毛"。

1.病因与分类

（1）先天性双行睫：原本应分化为皮脂腺的原始上皮性芽胚细胞分化为完整的毛囊皮脂腺。为先天性睫毛发育异常的常染色体显性遗传病。

（2）获得性双行睫：晚期瘢痕性结膜炎引起睑板腺化生和去分化，形成毛囊。多为睑板腺开口处的无色素睫毛。

2.临床表现

双行睫多则一整排，少则 3～5 根。常见于双眼上、下睑，但也有只发生于双眼下睑或单眼者。一般较短小细软，且色素少，排列整齐，起自睑板腺开口处或稍后处，直立或向后朝向眼球生长。若副睫毛较粗硬，常引起角膜刺激症状。

3.诊断

根据临床表现做出诊断。

4.治疗

轻者拔除，重者手术治疗（同倒睫）。

二、睑内翻

睑内翻为眼睑尤其是睑缘部朝向眼球方向卷曲的一种睑缘位置异常睑内翻，可分为三类：先天性睑内翻、痉挛性睑内翻、瘢痕性睑内翻。

（一）诊断

1.临床表现

睑缘向眼球方向卷曲，睫毛倒向眼球，刺激角膜。患者有畏光、流泪、刺痛、眼睑痉挛等症状。检查可见角膜上皮脱落、粗糙、荧光素弥散性着色。严重者可形成角膜溃疡，引起剧烈疼痛。长期慢性刺激，可使角膜表层有新生血管、混浊失去透明性，引起视力障碍。

2.辅助检查

裂隙灯显微镜检查及视力检查有助于诊断。

3.诊断要点

根据患者年龄、有无沙眼等病史及临床表现，可以做出诊断。

（1）眼部异物感或刺痛感、畏光、流泪、眼睑痉挛。

（2）睑缘后唇呈一圆角可出现倒睫。

（3）可伴有球结膜充血，相应方向的角膜上可见上皮擦痕、剥脱或薄层混浊，裂隙灯显微镜检查时可被染色。

4.鉴别诊断

临床上需要对导致睑内翻的病因进行鉴别。与先天性眼睑内翻、急性痉挛性睑内翻、慢性痉挛性睑内翻（又称"老年性睑内翻"）、瘢痕性睑内翻、机械性睑内翻等情况鉴别。

（二）治疗

1.先天性睑内翻

随年龄增长，鼻梁发育，睑内翻常可自行消失，不必急于手术。若患儿已 5～6 岁，在睫毛严重刺激角膜、流泪多的情况下，可行穹隆部-眼睑皮肤穿线术，利用缝线牵拉的力量，将睑缘向外牵拉以矫正内翻。

2.急性痉挛性睑内翻

应积极控制炎症，炎症消退后可自行缓解。

3.慢性痉挛性睑内翻

可行肉毒杆菌毒素注射，如无效，须手术切除多余的松弛皮肤，加强其紧张性，同时剪断或剪除部分眼轮匝肌纤维，以减弱其作用。有时还须通过缩短或折叠松弛的囊睑筋膜，以增强睑板下缘的稳定性。

4.瘢痕性睑内翻

必须手术治疗。可采用睑板楔形切除术或睑板切断术以及睑结膜瘢痕松解唇黏膜移植术。对多次术后复发者，常因眼睑缘间组织缺损，须做睑缘间再造以矫正之。

三、睑外翻

睑外翻是睑缘向外翻转离开眼球的反常状态，分以下几类。①瘢痕性睑外翻：临床最常见，为眼睑皮肤瘢痕性收缩所致。睑部皮肤瘢痕可由创伤、烧伤、化学伤、眼睑溃疡、眶缘骨髓炎或睑部手术等引起。②老年性睑外翻：仅限于下睑部。由于老年人的眼轮匝肌功能减退，眼睑皮肤及外眦韧带松弛，使睑缘不能紧贴眼球，并因下睑本身的重量使之下坠而引起下睑外翻。③麻痹性睑外翻：也仅限于下睑。因面神经麻痹，眼轮匝肌收缩功能丧失，由于下睑本身的重量而发生下垂，造成睑外翻。④痉挛性睑外翻：多见于儿童及青少年。眼轮匝肌痉挛时或角膜、结膜病变（如湿疹性角膜结膜炎）时，由于睑板上缘或下缘受到压力，引起外翻。⑤先天性睑外翻：极为少见。可见于新生儿，常伴有睑部其他先天异常，一般多见于单侧下睑，也可为双侧。往往有结膜水肿，水肿之结膜甚至可脱垂于睑裂外。

（一）诊断

1.临床表现

（1）轻度：仅有睑缘离开眼球，泪小点离开泪湖，眼睑与眼球之间正常的毛细作用被破坏，引起溢泪。

（2）重度：睑缘外翻，部分或全部睑结膜暴露在外，失去泪液的湿润，最初表面局部充血，分泌物增加，久之干燥粗糙，高度肥厚，呈现角化。溢泪情况肯定存在。外翻使眼睑闭合不全，角膜常暴露在外,角膜上皮干燥脱落,溃疡形成,最终产生瘢痕、混浊而危害视力。

2.辅助检查

一般不需要特殊辅助检查。

3.诊断要点

(1)有创伤、烧伤、化学伤、睑部手术等病史。

(2)睑缘离开眼球,呈外翻状。

(3)溢泪。

(4)结膜充血、分泌物增加,干燥粗糙,高度肥厚,呈现角化现象。

4.鉴别诊断

本病在临床上主要须对其病因鉴别,进行瘢痕性睑外翻、老年性睑外翻、麻痹性睑外翻、痉挛性睑外翻、机械性睑外翻、先天性睑外翻等相鉴别,同时应与睑裂闭合不全相鉴别。

(二)治疗

1.瘢痕性睑外翻

应手术清除和松解瘢痕的牵引作用,增加眼睑前层的垂直长度,以游离植皮覆盖创面。

2.老年性睑外翻

症状轻者,可涂抹油膏加以保护。外翻伴流泪者,擦泪时不要将下睑向下牵拉,否则会加重病情。外翻重者,做"Z"形皮瓣矫正或 V-Y 改形术。

3.麻痹性睑外翻

应积极治疗面瘫。病因一时无法去除者,为保护角膜,应做上、下睑暂时闭合。

4.痉挛性睑外翻

应积极治疗原发病。

5.先天性睑外翻

少数病例可于生后 3～4 周自行消失。

四、上睑下垂

上睑下垂是因提上睑肌或睑板肌(Muller 肌)的功能不全或丧失而造成的上眼睑部分或全部呈现下垂状态,表现为双眼自然睁开情况下上睑睑缘遮盖角膜约 1/3 高度(3～3.5mm),并不同程度遮盖瞳孔。上睑下垂可分为先天性上睑下垂和后天性上睑下垂。

(一)诊断

1.临床表现

(1)先天性:常为双侧,但两侧不一定对称,常伴有眼球上转运动障碍。有的患者有弱视。下垂明显者眼睑皮肤平滑、薄且无皱纹。遮盖瞳孔者,为克服视力障碍,常仰头视物,额肌紧缩,形成较深的额部横行皱纹,牵拉眉毛向上呈方形突起,以提高上睑缘的位置。

(2)后天性:多有相关病史或伴有其他症状,如动眼神经麻痹可能伴有其他眼外肌麻痹,眼球向内、向上、向下运动受限,常伴有瞳孔散大并复视;提上睑肌损伤有外伤史;交感神经损害有霍纳综合征(Horner 综合征),其上睑皱褶存在说明提上睑肌功能健全,上睑的上举运动亦与眼球的上转运动协调一致；重症肌无力所致的上睑下垂有晨轻夜重的特点，注射新斯的明后明显减轻。

2.辅助检查

一般不需要特殊的辅助检查。

3.诊断要点

(1)有家族史或神经系统疾病史。

(2)在没有额肌参与下，平视时上睑缘遮盖角膜上方超过3mm。

(3)平视时睑裂高度，两侧相差≥2mm。

4.鉴别诊断

应注意与提上睑肌功能不良、小睑裂畸形综合征、提上睑肌纤维化、颌动瞬目综合征(Marcus-Gunn综合征)(下颌-瞬目联带运动现象)、动眼神经麻痹性上睑下垂、交感神经麻痹性上睑下垂、肌原性上睑下垂、外伤性上睑下垂、假性上睑下垂等鉴别。

(二)治疗

1.先天性

以手术治疗为主。如果遮盖瞳孔，为避免弱视应尽早手术，尤其是单眼患儿。提上睑肌功能尚未完全丧失的轻、中度上睑下垂，可行提上睑肌腱膜缩短术、提上睑肌涉前术，术后眼睑和眼球之间的相互关系接近生理，比较自然。如果提上睑肌功能完全丧失，可行上睑下垂额肌瓣悬吊术，术后额部的深皱纹可自然消失。单纯性上睑下垂伴上直肌功能障碍者，应先手术改善眼球上转功能后，再做上睑下垂矫正，避免先矫正下垂发生暴露性角膜炎的严重并发症。这种并发症一旦出现，非手术治疗无效，必须将上睑放下，否则会致使手术失败。眼部的美学标准是在两眼平视前方时，角膜露出率为50%~80%，上睑约覆盖角膜2mm，上睑最高处位于睑缘的中内1/3交界处。必须对此非常熟悉，才会取得最佳的手术效果。

2.后天性

因神经系统疾病、其他眼部或全身性疾病所致的上睑下垂，应先行病因治疗或药物治疗，无效时再考虑手术。注意重症肌无力者和颌动瞬目综合征者，均不宜用上睑下垂矫正术纠正。

五、上睑退缩

上睑退缩是指各种原因导致上睑缘超过正常界限，位于或高于上方角膜缘，双眼平视前方时睑裂增宽，角膜上方暴露出部分白色巩膜，当眼球向下注视时，上睑不能随眼球向下转动的异常状态。有文献报道，约90%的上睑退缩由格雷夫斯眼病(Graves眼病)引起。

(一)诊断

(1)睑裂增宽，上睑迟落。

(2)合并或不合并突眼等甲状腺功能亢进体征。

(3)甲状腺功能检测可协助诊断。

(二)临床类型

1.按上睑退缩原因分类

(1)生理性上睑退缩：如受惊时，上、下睑退缩，睑裂开大；因视神经萎缩即将失明而注视时眼睑退缩。

(2)机械性上睑退缩:由于眼睑外伤、炎症、肿瘤或手术等使上睑提肌缩短引发的上睑机械性上提。

(3)肌源性上睑退缩:由于面神经麻痹,麻痹眼出现轻度眼睑退缩。

(4)痉挛性上睑退缩:由于上睑提肌阵挛性或强直性收缩所致的眼睑退缩。

(5)交感神经性上睑退缩:由于交感神经或颈交感节受刺激发生的眼睑退缩。

(6)其他:眼球运动时伴有的眼睑退缩,如杜安桡骨线综合征(Duane 眼球后退综合征)等。

2.上睑退缩分度

(1)轻度:上睑退缩 1~2mm。

(2)中度:上睑退缩 3~4mm。

(3)重度:上睑退缩≥5mm。

(三)鉴别诊断

1.下睑退缩

下睑睑缘位置下降。正常人注视正前方时,下方角膜缘恰与下睑缘平齐,下睑退缩时下方巩膜部分暴露。

2.眼睑闭合不全

眼睑闭合不全是指睡眠或闭眼时,上下眼睑闭合不全或不能闭合,部分角膜、结膜不能被眼睑覆盖而暴露在外。最常见的原因为面神经麻痹,结合病史及体征不难鉴别。

(四)治疗原则

恢复眼睑正常启闭功能,保护角膜,改善容貌。

(五)治疗方案

1.非手术治疗

(1)内科治疗。甲状腺功能异常者,应针对病因治疗。

(2)采用各种药物减少眼表水分蒸发,保护眼表正常解剖结构与功能。如抗生素眼膏、人工泪液、泪小点栓等。

2.手术治疗

(1)手术适应证。①甲状腺功能亢进或 Graves 眼病的上睑退缩已稳定半年以上。②上睑退缩使角膜暴露、上皮糜烂或角膜浸润者。③单侧上睑退缩、睑裂增宽形成美容缺陷。

(2)手术目的:减弱和缓解上睑提肌和 Muller 肌的作用,使上睑缘位于正常位置。

(3)手术方法。

Muller 肌切除术:适用于轻、中度上睑退缩。一般认为,此手术能矫正 2~3mm 的眼睑退缩。因此,该术式对<3mm 的轻度上睑退缩效果较好,而对于>3mm 的上睑退缩疗效较差。其主要缺点是术中 Muller 肌不易确认,容易矫正不足。

Muller 肌切除联合上睑提肌腱膜退后术:上睑退缩除与 Muller 肌异常有关外,与上睑提肌张力增高、纤维增粗及上睑提肌与周围组织粘连同样有关。因此,除切除 Muller 肌外,还应将上睑提肌腱膜退后才能矫正严重的上睑退缩。

上睑提肌、Muller 肌切断异体巩膜移植延长术:适用于中、重度上睑退缩。异体巩膜容易获得,可制成任何形状和不同大小的移植片矫正上睑退缩。该术式解剖清楚,易于操作。缺点是所移植巩膜有吸收现象,此外,易引发慢性炎症、眼睑增厚等并发症。

板层睑板联合上睑提肌、Muller 肌后徙术:适用于轻、中度上睑退缩,也可用于医源性和外伤性上睑退缩。

上睑提肌-Muller 肌延长术:该术式是近年来治疗上睑退缩较好的手术方法之一,适合中、重度上睑退缩者。手术以过矫 1～2mm 为宜。

睑缝合术:适用于甲状腺功能亢进尚未控制、Graves 眼病尚未稳定的上睑退缩。根据病情不同,可做完全或部分睑缝合术,以达到美容和治疗目的,若眶压过高,则采用较密集的间断缝合术。

此外,还有带蒂睑板旋转瓣矫正术、睑板结膜移植术及上睑提肌边缘切开延长术等。

(六)术后处理

1.一般处理

术后常规使用抗生素 3～5 天,根据不同术式,决定拆除缝线的时间。

2.并发症处理

(1)上睑退缩矫正不足:多因 Muller 肌分离或切除不完全,异体巩膜植入宽度不足所致。预防与处理:术中应充分分离 Muller 肌,避免出血,若须植入异体巩膜,应根据两眼睑裂的宽度差确定所需植入异体巩膜量。

(2)上睑提肌、上直肌损伤:因经验不足,操作不当致上直肌、上睑提肌损伤。预防与处理:掌握相关解剖知识,术中动作轻柔,充分止血,尽量多使用钝性分离。

(3)上穹隆结膜撕破及结膜脱垂:多发生在分离穹隆结膜与 Muller 肌时,因操作不当撕破穹隆结膜。预防与处理:穹隆结膜分离不宜太高,若发生结膜撕破应及时缝合。

第三节　眼睑先天异常

一、内眦赘皮

内眦赘皮是指发生在内眦部的一种纵向弧形的皮肤皱褶,又称"内眦皱褶"。常见于 3～6 个月的婴儿,多见于东方人。目前多认为内眦赘皮与遗传、颅骨和鼻骨发育不良有关。常见内眦赘皮有 2 型,Ⅰ型由上睑向下延伸;Ⅱ型为倒向性,由下睑向上伸展。据统计,内眦赘皮群体发生率为 47.8%,10 岁以下儿童发生率最高达 79.5%。

(一)检查

1.内眦赘皮的部位及走行

仔细观察内眦赘皮的起始与终止部位,注意其走行方向。

2.内眦相邻组织

检查有无鼻骨发育不良,有无睑裂狭小、上睑下垂及小眼球等其他先天异常。

(二)辅助检查

遮盖-去遮盖试验:排除真性内斜视,以免贻误治疗。

（三）诊断

（1）多见于儿童，常为双眼。

（2）赘皮多位于上睑内上方，遮盖部分或全部内眦，同时患者鼻梁比较扁平。

（3）赘皮在下睑者常引起倒睫。

（4）由于双侧内眦赘皮遮盖内侧部分眼球，可造成内斜假象。

（四）临床类型

1.先天性内眦赘皮

多呈双侧性，常伴有眼部其他先天异常，如睑裂狭小、上睑下垂、小眼球等。

（1）眉型：皱襞起自眉部，向下延伸至泪囊区皮肤。

（2）睑型：起自上睑，经内眦至下睑。

（3）睑板型：起自上睑皱襞，在内眦部消失。

（4）倒向型：起自下睑，经内眦向上延伸至上睑。倒向型内眦赘皮常为先天性睑裂狭小综合征（Komoto 综合征）（内眦赘皮、上睑下垂、睑裂狭小、小眼球）的一部分。

除倒向型内眦赘皮外，其他类型的内眦赘皮随着年龄增长至成人时可减轻甚至消失。

2.后天性内眦赘皮

因外伤、烧伤及眦部手术后瘢痕收缩，内眦部皮肤牵拉、紧张而形成。其形态多不规则，单侧者多见，常伴有邻近组织损伤与畸形，如睑球粘连、泪道损伤等。

（五）鉴别诊断

内眦赘皮主要应与内斜视相鉴别。内眦赘皮两眼内眦间距增宽，有时易被误认为内斜视，可用交替遮盖试验鉴别。

（六）治疗原则

（1）轻者无须治疗，随着颅骨及鼻骨的发育，可自行缓解。

（2）如合并其他先天异常者应酌情手术矫正。

（七）治疗方案

1.手术时机

（1）内眦赘皮在婴幼儿及儿童时期多见，随着年龄增长，鼻骨及面部结构不断发育，内眦赘皮可自行减轻或消失。此期一般不主张手术治疗。

（2）随着年龄增长，面部发育稳定后可根据内眦赘皮的程度和患者要求决定是否手术治疗。对于赘皮程度轻、未伴有其他眼部畸形、对容貌美观影响不明显者不必手术。若赘皮明显、影响美观，即便手术也应推迟到 18 岁后进行。

（3）合并有睑裂狭小、上睑下垂或倒向型内眦赘皮，多不随年龄增长而消失，主张尽早手术。最早可在 2～3 岁分期或联合手术。

（4）Komoto 综合征：应尽早手术，手术顺序为首先矫正上睑下垂，其次矫正内眦赘皮、睑裂狭小等畸形。

（5）继发性内眦赘皮的手术矫正应在外伤或炎症治愈 6～12 个月，待瘢痕成熟后方可手术矫正。若合并眼睑内、外翻，眼睑部分缺损、泪囊炎者须尽早修复治疗，以防产生并发症，影响视功能。

2.手术方法

内眦赘皮是因眦部的皮肤垂直向张力过大所致。其矫正方法较多,临床应根据赘皮类型、轻重程度及解剖学成因选择手术方式。

(1)单纯内眦赘皮部皮肤切除术("L"形皮肤切除术):适用于赘皮窄、短及范围不大的轻、中度内眦赘皮。该术式简单易行,但常可致继发性赘皮,目前多不主张采用。

(2)局部皮瓣移位(Stallard"Z"成形术或 Spaeth 双"Z"成形术):主要是利用赘皮本身水平方向的一些相对过剩的皮肤补偿垂直方向的不足,缓解、解决赘皮垂直方向的皮肤张力,使皮肤重新分布而平复,达到矫正目的。该术式尽管效果可靠,但会留下切口瘢痕,影响外观。

(3)皮肤切除赘皮翻转术:适用于赘皮短、范围不大的单纯内眦赘皮。该术式主要解决了内眦赘皮的纵向张力,同时减少其横向松弛的皮肤。该术式简单,疗效可靠。缺点为仅适用于赘皮短、范围不大的单纯内眦赘皮,对伴有其他畸形者不适用。

(4)"Y"-"V"成形术:适用于严重的内眦赘皮。术中可联合内眦韧带缩短,也适用于伴有内眦远距的内眦赘皮。

(5)皮瓣转位术:采用各种类型的皮瓣转位,减轻和缓解垂直方向张力,达到矫正赘皮的目的。该术式效果多较理想,唯一不足是术后遗留局部瘢痕,患者可能不易接受。

(6)赘皮下轮匝肌切除皮肤深固定法:适用于睑板型、睑型、眉型内眦赘皮合并上睑下垂者。通过切除赘皮区域多余的轮匝肌并将皮肤固定于深层骨膜组织矫正内眦赘皮。

近年来,学者们不断探索各种改良方法和新方法,旨在简化操作、缩短手术时间和瘢痕愈合时间、减少复发,但是其长期效果有待进一步观察。

(八)术后处理

1.一般处理

(1)术后次日换药,常规抗生素预防感染,术后 5 天拆除皮肤缝线。

(2)术后手术部位常遗留皮肤瘢痕,术后早期可给予维生素 E 油液外用,并可做热敷、按摩与理疗。

2.并发症处理

(1)矫治不理想或内眦赘皮复发:多由术式选择不当、处理欠妥或缝线松脱所致。可于术后 3~6 个月重新矫治。

(2)误将内眦赘皮当成内斜视:术前应认真检查,交替遮盖试验可鉴别。

(3)局部瘢痕明显:术中操作粗暴、术式选择不当、缝线过粗、切口两缘张力过大或瘢痕体质所致。可行理疗、局部按摩与使用瘢痕软化类药物。对于瘢痕增生、明显有碍美观者,可在 6 个月后进行手术切除。

二、先天性睑裂狭小综合征

本症的特征为睑裂狭小,是一种先天性异常,常为常染色体显性遗传,可能为胚胎 3 个月前后由于上颌突起发育抑制因子的增加与外鼻突起发育促进因子间平衡失调所致,因此本症还有两眼内眦间距扩大,下泪点外方偏位。

（一）临床表现

（1）睑裂左右径及上下径与正常相比明显变小。有的横径仅为13mm,上下径仅为1mm。

（2）同时有上睑下垂,逆向内眦赘皮、内眦距离过远、下睑外翻、鼻梁低平、上眶缘发育不良等一系列眼睑和颜面发育异常,面容十分特殊。

（3）偶有合并不同程度的智力缺陷或侏儒症。

（二）诊断

根据临床表现可做出诊断。

（三）鉴别诊断

1.上睑下垂

为提上睑肌和Müller平滑肌的功能不全或丧失,导致上睑部分或全部下垂。轻者影响外观。上睑下垂可以是先天性的或获得性的。它无先天性睑裂狭小综合征的特殊面容。

2.眼睑痉挛

为眼轮匝肌的痉挛性收缩,是一种不随意的不断重复的闭眼。睑裂也显得较小。但眼睑痉挛消失时睑裂可恢复正常。

（四）治疗

（1）睑裂过小或合并上睑下垂影响视功能者可分期进行整形手术,如外眦切开或外眦成形术、上睑下垂矫正术。

（2）合并小眼球者应做眼部全面检查,以尽可能地保护其视功能。

三、先天性眼睑缺损

本症为少见的先天发育异常,大多与遗传无关。怀孕妇女在孕期受X线照射及注射胆碱或萘,第一代发生眼睑缺损、先天性白内障及小眼球的可能性大。有的患者家族有血亲结婚史。

（一）临床表现

（1）多为单眼。发生于上睑者较多见。

（2）缺损部位以中央偏内侧者占绝大多数。

（3）缺损的形状多为三角形,基底位于睑缘。但也有呈梯形或横椭圆形者。

（4）眼睑缺损的大小很不一致,轻者仅为睑缘一小的切迹,严重者可累及大块组织而暴露角膜,引起暴露性角膜炎。

（5）常伴有眼部或全身其他先天异常,如睑球粘连、角膜混浊、白内障、小眼球、虹膜与脉络膜缺损、颌面部畸形、唇裂、腭裂、并指（趾）、智力低下等。

（二）诊断

根据临床表现可做出诊断。

（三）鉴别诊断

外伤或手术后眼睑缺损有外伤或手术史。

（四）治疗

手术修补可达到保护角膜或改善面容的目的。

第二章 青光眼

第一节 原发性青光眼

一、原发性闭角型青光眼（PACG）

原发性闭角型青光眼是由于无明显继发因素而发生房角暂时性或永久性关闭而引起眼压升高的一类疾病。患者年龄多为 40 岁以上，尤以 50～70 岁居多，女性较男性多 2～4 倍。为双眼疾患，但多一眼先发病。其发病与否取决于前房深度，特别是周边前房的深度，这与遗传有关，双眼多具有一致性，若双眼前房深度差别极大，则应除去继发因素。

由于 PACG 的具体发病时间难以估计，故对 PACG 发病率的调查十分困难，因此目前大多数是有关患病率的研究报道。有研究显示：50 岁以上 PACG 患病率为1.66％，对某地区农村及城市特定区域 40 岁以上的人进行青光眼筛查，结果 40 岁以上人群 PACG 的患病率为1.2％。

闭角型青光眼根据其前节结构的不同其发病特点也不同，目前国内仍沿用传统的分类方式，即根据发病的缓急分为急性闭角型青光眼及慢性闭角型青光眼。

（一）急性闭角型青光眼

此型青光眼发病较突然，眼压在短时间内急剧升高，国内外学者尚无共识性临床分型方法，国内习惯上分为以下 6 个不同临床阶段。

1.临床前期

指对侧眼明确诊断为急性闭角型青光眼，该眼同样具有浅前房、窄房角的解剖特点，但并无明显眼压升高的症状及体征。有急性闭角型青光眼家族史并具有浅前房、窄房角的解剖特点，无眼压升高的症状和体征、房角无粘连但激发试验阳性者也可归于此列。

2.前驱期

在浅前房、窄房角的基础上，患者出现轻度眼疼、眼胀或鼻根部酸胀感，也可有虹视、恶心等症状，出现症状时若行眼部检查可有轻度睫状充血、角膜透明度减退、前房较对侧浅、瞳孔略大及轻度眼压升高。其诱发因素包括：过度疲劳、情绪波动、长时间阅读或低头动作以及一些具有散瞳作用的因素，如环境黑暗、药物作用等。自觉症状及体征均类似急性发作期但均较轻微，且持续时间较短，通常为数小时，经过休息或去除诱发因素，上述症状多可自行缓解。随着病情加重，症状的持续时间逐渐延长而间隔时间缩短，症状逐渐加重直至进入急性发作期。部分患者可由于解剖特点与某种诱因的共同作用不经过此期直接表现为急性发作。

所谓虹视是指患者看白炽灯时周围出现彩色的光环,青光眼患者通常是由于眼压增高引起角膜上皮水肿使光线发生异常折射而产生的视觉改变。但出现虹视并不一定是青光眼,正常人在有水雾的环境下看白炽灯也可出现虹视,某些角膜瘢痕或晶状体发生硬化或特殊改变时也可能发生虹视,但这种虹视环的直径较小且持续存在、不伴有其他不适。正常人当泪液发生变化时也可出现一过性的较大的虹视环,随着瞬目可迅速消失。

3.急性发作期

由于房角大部或全部突然关闭而致患者眼压在短时间内急剧升高,多在 40~50mmHg 以上,甚至可达 70mmHg 或 80mmHg 以上。通常有急剧眼疼、眼红、视物不清,可伴剧烈头疼、恶心、呕吐,甚至可伴体温增高、脉搏加速、血压升高。检查可见结膜睫状或混合充血、可有结膜水肿;角膜上皮雾样水肿、混浊,甚至可出现角膜大疱,角膜后壁可见棕色沉着物;前房一般明显浅于对侧眼,周边可消失,可见闪光和浮游物,甚至可出现絮状渗出;根据高眼压持续的时间长短虹膜可表现为水肿、隐窝消失或扇形萎缩,也称为"节段性萎缩",是由于长时间高眼压致使局部呈放射状排列的某些虹膜血管闭塞而致局部虹膜因缺血而萎缩;高眼压也可使瞳孔括约肌麻痹甚至萎缩致瞳孔中度散大,常呈竖椭圆形,对光反应迟钝,偶见瞳孔缘后粘连;有些患者可见晶状体前囊下不规则的、蓝白色点片状混浊,称为"青光眼斑"。有学者将青光眼急性发作后出现的角膜后壁和晶状体前囊的色素性沉着物、虹膜扇形萎缩及晶状体表面的青光眼斑称为"青光眼急性发作'三联征'"。药物降低眼压或局部滴用甘油后若角膜能透明,则眼底检查有时可见视盘充血、水肿,动脉搏动,视网膜静脉扩张,偶见小片状视网膜出血。房角检查则可见周边虹膜高度膨隆,常看不见功能小梁。眼压下降后,根据高眼压持续时间的不同,部分患者房角可全部或部分重新开放。

急性发作后,根据眼压控制的情况,部分患者全部或大部房角重新开放进入缓解期,部分由于高眼压持续时间过长,大部房角不能开放而进入慢性期。少数患者由于眼压过高、持续时间过长而于数日内导致永久性失明。

4.间歇期

上述急性发作后,经过治疗或自行缓解,部分患者的大部分房角可重新开放,若停用一切局部或全身降眼压药物 48 小时以上,眼压仍能保持正常,则可认为进入缓解期。但由于患者发病的解剖基础未能得到根本改变,日后仍有可能再次急性发作。

5.慢性期

部分急性发作的患者因未能得到及时治疗或缓解,高眼压持续时间过长造成大部分房角永久性粘连或功能受损,通常当 1/2~2/3 房角受累时即可发生持续性眼压升高,早期仍可有明显眼压升高的症状和急性发作后遗留的体征,晚期则仅遗留瞳孔开大、虹膜萎缩及青光眼斑等,多可造成类似于原发性开角型青光眼的视神经损害或视野缺损,甚至失明。

6.绝对期

由于长时间高眼压造成严重视神经损害而失明。部分患者仍有眼胀、头疼症状,检查患眼无光感,可见角膜水肿、大疱甚至带状混浊,结膜充血,前房极浅、虹膜萎缩或可见新生血管、瞳孔色素外翻及晶状体混浊,有的可出现巩膜葡萄肿,严重时易发生眼球破裂。晚期由于睫状体功能减退,眼压降低等而最终眼球萎缩,由于眼球功能异常,免疫力降低,易发生角膜溃疡甚至全眼球炎。

(二)慢性闭角型青光眼

此型患者通常无明显发作性眼压升高的病史,发病年龄似小于急性闭角型青光眼患者。常在体检或因其他原因行常规眼部检查中偶然发现,部分患者就诊时一眼或双眼常已有明显眼压升高或视神经及视功能损害。

1.症状

由于患者眼压呈逐渐缓慢升高,此型患者一般无明显眼疼、眼胀、视物不清等急性眼压升高的症状。

2.体征

眼部检查除眼压升高外常无明显充血表现,角膜透明,前房较浅,部分患者周边明显浅于正常,而中轴前房深度则可接近正常,伴或不伴轻度周边虹膜膨隆。房水及瞳孔无明显变化,眼底检查常可见类似开角型青光眼的视神经改变。房角镜检查可见不同程度的房角黏附性和粘连性关闭。

3.辅助诊断

(1)周边前房深度检查。①手电筒侧照法:以聚光手电自颞侧角膜缘平行于虹膜照射,如虹膜平坦,则全部虹膜均可被照亮;如有虹膜膨隆或晶状体前凸,则鼻侧虹膜照亮范围依据虹膜膨隆的程度而不同。我国青光眼学组针对此法测量前房中轴深度曾采用以下分级标准。a.深前房:全部虹膜均可被照亮;b.中前房:光线达鼻侧虹膜小环与角膜缘之间;c.浅前房:光线不能越过鼻侧虹膜小环。②裂隙灯周边前房深度测量法(Van Herick 法)以极窄的裂隙光源,于鼻侧或颞侧,垂直于角膜缘照在角膜-虹膜间隙消失点的稍前方,光源与裂隙灯观察镜成 60° 角。用角膜光切面的厚度(CT)表示周边前房深度,并以此估计前房角宽度。因此法在临床运用时有其不便之处,国内学者将其改良为:令患者注视光源,裂隙光源于 6 点角膜缘处,与裂隙灯观察镜成30°~45°角,观察角膜缘处角膜后壁与虹膜之间的距离,同样用角膜光切面的厚度(CT)表示周边前房深度,一般分为 1CT、1/2CT 或 1/4CT,通常认为前房角宽度为 1/2CT 或以上者不太可能发生房角关闭,否则均有可能关闭。

(2)前房角镜检查:是闭角型青光眼诊断的必备检查,有助于闭角型青光眼的诊断、分型以及鉴别诊断,同时对于闭角型青光眼治疗方式的选择也有决定性作用。

(3)超声生物显微镜(UBM)检查:是闭角型青光眼诊断的重要辅助检查,有助于观察自然光线下房角的开放情况及虹膜形态、厚度等特征的观察。由于超声可穿透虹膜,还有助于观察睫状体或睫状突的位置以及虹膜、睫状体囊肿等病变,有助于闭角型青光眼的诊断与鉴别诊断。许多学者认为 UBM 是诊断高褶虹膜构型、恶性青光眼的有效工具。

(4)相干光断层扫描仪:可用于观察前房深度及房角情况,但由于无法穿透虹膜,因而无法用其观察睫状体或睫状突的位置以及虹膜、睫状体囊肿等病变。

(5)视野检查:有助于闭角型青光眼病程及预后判定,对治疗方案的选择有参考价值。

(6)激发试验:指临床上采用一些方法模拟生活中易于造成房角关闭的诱发因素,促使瞳孔散大或晶状体前移,观察在特定条件下房角是否关闭,眼压是否升高,以预测患者发生闭角型青光眼的可能,如暗室试验、暗室加俯卧试验、散瞳试验等。目前国内临床常用的为前两种,多用于以下患者:各种检查手段证实具有浅前房、窄房角的解剖特征,但眼压正常,房角检查无明显周边虹膜前粘连,伴或不伴有轻微的发作性眼胀、虹视、鼻根酸疼等症状或闭角型青光眼阳性家族史者。激发试验前后测量眼压,眼压升高≥8mmHg且房角镜下房角关闭为阳性。应该注意的是激发试验阴性并不能排除日后发生房角关闭的可能。

具体方法如下。①暗室试验:患者保持清醒状态在暗室停留60～90分钟前、后测量眼压,眼压升高≥8mmHg且房角镜下房角关闭为阳性。②俯卧试验:患者俯卧60分钟并保持清醒,眼压升高≥8mmHg。③暗室加俯卧试验:为上述两种激发试验的结合,即在暗室环境下行俯卧试验,目的是提高激发试验的阳性率,需要特别注意的是试验后应立即在微弱的光线下完成眼压测量。

4.鉴别诊断

(1)与全身性疾病鉴别:急性闭角型青光眼发作时有严重的恶心、呕吐及剧烈头疼、心率加快,甚至体温升高等全身症状,易被误诊为消化系统或神经系统疾病而延误治疗甚至造成失明,但只要注意眼部检查并不难鉴别。

(2)与急性虹膜睫状体炎鉴别:鉴别要点主要在前房深度、眼压升高的程度及瞳孔大小。急性闭角型青光眼常眼压较高,多可达40～50mmHg甚至以上且多伴角膜水肿,前房较正常人或对侧眼明显变浅,瞳孔多为中等散大。而虹膜睫状体炎患者瞳孔多较小,眼压很少超过40mmHg,前房深度多正常。

(3)青光眼睫状体炎综合征:多有羊脂状或灰白色角膜沉着物(KP),前房深度多正常。

(4)新生血管性青光眼:眼压下降角膜透明后可见虹膜新生血管,双眼前房深度多正常。

(5)晶状体源性青光眼:可见晶状体的改变,如晶状体混浊、双侧前房深度不等、前房内可见颗粒状白色浮游物等。

(6)原发性开角型青光眼:慢性闭角型青光眼由于无眼部自觉症状及眼部充血、瞳孔散大等体征,部分患者前房中轴并不太浅,易误诊为原发性开角型青光眼,但必定有较大范围的房角粘连,认真细致的房角检查不难鉴别。

5.治疗

闭角型青光眼的治疗原则为一经确诊应积极药物治疗控制眼压以促进房角重新开放,并应尽早行激光及手术治疗解除瞳孔阻滞、防止房角再次或继续关闭或建立新的房水引流通道。

急性闭角型青光眼的临床前期、前驱期、缓解期多采用激光周边虹膜切除术。

急性发作期和慢性期治疗。

(1)积极的药物治疗控制眼压:常用药物有高渗剂(甘露醇、口服甘油及异山梨醇等)、碳酸酐酶抑制剂、缩瞳剂及β受体阻滞剂。若对充血及前房炎症较重者也可适当应用糖皮质激素。待眼压和炎症得到基本控制、角膜透明后,应积极行房角检查,明确房角重新开放的范围并评估其功能,以决定进一步治疗方案的选择。还有极少数患者使用缩瞳剂后眼压不降反升高、前房变浅,此种情况一经确认可考虑试用散瞳治疗,但应密切观察前房及眼压变化。

(2)若经过积极的药物治疗眼压仍无法控制的可考虑行前房穿刺:多可迅速降低眼压,部分患者经前房穿刺辅以药物治疗可使瞳孔阻滞得以缓解。也有学者认为因角膜水肿无法行激光虹膜周边切除术时可先试行激光周边虹膜成形术,对部分患者也可起到促进房角开放、眼压下降的作用。经上述积极治疗眼压仍居高不下,角膜出现严重水肿、视功能受到严重威胁者也可考虑急诊行小梁切除术以尽快降低眼压,保护视功能。

(3)急性期经过药物治疗迅速进入缓解期的患者:其房角关闭范围多小于 120°或小于 180°,而进入慢性期的患者,房角关闭范围则多大于 180°。一般来说,房角关闭范围小于 180°者多可行激光或手术切除周边虹膜,而房角关闭范围超过 270°者,其剩余房角功能多不足以维持眼压正常,须行滤过手术。

(4)缩瞳药试验:指房角关闭范围 180°~270°的闭青患者可根据其单用缩瞳剂眼压控制情况选择虹膜周边切除或小梁切除术,即单用缩瞳剂即可将眼压控制正常者仍可考虑谨慎行周边虹膜切除术,但术后应密切随访观察眼压及房角关闭进展情况;而眼压仍不能控制正常者或视功能已有较严重损害者则建议行滤过手术,一般首选单纯或复合式小梁切除术。

(5)对于视功能极差的慢性期患者或有眼部症状的绝对期患者:可考虑行睫状体光凝术控制眼压,必要时也可考虑睫状体冷冻或眼球摘除术。

慢性闭角型青光眼的治疗:原则上与急性闭角型青光眼的慢性期相似,可根据房角关闭范围及视功能损害的情况尽早选择手术或激光周边虹膜切除或滤过手术。高褶虹膜综合征的患者可酌情行激光周边虹膜成形术或间断少量使用缩瞳剂以促进房角开放或避免房角进行性关闭,但应密切观察房角粘连及瞳孔后粘连的发展情况。

二、原发性开角型青光眼(POAG)

原发性开角型青光眼是常见的青光眼类型之一,具有以下特征:①两眼中至少一只眼的眼压持续≥21mmHg;②房角开放,外观正常,且没有与眼压升高相关的病因性眼部或全身其他异常;③存在典型的青光眼性视神经乳头和视野损害。开角型青光眼的病程进展较为缓慢,且多无明显症状,不易早期发现,具有更大的危险性。

在我国,原发性开角型青光眼较原发性闭角型青光眼少见,但在欧美国家,却是最常见的一种。年龄多分布在 20~60 岁,随年龄增大,发病率增高。具有家族倾向性,同胞比双亲或子女的发病率要高。糖尿病、甲状腺功能低下、心血管疾病、血液流变学异常者、近视眼以及视网膜静脉阻塞患者是原发性开角型青光眼的高危人群。

(一)病因和发病机制

眼压升高是小梁途径的房水外流排出系统病变使房水流出阻力增加所致。

(1)小梁组织局部的病变。

(2)小梁后阻滞,即房水流经小梁组织后的巩膜静脉窦(Schlemm 管)到集液管和房水静脉部位的病变,包括表层巩膜静脉压升高等。

(3)血管-神经-内分泌或大脑中枢对眼压的调节失控所引起。目前,大多数的临床和基础研究表明小梁组织,尤其近 Schlemm 管区的组织(近小管部)是主要病变所在部位。分子生物学研究表明开角型青光眼具有多基因或多因素的基因致病倾向性,确切的发病机制尚未阐明。

（二）临床表现

1.症状

在早期几乎没有症状,病变进展到一定程度时,患者方有视物模糊、眼胀和头痛等;眼压波动较大或眼压水平较高时,也可出现眼胀、鼻根部酸痛,甚至虹视和雾视;到了晚期双眼视野都缩小时,则可有行动不便和夜盲等。多数病例中心视力在短期内可不受影响,甚至在晚期管状视野病例也可保持良好。部分患者的病史回顾存在变性近视加深为早期主要表现,常觉视疲劳。

2.眼部体征

早期病例眼前部可无任何改变。前房深度正常或较深,虹膜平坦,前房角开放,房角的形态不会随眼压的升降而有所改变。房角镜检查一般看不到房角结构的明显异常。眼压较高时可有角膜水肿,晚期病例可有瞳孔轻度散大,对光反应迟钝(相对性传入性瞳孔障碍)。但对伴有高度近视的原发性开角型青光眼,其前房深度则比正常人更深。对高龄的原发性开角型青光眼患者,由于随年龄增大,晶状体逐渐增厚,晶状体-虹膜隔前移,也可出现不同程度的浅前房和窄房角,易与原发性慢性闭角型青光眼相混淆,但这种患者在高眼压状态下行动态前房角镜检查时,前房角仍然是开放的,而且无前房角的粘连闭合,这是与原发性慢性闭角型青光眼的主要不同点和重要鉴别点。

青光眼视神经损害典型表现为视盘凹陷的进行性扩大和加深,是青光眼发展到一定阶段后的共同特征。在早期,视盘特征性形态改变有视网膜神经纤维层缺损(裂隙状、楔状或弥散性萎缩)、局限性的上方或下方盘沿变窄以及视盘杯凹的切迹,有时可伴有盘沿线状出血。病程的继续进展,视盘的杯凹逐步扩展,视盘血管向鼻侧移位,最终导致杯/盘比的进行性增大。病程晚期的视盘呈盂状凹陷,整个乳头色泽淡白,凹陷直达乳头的边缘,视网膜中央血管在越过视盘边缘处呈屈膝或爬坡状。

3.眼压

开角型青光眼的最早期表现为眼压的不稳定性,眼压波动幅度增大。眼压可有昼夜波动和季节波动,规律是一般在清晨和上午较高,到下午逐渐下降,至半夜最低。冬天的眼压较夏天的要高些。随着病程发展,眼压水平才会逐步升高,发展为持续性高眼压,多在中等水平。因此,对疑似原发性开角型青光眼的病例,不能仅依据单次或少数几次的眼压测量而诊断或排除青光眼,正确的做法是进行 24 小时眼压曲线测量。

4.视功能

视功能的改变是青光眼诊断和病情评估的重要指标之一。青光眼的视功能改变主要表现为视野损害和缺损。一般来说,视野改变与视盘凹陷等体征的严重程度相对应,根据视野的变化,也可估计病变的严重程度和治疗的效果。典型的青光眼视野损害如下。

(1)中心视野损害:早期改变最常见旁中心暗点,出现率可高达 80%,在注视点周围 10°以内范围,以鼻上方最为多见,可单独或与其他早期损害伴存。鼻侧阶梯也是一种视野损害的早期表现,出现率可达 70%,是指鼻侧视野水平分界线附近等视线的上、下错位或压陷。随着病程进展,旁中心暗点逐渐扩大,多个暗点相互融合形成典型的弓形暗点(Bjerrum 暗点)。这种视野损害可以延伸至鼻侧的中央水平分界线,形成大的鼻侧阶梯,如有上方和下方的弓形暗点相接则形成环形暗点。

(2)周边视野损害:中心视野出现暗点的同时或稍后,周边视野可开始发生变化。通常先是鼻侧周边缩小,常在鼻上方开始,然后是鼻下方,最后是颞侧。颞侧视野可表现为周边部的楔形或扇形等视线压陷缺损,随后开始进行性缩小,与鼻侧缺损共同形成向心性缩小,最后可仅剩中央部 5°~10°的小视野,称"管状视野"。管状视野时患者仍可保留较好的中心视力。视野损害在鼻侧进展速度较快,可最终剩颞侧一小片岛状视野,称"颞侧视岛"。这些残存视野丧失后,即导致完全失明。

早期视野损害概念,随着视野检查手段的不断发展而改变。哥德曼(Goldmann)视野计检查完全正常的青光眼,其病理解剖学上已有 48%的视神经纤维丧失。计算机辅助的自动视野检查,将视野的图形定性评价引入到数字定量的阈值测定。根据阈值视野检查,青光眼早期视功能改变为:①光阈值的局限性或弥散性增高;②短期波动(SF)增加,短期波动是指一次视野检测中比阈值的离散状况,又称"检测内变异性";③长期波动(LF)增加,长期波动是指不同时间(间隔数天、数周或数月)多次视野检查结果不一致的现象,又称"检测间变异性"。这些变化发生在局部暗点出现之前,系可逆性改变。

(三)诊断与鉴别诊断

具有眼压升高、青光眼性视盘改变和相应的视野改变这三个主要特征,加之房角开放,开角型青光眼的诊断明确。但早期诊断往往较困难,要基于下述指标进行综合分析。

1.眼压

开角型青光眼早期眼压水平并不太高,又有波动性,应进行细致的阶段性观察,必要时行 24 小时眼压测量。如最高眼压水平超过 30mmHg,波动又大于 10mmHg,则基本可以做出诊断。波动大于 6mmHg,最高水平略超过正常或双眼眼部情况相同而双眼眼压差别较大(大于 6mmHg),应归属青光眼可疑之列,要定期随访观察,并结合其他指标来分析判断。注意与高眼压症鉴别。高眼压症是指眼压超过正常水平,但长期随访观察并不出现视神经和视野损害,通常眼压在 21~30mmHg。对高眼压症同时伴有青光眼高危因素,如青光眼家族史、高度近视眼、糖尿病等,应视为可疑青光眼。长期随访 5%~10%的高眼压症最终发展为开角型青光眼。

不能机械地将超出正常人群中眼压平均值(16mmHg)±2 个标准差(2.5mmHg)的统计学数值(即 11~21mmHg)的眼压都视作病理值,要综合分析判断。此外,眼压测量方法上的差异也会造成对实际眼压的偏差错误,希厄茨(Schiotz)压陷式眼压计、非接触眼压计(NCT)不如 Goldmann 压平式眼压计准确、可靠。诊断时,尤其对可疑病例的眼压判断应做压平式眼压测量。某些巩膜硬度偏低者如高度近视,Schiotz 眼压计所测的眼压常比实际眼压偏低,须用 Goldmann 压平式眼压计测量或矫正眼压。对高眼压症者用压平式眼压计测量眼压时,也应注意校正中央角膜厚度的影响。

既往比较强调眼压描记测定房水流畅系数(C 值)以及压畅比(眼压和房水流畅系数的比值,Po/C)来分析判断小梁途径房水外流阻力的变化,辅助开角型青光眼的诊断。近十年来不再强调其作为早期诊断的指标,而多用于基础研究。在早期诊断开角型青光眼遇到困难时,可考虑激发试验。既往常用的饮水试验和妥拉唑林试验因其可靠性差、参考价值小而被废除。

糖皮质激素表面滴眼升压试验是目前认为有诊断参考价值的开角型青光眼激发试验,但因其须连续滴用 2 周,费时,阳性有参考价值,阴性者不能排除,临床上实际应用并不多。

2.眼底

主要是视盘的形态学改变。不能单纯依靠 C/D 大小,应该强调盘沿的形态改变。定期随访,发现上、下方盘沿进行性改变、视盘凹陷进行性加深扩大,更有诊断意义。两眼的 C/D 差值>0.2 时,也应引起重视。在视盘凹陷明显改变之前,细致的检查如发现有视网膜神经纤维层缺损(无赤光检眼镜或眼底照相),相应处的视盘盘沿变窄,特别是颞上、颞下象限处,视杯凹陷也在相对应处出现切迹,均是青光眼视神经损害的特征。更早期的表现可以是视盘表面或其周围的小线状、片状出血灶。除检眼镜下直接观察外,有条件者可借助视盘立体照相或计算机辅助的眼底视盘影像分析仪器如激光偏振仪(GDx)或共焦激光扫描仪(HRT)等定量分析,判断细微的形态结构变化。

临床上与青光眼视盘改变易于混淆的是生理性大杯凹和近视眼性视盘改变。视盘的生理性大杯凹比率为 5%~10%,通常两眼对称,杯凹均匀扩大,盘沿宽窄一致,没有视盘出血、杯凹切迹和神经纤维层缺损改变,可以有家族性的生理性大杯凹倾向。其眼压和视野均正常,随访也无进行性扩大,有助于鉴别诊断。近视眼变异性眼底改变,尤其在高度近视或病理性近视的前提下,其视盘形态变异,色泽较淡,视盘周围可见脉络膜萎缩斑,视野检查常伴有生理盲点扩大和(或)中心暗点(黄斑变性),易于误诊为青光眼。当高度近视伴有青光眼时,也易于被上述征象所掩盖,误认为是近视眼的改变,延误青光眼的早期诊断。只要抓住青光眼的特征性改变(眼底、视野等),仔细观察,一般还是可以较明确地做出判断的。

3.视功能

常规视野检查(包括阈值定量检测)方法须视神经纤维受损达一定程度后方能检查出。此外,视野检查属于一种主观检查,可受患者合作程度等多种因素的干扰。因此,分析结果时应考虑到可靠性参数,并综合眼压、眼底的状况来做出判断。视野损害也可见于其他眼病和神经系统、血管系统等疾病。当一时难以判断视野损害时,可做定期的随访检查,对比分析视野变化,不要单独依据一次视野检查就排除或确定早期青光眼的诊断。

青光眼的其他视功能异常,包括:①空间/时间对比敏感度下降;②辨色力下降,尤其是蓝、黄色觉受累较早较重;③视网膜电图(ERG)振幅下降,视觉诱发电位图(VEP)峰潜时延迟等。但这些方法的特异性有待进一步提高。

4.房角

开角型青光眼的房角大多较宽,可以见到睫状体带,无粘连,当眼压升高时,房角仍开放,即使到了病程晚期,也是如此。少部分病例房角入口可以较窄,眼压升高时并不关闭,也不会发生房角粘连,这是一类窄角性的开角型青光眼。房角的宽窄和开放是两个不同的概念。开角型青光眼的前房角中可以见到残留的中胚叶组织(梳状韧带)附着在睫状体带、巩膜突,甚至小梁网上,有时易将其误认为虹膜周边前粘连,其特点是呈丝状突起,表面光滑,边界清晰,而粘连则多是呈小片状前粘连,边界模糊,表面纹理不清,结合虹膜根部膨隆与否也有助于区别。

开角型青光眼的诊断是一个综合眼压、眼底、视野、房角等多因素的分析诊断过程,有时还须经过一段时间的随访观察对比,才能得出结论。原发性开角型青光眼的高危因素如青光眼阳性家族史、近视眼、糖尿病、视网膜静脉阻塞等,对其早期诊断也具有一定的价值。

5.原发性开角型青光眼早期诊断的策略

(1)原发性开角型青光眼的高危人群:①有原发性开角型青光眼阳性家族史;②视盘杯盘比≥0.6;③对侧眼为原发性开角型青光眼;④有进行性高度近视;⑤皮质类固醇高敏感反应者;⑥高眼压者;⑦视网膜中央静脉阻塞者;⑧有糖尿病或全身心血管系统疾病(血流动力学或血液流变学异常者)。

对上述具有原发性开角型青光眼危险因素者,应进行开角型青光眼排查,并定期追踪。

(2)早期诊断策略:正如上面所述,高眼压已不再是诊断原发性开角型青光眼的必需条件,因此,在原发性开角型青光眼的早期诊断上除重视眼压的监测外,重点是如何尽早发现青光眼所造成的视神经结构损害(视盘凹陷和视网膜神经纤维层缺损)和视功能(视野缺损和其他视功能指标)的异常。随着各种诊断技术的应用,检查技术敏感性的提高,对原发性开角型青光眼早期诊断认识的提高,相信对原发性开角型青光眼的早期诊断将不再是青光眼临床上的难题。

(四)治疗原则

临床上主要以降低眼压为治疗目的,包括药物治疗、激光治疗、手术治疗等。降低眼压治疗时,应尽可能为患者设定个体化目标眼压。此外,视神经保护治疗也应引起关注。

(五)治疗方案

1.治疗时机

(1)强制性治疗指征。①眼压高于正常,有典型的青光眼视野改变和(或)视网膜神经纤维层缺损(RNFLD)、青光眼视盘损害者。②随访过程中,出现上述变化者或原有青光眼性视神经损害加重者。③眼压超过 5.3kPa(40mmHg),甚至出现角膜水肿者。④眼压升高伴视网膜血管性疾病,如视网膜静脉阻塞等。

(2)相对性治疗指征。①眼压超过 4kPa(30mmHg)者。②眼压为 2.7~4kPa(20~30mmHg),伴有以下情况者:可疑的视盘异常;双侧凹陷不对称,C/D 差值≥0.2;视盘出血;青光眼家族史;高度近视;糖尿病;随时间推移眼压渐进升高及其他眼部和全身情况。③POAG患者无视神经损害的另一眼。

2.药物治疗

由于激光治疗尚未广泛普及,手术治疗的并发症相对较多,POAG 的首选治疗仍是使用药物。

(1)药物选择原则。①单一用药。当一种药物效果不满意时,不应盲目地加用其他药物,而应换用其他作用机制的药物。②单眼试验。双眼病情相似者,可先在一只眼用药,另一只眼作对照,以便对药物效果做出客观的评价。③尽量先使用浓度低、滴眼频度少,并能达到最佳治疗效果的药物。④多选用增加房水排出的药物。⑤联合用药时应选用不同作用机制的药物。

(2)临床上常用的药物有以下几类。

β受体阻滞药:其降压机制主要是减少房水生成,作用时间长,每日 2 次,包括非选择性β受体阻滞药(0.5%噻吗洛尔、1%及 2%美开朗、0.5%贝他根等)及选择性β受体阻滞药

(0.25%倍他洛尔),前者降低初始眼压的 20%～35%(4～6mmHg),由于阻断了 β_1 及 β_2 受体,故有使心率减慢及支气管平滑肌收缩的不良反应,心动过缓及支气管哮喘者不宜使用;后者选择性阻滞 β_1 受体,不影响支气管平滑肌,但降压作用较弱,降低基础眼压的 15%～25%(3～4mmHg)。值得一提的是,应用此类药后,20%～25%患者会出现漂移现象(药效减弱或消失),应换用同一作用机制的其他药或其他作用机制的药。

前列腺素衍生物:此类药以拉坦前列素(商品名适利达)为代表,主要通过促进房水从葡萄膜巩膜途径外流而降低眼压,作用时间长,每日 1 次,作用强,可降低基础眼压的 25%～35%(6～8mmHg),且夜间降压作用好,故在许多经济发达地区已成为治疗开角型青光眼的一线药物。但此药价格较为昂贵,在一定程度上限制了其应用。此药的主要不良反应为虹膜颜色加深,睫毛增多变长,眼周皮肤色变深。

α 受体兴奋药:以 0.2%溴莫尼定(阿法根)为代表,主要通过减少房水生成及促进巩膜葡萄膜外流而降低眼压,降压效果与非选择性 β 受体阻滞药相似,需每日 2 次,常见的过敏反应为眼干、局部充血、过敏,为治疗开角型青光眼的二线药物。

局部碳酸酐酶抑制药:以 1%布林佐胺为代表,主要通过抑制碳酸酐酶而减少房水生成,可降低眼压 3～5mmHg,每日 2 次,联合用药降压幅度亦不受影响,是较好的附加药物。常见的不良反应为口干,对磺胺类过敏或严重的肾功能不全者应避免用此药。

3.选择性激光小梁成形术(SLT)

其降压机制尚不完全清楚。一般认为是激光作用于小梁网上含色素的小梁细胞,引起生物学效应,一方面激活了局部的细胞吞噬功能,另一方面促进小梁细胞增殖,从而使房水排出加快。其降压幅度为(5.3±2.0)mmHg。在有此项设备的地方,SLT 可作为眼压在中等水平以下的 POAG 的首选治疗。近年出现的微脉冲激光小梁成形术(MLT)作用机制类似 SLT,热量作用于(但是不破坏)小梁网色素细胞,据报道更加安全有效,可重复,因治疗后反应极轻,故术前术后无须用药。但是长期疗效有待观察。

4.手术治疗

主要为滤过性手术,目的为降低眼压。绝大多数患者术后降压效果确切,少数患者术中或术后出现手术并发症或手术失败而眼压失控。

(1)手术指征:①应用最大剂量可耐受的药物并行 SLT 治疗后眼压仍不满意;②尽管眼压能控制在正常范围,但青光眼性视盘损害和视野缺损仍在进展。

(2)手术禁忌证:同其他内眼手术。

(3)手术方法评价:目前常用的术式为现代小梁切除术,有操作相对简单、易于掌握、降眼压作用强、抗代谢药物提高了滤过手术成功率等特点,但可能出现术后浅前房、促使白内障进展等并发症。近年来出现一些新的术式,如 EX-PRESS 青光眼引流器植入术、小梁消融术、SOLX 黄金分流器、Schlemm 管成形术、iStent 植入术、Eyepass 双向青光眼植入物等,这些术式多用于早期开角型青光眼患者,其疗效及安全性还需要长期观察。

(六)术后处理

1.一般处理

(1)糖皮质激素眼药水滴眼,每日 4 次。

（2）应用睫状肌麻痹药，以便睫状肌充分休息并活动瞳孔防止后粘连。

（3）术后 1 周内若滤过泡不明显，结膜切口已愈合，可在裂隙灯下按摩眼球，力量宜轻，若无效可略加大力量，直至滤过泡较前隆起更明显。术后 2 周可教会患者自己按摩，嘱其出院后每日按摩 2~3 次，可持续 3 个月。

2.并发症处理

（1）浅前房或前房不形成：对于开角型青光眼患者，术后浅前房最常见的原因是滤过过强或结膜瓣漏，脉络膜脱离较少见，而恶性青光眼更罕见。

（2）前房积血：较少见。较大量的出血多因切口偏后损伤睫状体或虹膜根部裂伤所致。常在术中即已形成，手术结束前可通过侧切口冲洗积血。术后少量出血可能来自巩膜瓣层间，半卧位可自行吸收，一般不用特殊处理。

（3）白内障：术后立即发生明显的白内障是术中器械损伤晶状体所致，术中应避免器械直接进入前房接触晶状体，可待其达到白内障手术指征后摘除。

（4）丧失残余视力：仅残留中心管视的晚期青光眼患者，术中有视力完全丧失的可能，因此，应向患者充分解释以便得到理解。术前还应充分降低眼压，尽量不用球后麻醉，改用球周或表面麻醉，注射完麻醉药后应常规检查患者是否有光感存在，若光感消失，应立即舌下含硝酸甘油，必要时静脉滴注罂粟碱，若光感仍无恢复，应停止手术，进一步治疗。此外，术中切开前房时应缓慢放水，术毕常规应用平衡盐溶液恢复前房。

第二节　继发性青光眼

继发性青光眼，顾名思义，指的是继发于某种其他因素的青光眼。继发性青光眼的病因和表现十分复杂。就病因而言，涉及药物和手术等许多方面，大多数情况下可以具体查及或明确判断，其中以眼局部疾病和外伤为多见，例如：葡萄膜炎性青光眼、外伤性青光眼、晶状体或人工晶状体有关的青光眼、新生血管性青光眼、糖皮质激素青光眼等。少数情况下原因难以查明。就定义而言，临床上主要基于继发性的眼压升高，并不强调眼底和视野的视神经损害，当然也有观点主张将继发性青光眼进一步分为两种情况：一是继发性高眼压，意指仅有眼压的异常升高；二是继发性青光眼，意指不仅眼压升高，而且已经导致视神经损害。上述观点与原发性青光眼的定义有异曲同工之处，不过并不存在正常眼压的继发性青光眼。实际上，就继发性青光眼的病因学以及眼压与视神经损害的病理生理学关系而言，原发性的致病因素总是首先引起眼压的升高，而并不同时和直接地引起视神经的损害，视神经损害却是眼压长期升高所导致的后发性结果。进而从病程上看，继发性青光眼的两种情况可以视为疾病的两个阶段，至于第一阶段是否一定会发展到第二阶段，则取决于第一阶段时原发性因素的缓解和干预性降眼压治疗的效果。因此，目前临床上继发性青光眼的诊断，一般仍然基于眼压，而继发性眼压升高正是继发性青光眼的突出特征。值得指出的两点是：①一过性或短暂性的继发性眼压升高随原发性因素缓解后很快恢复，临床上此种情况常见，有时并不被视为继发性青光眼；②继发性青光眼即使发生视神经损害后，其眼压也可以回降至正常并稳定，病程终止于某一阶段或程度。继发性眼压升高的机制主要在于各种原因导致房水循环通路阻滞或眼内容积增加，其中整个房水通路中不同环节的阻滞决定了眼压升高病理生理学的不同机制,尤以房角情况为重,所以继发性青光眼的临床诊断分类中除通常所使用的病因分类外,现在也将继发性青光眼依据房角关闭与否分为两种类型,即继发性闭角型青光眼和继发性开角型青光眼,对临床诊断和治疗以及预后判断均有一定的指导价值和意义。继发性青光眼的治疗原则,一般是原发性疾病和继发性眼压升高同时治疗,进而依据病程的不同阶段对治疗的两个方面有所侧重:首先力争消除眼压升高的病因,其次力避眼压升高导致视神经损害。眼压控制本身也考虑"目标眼压",但涉及的影响因素有所不同甚至更为复杂,例如:视力损害的原因可来自原发性疾病和继发性青光眼两个方面,通常认为视神经原本正常时,目标眼压的预定水平尤其病程早期较之于原发性开角型青光眼可相对宽松;另一方面,如果视网膜病变已经十分严重,即使严格控制眼压对视神经的保护作用也已无多大实际意义。因此,继发性青光眼治疗目标的把握和治疗措施的选择需要与原发性疾病综合考虑和权衡。

下面将临床上常见并具有代表性的继发性青光眼分述如下。

一、眼前节炎性疾病与继发性青光眼

(一)继发于角膜炎的青光眼

各种性质和类型的角膜炎,尤其角膜基质炎,炎症长期或严重侵犯深层角膜组织后,容易累及或引起虹膜和房角的炎症,从而导致继发性青光眼。

1.临床表现

(1)单纯疱疹病毒性角膜炎:单纯疱疹病毒引起深层角膜炎,尤其合并葡萄膜炎时,炎症累及房角或小梁网,渗出阻塞房角或小梁网组织水肿,导致房水排出障碍而眼压升高。炎症消退后眼压可恢复正常,但少数患者中炎症消退后眼压持续升高,原因在于其房水引流系统发生器质性损害,例如房角粘连性关闭或小梁网组织变性。

(2)带状疱疹病毒性角膜炎:带状疱疹病毒亦可引起角膜炎,尤其累及鼻睫神经时,易于发生虹膜睫状体炎,此时约 1/3 的患者有眼压升高,表现为 KP 多呈色素性,前房闪辉,有时可见前房积血,虹膜上一处或多处局灶基质性萎缩,眼压升高可达 50mmHg,房角开放,其病理机制可能是小梁网炎症。

2.治疗

原发的病毒性炎症需要积极的抗病毒治疗。继发性的眼压升高主要采用局部降眼压药,但毛果芸香碱和前列腺素类禁用或慎用。角膜情况允许时考虑皮质激素的同时应用,此外酌情应用放瞳或睫状肌麻痹剂,对炎症和眼压的控制均有帮助。治疗期长短相差甚大,与原发疾病轻重、其他并发症有无和治疗效果有关,长期使用皮质激素的患者须注意皮质激素性青光眼的可能,对于广泛周边虹膜前粘连和眼压难以控制而危及视神经的患者,须行抗青光眼滤过性手术。

(二)继发于巩膜炎的青光眼

巩膜炎分为巩膜外层炎和深层巩膜炎,其中深层巩膜炎又分为前巩膜炎和后巩膜炎。巩膜外层炎除非广泛累及眼前节导致上巩膜静脉压升高,而且多有自限性,一般没有继发性眼压升高。前巩膜炎的弥散性、结节性、炎性坏死性和非炎性坏死性(穿通性巩膜软化症)四种类型中常见前两种,患者中 10%左右可有眼压升高,但病程控制不佳而最后成为顽固性病例时,难治性原因中最为常见的是继发性青光眼和葡萄膜炎。后巩膜炎是一临床上难以诊断的眼病,其特征是超声检查时可见眼球后壁脉络膜和巩膜增厚(通常大于 1.8mm)、后表面扁平、球后水肿,后巩膜炎引起青光眼时有报道。

1.临床表现

(1)继发于前巩膜炎的青光眼:前巩膜炎的症状主要为疼痛、流泪和畏光等刺激表现,体征除视力下降外,主要是眼前节充血。眼压升高的原因有二:一是弥散性前巩膜炎时眼前节广泛受累,累及小梁网及其外流静脉,导致继发性开角型青光眼;二是长期和严重的巩膜炎引起毗邻的小梁网乃至葡萄膜的炎症,形成周边前粘连,导致继发性闭角型青光眼。

(2)继发于后巩膜炎的青光眼:后巩膜炎引起脉络膜渗漏,波及睫状体并引起睫状体前旋以及长期后巩膜炎或同时合并前巩膜炎,造成虹膜睫状体等眼前节慢性炎症,均可导致闭角型青光眼。由于后巩膜炎是一难以诊断的眼病,临床上如果患眼单侧前房变浅、房角镜下房角关闭,应注意放大瞳孔下眼底检查脉络膜渗漏,超声检查特征性影像表现。此外,计算机断层扫描(CT)和磁共振成像(MRI)检查有助于发现眶炎症和肿物以及脉络膜肿瘤和视网膜下肿物,以与后巩膜炎相鉴别。必要时,荧光素眼底血管造影(FFA)和吲哚菁绿血管造景(ICG)检查也有帮助。

2.治疗

一是针对病因巩膜炎的治疗。二是眼压控制:房角开放时,炎症治疗有效后眼压随之回降,同时予以局部降眼压药,主要为房水生成抑制剂,禁用毛果芸香碱和前列腺素类降压药;周边前粘连首先在于预防,已经形成时,抗感染治疗预防进一步发展,广泛形成后眼压控制的药物效果不佳时,考虑手术,手术部位应避开炎症范围,选择正常结膜和巩膜区域,术后强化抗感染治疗。

(三)继发于虹膜睫状体炎的青光眼

葡萄膜炎是病因、病理生理过程和临床表现十分复杂的一大类疾病,其中虹膜睫状体炎为临床上最为多见,继发性青光眼为其常见并发症。眼压升高的机制比较复杂,既可为开角也可为闭角,继发性开角型青光眼的机制在于小梁网的炎性水肿、各种碎屑物质阻塞以及血-房水屏障破坏后血管渗透性增加,致使房水因蛋白含量增多和黏稠度增高而排出困难或者炎症后小梁网损害例如小梁细胞变性等。继发性闭角型青光眼的机制可以分为三个方面:一是瞳孔阻滞,例如炎症尤其纤维素渗出性虹膜睫状体炎造成瞳孔后粘连,严重时发生瞳孔闭锁或膜闭;二是周边虹膜前粘连,周边虹膜炎症期肿胀与小梁网相贴附,尤其出现渗出时,形成前粘连,达到一定范围后引起眼压升高;三是睫状体前旋,炎症时睫状体水肿、睫状肌和睫状环收缩以及睫状体脱离,均可引起睫状体前旋,导致周边虹膜向前推拥,造成房角狭窄甚至关闭。从临床表现看,眼压升高的过程和程度急缓轻重不一或者呈复发性,原发疾病的病情与其并不一定相平行,甚至原发的病情缓解后升高的眼压却不恢复。

1.临床表现

虹膜睫状体炎急性期,虽然小梁网受到炎症累及或阻塞,但睫状突炎性肿胀使房水分泌减少,同时房水中炎性递质例如前列腺素使葡萄膜巩膜通路的房水排出增加,以致眼压往往是偏低的。慢性期或长期复发性的患者中,睫状突的房水分泌恢复正常,但炎症可能造成小梁网损害或房角前粘连或瞳孔后粘连导致瞳孔闭锁,此时眼压升高。

某些特殊或伴有全身情况的慢性葡萄膜炎,前节的炎症表现可以十分隐匿或轻微,例如中间葡萄膜炎或结节病等。KP和房水浮游体轻微或间歇出现,甚至只在房角镜下才能发现虹膜周边、房角隐窝或小梁网上类似KP的渗出,但眼压可以明显和持续地升高。

2.治疗

根据继发性青光眼的治疗原则,原发性疾病和继发性眼压升高同时治疗。虹膜睫状体炎的治疗通常采用放瞳和睫状肌麻痹药物、皮质激素和非甾体消炎药以及免疫抑制剂等,正确、及时和有效的抗感染治疗不仅可以缓解或消除炎症,而且有助于预防继发性青光眼。

眼压升高一旦出现,首先采用局部降眼压药,例如各种β受体阻滞剂、α受体激动剂的溴莫尼定、局部碳酸酐酶抑制剂的布林佐胺,而禁用毛果芸香碱和前列腺素类降眼压药;如果存在瞳孔阻滞,则需要通过激光予以周边虹膜切开术,对于瞳孔膜闭,可尝试通过激光进行膜切除术。需要注意的是,炎症条件下,激光切口因炎性反应或渗出阻塞而容易重新封闭,需要反复激光治疗或钇铝石榴石晶体(YAG)激光与氩激光的联合应用;如果药物控制眼压效果不佳,尤其经久不愈的慢性患者中,同时存在广泛的周边前粘连,甚至视神经损害已经发生,则考虑手术治疗。术式选择上简单的小梁切除术容易失败,通常需要术中乃至术后联合使用丝裂霉素或氟尿嘧啶等抗增殖剂或选用引流装置植入术。需要注意的是,无论采用什么术式,术后密切随访和相关情况的及时处理,例如加强抗感染治疗和功能不良滤过泡的处理等,对术后成功降低眼压是至关重要的。

二、眼外伤与继发性青光眼(外伤性青光眼)

外伤性青光眼指的是各种眼外伤后,不同机制导致共同房水通路损害,眼压异常升高的一大类青光眼,临床上多见于机械性钝挫伤所致闭合式眼球外伤后。严重的钝挫伤可致眼球内前节和后节几乎所有组织结构及其相互关系发生损伤和改变,除出现显著的虹膜睫状体反应性炎症外,多有眼球内前节组织结构的多发性器质性损伤,例如:瞳孔括约肌撕裂、虹膜根部离断、房角后退(亦即睫状体劈裂)、小梁网解离、睫状体解离或脱离,乃至眼后节损伤。各种伤情对眼压高低有不同的影响,其中与继发性青光眼有关的主要是前房角和小梁网的损伤以及前房和玻璃体的出血。依据各自伤情下不同的病理生理学机制,眼压升高既可出现于伤后即刻,也可发生于伤后多年。原有高度近视、眼外伤史和内眼手术史的患眼遭受眼外伤后易于发生严重损伤。另一方面,眼外伤后即使存在诸如房角后退的外伤性损害,但仅有少数发生青光眼。已有回顾性研究的文献报道,外伤性青光眼中常见的眼部特征包括:外伤后基线视力低下、前房积血、房角后退超过180°、外伤性白内障、晶状体脱位和虹膜损伤。值得注意的是,外伤后眼压轻度升高被其他明显伤情所掩盖或长期未予密切随访以致眼压持续升高未获控制,导致视神经不可逆性损害。

（一）继发于眼外伤的青光眼

1.前房角退缩性青光眼

前房角退缩性青光眼指眼球钝挫伤后引起前房角撕裂,导致眼压升高、视神经乳头和视网膜神经纤维层损伤以及视野缺损。

(1)临床表现。①有明确的眼球钝挫伤史。②常单眼发病。③典型的病例无任何症状。④眼压升高。⑤患眼周边前房均匀或不均匀加深。⑥前房角镜检查:前房角撕裂处虹膜根部附着点靠后、虹膜突缺失、睫状体带明显增宽。由于前房角后退,前房角镜下见巩膜突明显变白。有时360°前房角均受累,须与对侧眼比较才容易确认前房角后退的区域。⑦前房角后退分级。Ⅰ度:浅层撕裂,睫状体表面葡萄膜小梁撕裂,睫状体带和巩膜突裸露。Ⅱ度:中度撕裂,睫状肌撕裂,前房角深而宽,睫状体带为正常的1~3倍,后退范围常超过180°。Ⅲ度:重度撕裂,睫状肌内有深裂隙,其尖端不能窥见,后退范围可达360°。⑧可有外伤的其他体征,如瞳孔缘括约肌撕裂、虹膜根部离断、外伤性白内障及视网膜改变等。(2)诊断:根据眼球钝挫伤史、眼压升高和前房角特征性改变,可以明确诊断。

(3)鉴别诊断。①高眼压症:前房角正常。②原发性开角型青光眼:前房角正常。③继发性开角型青光眼:如假性晶状体囊膜剥脱综合征、色素播散综合征、糖皮质激素性青光眼、继发于葡萄膜炎的青光眼,前房角均无后退或撕裂的表现。④继发性闭角型青光眼:如虹膜角膜内皮综合征,前房角关闭,虹膜周边部前粘连。

(4)治疗。①治疗原则与原发性开角型青光眼治疗相同。②缩瞳剂可减少葡萄膜巩膜的房水流出,而导致眼压升高,应避免使用。

2.前房积血与青光眼

前房积血与青光眼指眼钝挫伤后,前房大量积血,阻塞前房角而致眼压升高。

(1)临床表现。①有眼球钝挫伤史。②眼痛、胀痛、视力下降。③结膜充血,房水闪光阳性。④前房有大量积血,可见积血液平或血细胞弥散于前房内。⑤眼压升高,与出血量有关,当出血超过前房1/2时,易引起继发性青光眼。⑥角膜血染:当眼压升高、前房积血较多较久后,会引起角膜血染。角膜内皮细胞层不正常时即使眼压正常,也可引起角膜血染。⑦晚期可导致视神经萎缩。

(2)诊断:根据眼部钝挫伤史、前房积血和眼压升高,可以明确诊断。

(3)鉴别诊断。新生血管性青光眼:也可能有前房积血,但多无外伤史,虹膜上有新生血管、瞳孔缘色素层外翻和眼部缺血性病变。

(4)治疗。①无并发症的前房积血,可采用非手术治疗。口服止血药、双眼包扎、高枕卧位、静卧休息。②眼压高时,须用药物降低眼压。③药物治疗后仍不能控制眼压时或前房内形成凝血块时,可手术冲洗前房积血或取出凝血块。④随访时观察前房积血吸收情况,注意眼压升高对角膜的影响。

3.溶血性青光眼

眼内出血,尤其是玻璃体积血后,红细胞在眼内破坏后的产物和含有血红蛋白的巨噬细胞机械地阻塞小梁,引起急性眼压升高。

(1)临床表现。①有眼外伤或眼内出血的病史。②自觉视力下降、眼痛和头痛。③结膜明显充血,角膜水肿。前房内有大量血细胞浮游,前房角开放,小梁呈微红或棕红色。④眼压升高。⑤房水细胞检查,含有棕色色素的巨噬细胞。

(2)诊断:根据眼内出血史,前房内血细胞浮游,眼压升高,可以诊断。如果必要,可进行前房水细胞学检查。

(3)鉴别诊断。①晶状体溶解性青光眼:一般与过熟期白内障有关。②血影细胞性青光眼:房水细胞学检查有血影细胞。

(4)治疗。①眼部滴用或口服降眼压药物。②冲洗前房,必要时反复冲洗。③行玻璃体切割术。

4.血影细胞性青光眼

血影细胞性青光眼指各种原因所致玻璃体积血后,经过一段时间后红细胞变性,其形态和柔韧性改变,成为土黄色、圆形、僵硬的血影细胞,阻塞前房角使眼压升高。引起青光眼的程度与血影细胞的数量有关。

(1)临床表现。①外伤、手术等原因造成的玻璃体积血史。②自觉眼痛、头痛、视力下降。③眼压升高。④结膜充血,角膜水肿。⑤前房及玻璃体中可见棕色颗粒细胞。前房内血影细胞多时,积聚在前房内呈黄褐色,称"假性前房积脓"。⑥前房角开放,小梁网呈棕黄色或房角结构完全被遮盖,下方尤为明显。⑦房水细胞学检查,可见血影细胞。

(2)诊断:根据病史、眼压和前房中棕黄色颗粒,可以明确诊断。必要时进行房水细胞学检查。

(3)鉴别诊断。①溶血性青光眼:房水细胞学检查有大量含有棕黄色色素的巨噬细胞。②新生血管性青光眼:虹膜、房角有大量新生血管。

(4)治疗。①发病初应用降眼压药物。②前房冲洗,特别在前房内似有积脓时,应尽早冲洗前房。③行玻璃体切割术清除血影细胞。

(二)房角后退性青光眼

房角后退性青光眼是外伤性青光眼中病理生理学机制和临床表现均具有特异性的一种继发性开角型青光眼。房角后退典型地发生于钝挫性闭合式眼外伤中,尤其合并前房积血时,有文献称其发生率甚至高达100%。伴有房角后退的患眼中,青光眼的发病时间相差极大,从伤后即刻到伤后数月乃至多年,显然,早发和晚发的病理生理学机制各自不同。眼钝挫伤尤其合并房角后退的严重钝挫伤,往往同时存在着眼前节乃至眼后节其他组织结构的多发性损伤,此种情况下伤后即刻或短期内尽管也有房角后退,但眼压升高无疑是多因素的。所以,一般概念中需要明确,即使存在房角后退,尤其后退范围小于180°,伤后即刻或短期内出现眼压升高,不一定是房角后退性青光眼,即房角后退的存在本身对青光眼的发生无预测作用。临床上,房角后退性青光眼指的是其他伤情已经平稳,数月乃至多年后眼压的升高直接源自房角的损伤,而且认为最终发展至青光眼的风险与房角后退的程度成正比。房角后退,组织学上属于睫状肌中环形肌与其外侧纵行肌间不同程度的劈裂并且后退,前房角镜下特征表现为不同程度的虹膜根止端位置后移和睫状体带增宽,极少情况下合并小梁网的劈裂甚至解离。房角后退性青光眼发病的具体机制尚不十分清楚,一般认为小梁网的广泛性钝挫性变形导致小梁网功能障碍,进而或早或晚终将造成房水外流易度的下降和眼压的升高。另有证据表明,外伤眼的对侧眼发生原发性开角型青光眼的机会增加,对此一种观点认为房角后退性青光眼患者双眼中对小梁网功能的慢性衰减有某种独立的或许是基因性的易感性,房角后退患眼中非后退部分小梁网的外流能力因本已存在的内在因素随时间推移而逐渐降低,而后退部分小梁网的功能障碍最初认为缘于外伤或修复过程引起眼压升高。至于房角后退与其继发性青光眼的关系,可以分为两个方面予以考虑:一是房角后退范围小时,由于正常房角的代偿作用,可以不引起继发性青光眼;二是房角后退范围大时,其本身亦非继发性眼压升高的直接原因,重要的是小梁网的损伤、修复和代偿,房角组织的创伤修复可以导致整个房角表面膜形成或小梁网瘢痕化,造成房水通路引流阻滞。因此,房角后退性青光眼一般发生于钝挫性眼外伤伴有广泛房角后退的伤后数月或多年,临床表现类似于原发性开角型青光眼。

1.临床表现

(1)眼外伤史:无疑,先有眼外伤尤其钝挫伤,后有房角后退。多数患者可提供近期或已往性质和类型各不相同的眼外伤史,但少数患者尤其多年后可能忘记或否认眼外伤的过程和细节。

下列情况须予以注意:①年轻人或中年人单眼白内障,应引起过去外伤史的怀疑,即使既往史为阴性;老年人中应排除摔伤史;②疑似外伤性房角后退的病例中,仔细的病史采集可能引出已被遗忘的信息;③即使广泛询问,并无任何外伤史,但缺乏阳性病史也不排除房角后退。

(2)症状:该病犹如后遗症,发于伤后数月或多年,即时的伤情早已恢复或平稳,而类似原发性开角型青光眼,症状无特异性,甚至没有任何感觉或视觉的不适主诉。

(3)体征。①作为继发性青光眼,眼压升高为必备条件。单眼发病为突出特征,但早期可能被忽略;②房角后退,也为必要条件。房角镜下典型改变为:睫状体带加宽或宽窄不一,并伴有虹膜根止端位置后移,房角隐窝异常加深,发生范围为房角局部节段或全周轻重不一,但范围越大预示损伤越重,导致青光眼的危险越大。

另外,房角外观随后退程度和伤后时间而表现不一,伤后多年睫状体劈裂的裂口已经愈合,房角后退不可见或难以识别。此时,应比较外伤眼和对侧眼相同象限内房角的细微差别以及伴随的其他前节异常,两侧不对称提示支持诊断。

2.诊断和鉴别诊断

(1)诊断。①符合数月或多年前钝挫性眼外伤史、房角后退和眼压升高三条即可确诊。眼压升高长期持续或未获控制,如其他任何青光眼一样,最终导致进行性的眼底视盘凹陷扩大和视野损害。②理想状态下,伤后一日,伤情基本稳定或至少眼压升高前应当发现房角后退并确定其程度,以便对青光眼的发生做出风险评估和随访安排。房角后退并不一定伴有前房积血,但伤后前房积血强烈提示房角后退的存在。实际上,对任何一个钝挫性眼外伤的患者,前房角镜检查应当是必不可少的。超声生物显微镜(UBM)和眼前段光学相干断层扫描仪(AS-OCT)检查也有助于发现房角后退的异常改变。

(2)鉴别诊断。注意可能造成混淆的几种青光眼:原发性开角型青光眼、慢性闭角型青光眼、色素性青光眼、假性剥脱综合征的青光眼、其他原因的单侧青光眼。

3.治疗

基本原则是仅有房角后退而无眼压升高时定期复查,尤其房角后退范围大于180°时须注意迟发性青光眼的发生。对于确诊患者,依据不同情况予以药物或手术。应当注意的是,伤后即时的眼压升高,即使伴有房角后退,不应视为房角后退性青光眼,多数患者的眼压经过药物治疗可以下降,甚至自行下降,因此不宜轻易和过早地施行抗青光眼手术。

(1)局部降眼压药:首选 β 受体阻滞剂、α 受体激动剂、碳酸酐酶抑制剂,前列腺素类降眼压药也可考虑使用。但毛果芸香碱应慎用,由于其可能降低葡萄膜巩膜通路的房水外流,引起眼压升高。与其相反,有报道称阿托品对房角后退性青光眼有降低眼压的作用,但应留待常规药物治疗失败或需要使用睫状肌麻痹剂时。

房角后退性青光眼对于药物治疗,反应不一。轻度或中度患者可能反应较好,重度患者即使经过积极的药物治疗,也可能难以有效,提示整体预后较差。

(2)手术:总体上手术效果差于原发性开角型青光眼。手术指征一般有二:一是最大耐受药物治疗(MTMT)失败,二是进行性视功能损害的实际风险超过了手术治疗的估计风险。

小梁切除术:联合抗代谢药尤其丝裂霉素 C,可改善成功率,但降压幅度仍低于原发性开角型青光眼,滤过泡瘢痕化发生率和术后用药依赖性仍高于原发性开角型青光眼。

房水引流装置植入术:是一种选择,但有报道称效果甚至差于其他类型的难治性青光眼。

(3)激光:依据不同情况考虑试用。

氩激光小梁成形术(ALT):激光作用于非房角后退部分的小梁网上,产生降压效果,但仅有短期作用,长期效果不佳,尤其房角后退超过 180°。

其他:经巩膜氪激光睫状体光凝、瞳孔氩激光睫状体光凝和内镜下睫状体光凝等可尝试。

三、几种常见综合征的继发性青光眼

(一)青光眼睫状体炎综合征

青光眼睫状体炎综合征又称"Posner-Schlossmann 综合征",是前部葡萄膜炎伴青光眼的一种特殊形式,主要见于 20～50 岁的青壮年,以非肉芽肿性睫状体炎伴明显眼压升高为特征,可有发作性视物模糊、虹视、雾视等症状。起病甚急,单眼居多,可反复发作,似乎与劳累,尤其是脑力疲劳和精神紧张有关。发生机制不明,发作期内房水中前列腺素,尤其是前列腺素 E 的浓度较高,间歇期时又恢复正常水平,据认为是前列腺素介导的炎症反应。

临床炎症表现轻微,局部充血很轻,眼压升高达 40～60mmHg,可引起角膜水肿,但通常对视力影响较小。房水闪辉轻微,一般在发作 3 天内出现 KP,多为粗大的羊脂状 KP,也可见细小灰白色 KP,通常数量不多,1～10 颗,大多沉积在角膜下方 1/3 区域。房角开放,无粘连,从不发生瞳孔后粘连。炎症发作和眼压升高可持续数小时到数周,多在 1～2 周,也能自行缓解。临床上见到青壮年不明原因的单眼发作性视物模糊伴眼压升高而前房又不浅时,应考虑到青光眼睫状体炎综合征的可能,找到典型的 KP 是诊断关键。

大多数预后较好,部分反复发作的病例可呈原发性开角型青光眼的表现,即使在间歇期眼压也升高,视盘可出现凹陷性萎缩,视野损害。

青光眼睫状体炎综合征是一种自限性疾病,给予表面滴用糖皮质激素有利于控制炎症,但可升高眼压,应尽量缩短使用时间。吲哚美辛和其他细胞氧化酶抑制药能够阻断前列腺素 E

的合成,有利于控制炎症。高眼压时可用降眼压药物治疗,如发生视功能损害,可施行眼外引流手术。

(二)异色性虹膜睫状体炎

异色性虹膜睫状体炎,又称"Fuchs 综合征"。临床上以长期、慢性和单侧的虹膜异色、角膜后沉着物和并发性白内障的所谓三联征为特征,继发性青光眼发生于大约 1/3 的患者。该病病因不明,已有交感神经源性、感染源性和免疫源性等学说。患者中 90% 为单眼,多见于青年或中年人,性别无差异。

1.临床表现

(1)症状:患者常无症状,也可因玻璃体炎症致眼前出现漂浮物或因白内障形成致视力模糊或眼压升高后自觉眼胀等不适。

(2)体征:患眼典型的三联征如下。

虹膜异色:虹膜异色出现于绝大多数患者中,通常情况下患眼为虹膜色调较浅的一眼,但也可为色调较深的一眼。发病初期,异色现象并不明显,尤其组织厚和色泽深的患眼中不容易发现,疾病进展后虹膜各层组织不断萎缩,异色逐渐较重,整个虹膜表层结构稀疏、呈密密麻麻的斑点状或虫蚀状外观,严重时可透见深层萎缩的基质组织和色素上皮。此外,瞳孔缘色素脱失,瞳孔变性,少数患者出现凯佩(Koeppe)结节(位于瞳孔缘)或布萨卡(Busacca)结节(位于虹膜面)。异色现象与对侧眼虹膜相比较时容易识别,尤其虹膜表观斑点状或虫蚀状改变一般具有特异性。双眼患者仅为 5%~10%。

角膜后沉着物:该病不仅呈萎缩性改变,也是一种慢性低度的前葡萄膜炎症,通常多年长期持续,其 KP 的特点是:细小、透明、无色素和星芒状 KP 散布于整个角膜后壁,其形态与大多数葡萄膜炎中 KP 不同,具有诊断特征性。此外,炎症还可表现为前房内轻微的闪辉和浮游细胞或前部玻璃体内尘状、点状或丝状混浊。

并发性白内障:长期慢性炎症引起并发性白内障,发生率为 80%~90%,晶状体混浊最初形成于后囊下,成熟过程较快,发展至晶状体全部。

继发性青光眼:属于该病的一个重要并发症,通常为开角型,原因主要是小梁网的退行性改变,其他包括小梁网的炎性损害、葡萄膜巩膜通路的抑制、周边前粘连的存在、小梁网的新生血管,乃至治疗上糖皮质激素的长期应用,导致房水引流功能障碍,病程类似于原发性开角型青光眼。房角镜检查时可见:周边虹膜有细小的前粘连;房角隐窝和小梁网上多处有细丝状血管,与一般新生血管不同,不合并存在纤维血管膜,并且十分脆弱,房角镜加压压迫后可以自发出血(Amsler 征),呈线状;小梁网色素沉着亦较显著。

2.治疗

(1)炎症的治疗:异色性虹膜睫状体炎的炎症采用糖皮质激素治疗反应不佳,此外亦无特效药物,因此炎症低度表现时一般不需要专门处理,糖皮质激素治疗与其他葡萄膜炎不同,仅少数患者中炎症达到中等程度时予以短期局部应用,以减轻而不在于彻底消除炎症和症状。事实上,大量长期应用不仅无益于患者,反而可能加速并发性白内障和继发性青光眼等并发症的发生。

(2)并发性白内障:白内障为影响视力的主要因素,需要考虑手术治疗。总体上,异色性虹膜睫状体炎并发性白内障的手术效果类似于老年性白内障而优于其他葡萄膜炎并发性白内障的手术效果。少数患者合并某些危险因素时，手术并发症出现的可能性增大，例如虹膜红变、虹膜严重萎缩、瞳孔难以散大等。

（3）继发性青光眼：首选局部降眼压药，例如β受体阻滞剂、α受体激动剂、局部碳酸酐酶抑制剂，而禁用毛果芸香碱和前列腺素类降眼压药，大多数患者的眼压可以通过药物控制。少数患者的眼压使用2种或3种药物后仍然难以降低时，考虑手术治疗，手术成功率低于原发性开角型青光眼，原因在于炎症促使滤过泡失败，所以术前术后局部应用糖皮质激素严格控制炎症有助于改善预后，抗代谢药也可提高手术效果。另外，青光眼房水引流装置置入术也是一个治疗选择。由于小梁网硬化或周边前粘连的存在，氩激光小梁成形术对于改善房水外流效果不佳。

对于青光眼和白内障同时存在的患者，应当先行青光眼滤过手术后，再择机行白内障手术，并以小切口或透明角膜切口避免干扰滤过泡为宜。如果白内障已经存在而青光眼尚未发生时，应争取尽早行白内障手术，有可能减轻炎症或延缓青光眼的发生。

（三）假性剥脱综合征

假性剥脱综合征是一全身多系统多组织中基底膜的退行性病变，但临床上主要表现在眼科，其特征是眼前节各结构表面出现碎屑状淀粉样剥脱物质，所谓"假性剥脱"指的是晶状体囊膜本身并未剥脱，其表面碎片不过沉积了来自其他各组织的剥脱物质，而真性剥脱中晶状体囊膜自身发生了薄片状层间分离。具体病因不明确，可能的易感因素包括紫外线、高纬度和高海拔，剥脱物质的性质可能是一种影响弹性微纤维的弹性组织变性。国内文献中介绍，假性剥脱综合征多见于北欧人，实际上国内老年人中并不少见。假性剥脱综合征中伴发的青光眼称为"假性剥脱性青光眼"，也称为"剥脱综合征"，属于继发性开角型青光眼，具体发病机制尚不清楚。一般认为，剥脱物质来自虹膜色素上皮、睫状上皮和周边晶状体上皮，随房水循环至小梁网，并造成阻塞，同时伴有Schlemm管和近管组织的退行性改变，导致眼压升高。

1.临床表现

（1）多见于老年人，并且随年龄增长而更多见，50岁以下罕见。单眼居多。起病隐匿，病程十分缓慢。

（2）症状：大多数无症状，因其他眼病行眼科检查时意外发现，病程中晚期出现视神经损害或合并老年性白内障时，主诉视力下降。

（3）体征：眼前节改变具有特征性，必须采用裂隙灯检查方可查见，但对脱屑体征不认识或不注意则容易漏诊。

剥脱性表现：瞳孔缘可见大小不一的碎屑状淀粉样剥脱物质，同时伴有色素不同程度的色素缺失；放大瞳孔后晶状体前囊的剥脱物质呈典型三区环状。①中央盘：位于瞳孔领，直径1.0～2.5mm，表面细尘状脱屑物质沉积，边缘清晰；②透明带：位于中央盘外周，相应于瞳孔缘的位置，似乎瞳孔的舒缩活动对其后面晶状体前囊的脱屑物质有清除作用，而呈透明状，宽窄差异较大；③周边环：不放大瞳孔时不可见，范围差异也较大，内缘的沉积物质呈许多放射条纹和卷边状。

继发性青光眼：发生率随病史年岁而增加，有报道称，每年由假性剥脱综合征转为假性剥脱青光眼的转换率为 3.2%/年。①眼压升高：假性剥脱性青光眼的眼压高于原发性开角型青光眼；②房角：房角镜下显示小梁网上不均匀性和不连续性色素沉着，致密程度通常轻于色素播散综合征。此外，具有特征意义的是，色素沉着于前界线（Schwalbe 线）上或 Schwalbe 线之前（Sampaolesi 线）。色素来自瞳孔缘与晶状体前囊间的摩擦，虹膜色素上皮色素丢失，导致继发性色素播散，色素颗粒积聚于小梁网；③视神经损害：长期病史的患者中易于出现眼底和视野损害。

其他：对临床有重要意义的主要是晶状体悬韧带松弛或晶状体半脱位，常见合并核性白内障。此外，瞳孔放大不充分，剥脱物质还见于小梁网、睫状体和晶状体悬韧带、玻璃体前表面或连同色素一起沉着于角膜内皮。

2.诊断和鉴别诊断

裂隙灯下其体征的高度特征性对诊断有很高的灵敏性和特异性。

鉴别诊断须注意原发性开角型青光眼、色素性青光眼和异色性虹膜睫状体炎。此外，还有两种具有类似晶状体剥脱表现的临床情况。

(1)真性晶状体囊膜剥脱症：裂隙灯下晶状体前囊层间呈透明薄片状分离和裂开，裂开的边缘卷曲翘起，通常不伴有眼前节脱屑物的沉着和继发性青光眼。原因多为眼外伤、重度葡萄膜炎和高温暴露等。

(2)原发性家族性淀粉样变性病：为全身性疾病合并眼部表现，虹膜和瞳孔缘、晶状体前囊有灰白色薄片状剥脱物，前房角有色素沉着，可伴有青光眼。

3.治疗

伴发青光眼前假性剥脱综合征本身无须也无法治疗，但应每年进行眼科检查，以早期发现青光眼。临床上，治疗主要针对继发性青光眼，基本原则与原发性开角型青光眼相同。

(1)局部降眼压药：效果往往差于原发性开角型青光眼，毛果芸香碱也可使用，但可加重血-房水屏障功能失常、降低瞳孔活动度、增加后粘连和白内障形成的风险。

(2)氩激光和选择性激光小梁成形术：由于小梁网色素增加，促进热吸收，效果可能优于原发性开角型青光眼。选择性激光小梁成形术对小梁网无热损伤，可以重复。

(3)药物和激光治疗效果不佳时，进行小梁切除术。

此外，假性剥脱综合征患者中常有白内障，同时伴有晶状体悬韧带松弛断裂、晶状体震颤或半脱位，因此白内障手术或青光眼白内障联合手术易有术中并发症，最多的是晶状体悬韧带离断、玻璃体脱出和晶状体脱入玻璃体腔，术后并发症也因持续性悬韧带不稳定和囊膜收缩而多见。

(四)虹膜角膜内皮综合征(ICE)

虹膜角膜内皮综合征是一角膜内皮具有独特改变，进而引起不同程度角膜水肿、虹膜萎缩和继发青光眼的眼病。该病的真正病因尚不十分清楚，但鉴于发病于出生后，少有家族史而且单眼受累以及缺乏角膜组织学明显改变，所以考虑是后天获得性眼病而非遗传性或先天性眼病。一种理论认为，单纯疱疹病毒(HSV)或 Epstein-Barr 病毒(EBV)的潜在感染，导致角膜内皮层面的轻度炎症，引起角膜内皮的上皮样异常活动。病理生理学上认为，正常的角膜内皮细胞已被具有移行特性的上皮样细胞所替代，其透射和扫描电子显微镜检查显示分化良好、带有细胞桥粒、张力微丝和微绒毛等上皮特征。上皮样细胞的移行越过 Schwalbe 线,进入房角以及周边虹膜,房角内和虹膜上皮样组织的收缩,导致高位周边前粘连和特征性虹膜改变。目前各种学说中膜学说最受认可,即角膜内皮异常为基本病变,但一层由单层内皮细胞和类后弹力层组织所组成的膜组织不断生长,越过原本开放的前房角,延伸至虹膜并逐渐覆盖于虹膜前表面,膜生长的同时也发生收缩,房角部位膜的收缩导致周边前粘连和房角关闭,虹膜因牵拉而变薄并瞳孔变形和移位。

1.临床表现

(1)一般情况:虹膜角膜内皮综合征为散发性,罕有家族史,也不伴发眼部或全身其他疾病,单眼受累,女性常见,年龄多于 20～50 岁。

(2)症状:最初无自觉不适,发展至患眼视力模糊、自己发现虹膜改变或疼痛时就诊。

(3)体征:临床上,虹膜角膜内皮综合征包括 3 种亚型变异。

Chandler 综合征:三个亚型中最为常见,文献报道约占 50%,典型表现以伴有角膜水肿的角膜病变为主,即使眼压正常,水肿呈微囊样,而虹膜异常则少见,大多数患者甚至没有任何虹膜改变,造成诊断的困难。

进行性虹膜萎缩:既往又称为“原发性虹膜萎缩”。虹膜异常最为突出,而且呈进行性,其共同改变包括多瞳、瞳孔异位、葡萄膜外翻、虹膜萎缩和孔形成,其中牵拉孔较溶解孔多见。

虹膜痣综合征:又称“Cogan-Reese 综合征”。其独特的虹膜表现是虹膜前表面有棕褐色带蒂结节或弥散性色素损害,但虹膜萎缩不常见。国内已有学者研究表明,其“色素痣”实际上并不含有真正的色素细胞,仅由含有色素的表面组织收缩集结而形成痣样结节,建议改称“虹膜痣样综合征”。

每一临床亚型基于其各自特点,但均可导致继发性青光眼。其闭角型青光眼缘于高位周边前粘连但有时也见于并无明显前粘连的情况下,原因是移行的角膜内皮从功能上封闭前房角阻碍房水外流,但不收缩,结果是房角镜下纤维膜难以发现,而患者最初看起来表现为开角型青光眼。

2.诊断和鉴别诊断

(1)诊断:临床上对不同患者应具体分出属于三个亚型中的哪个,不宜简单地采用统称。诊断时注意下述几点。①对于任何青年到中年表现为单眼、眼压升高、角膜失代偿和(或)虹膜萎缩的患者,均应考虑虹膜角膜内皮综合征,三个亚型的临床诊断分别依据各自的特征。②诊断性检查中角膜评价至关重要,除上皮水肿外,内皮形态异常具有特征性价值:裂隙灯显微镜下采用镜面反射照明法时可见,角膜内皮呈“古铜或锤银”状外观,类似于滴状(Fuchs)角膜内皮营养不良中所见的角膜滴疣;镜面显微镜下内皮细胞数量减少不对称和形态不规则,镜面照片上所谓“ICE 细胞”具体表现为大于正常细胞的暗区,其中心有亮斑,而外周为明亮的边界,恰与正常内皮细胞的明暗形态相反,又称为“反向内皮细胞”,对诊断有特征价值。角膜水肿既可由于眼压升高,也可由于角膜内皮改变所致的细胞泵功能低下,三种亚型中以虹膜角膜内皮综合征(Chandler 综合征)为常见。③青光眼评价包括眼压测量、房角、眼底和视野检查。其中,房角镜下虹膜周边前粘连表现为高位前粘连扩展至 Schwalbe 线之前,对诊断有特征意义。

(2)鉴别诊断:除虹膜角膜内皮综合征三种亚型相互鉴别外,其他主要是伴有角膜内皮改变和虹膜萎缩的疾病。①虹膜角膜内皮综合征三种亚型的相互区分。②后部多形性角膜营养不良：为常染色体显性角膜内皮营养不良性眼病，显微镜下组织病理学相似于虹膜角膜内皮综合征，其多层内皮细胞外观和表现如同上皮细胞和成纤维细胞，临床上患者也可出现各种程度的角膜水肿、虹膜与角膜粘连、瞳孔异位和闭角型或开角型青光眼。其鉴别要点是：该病多发于儿童期，为遗传性和双侧性，镜面显微镜下角膜内皮显示典型而多发的水疱状和条带状改变。③Fuchs 角膜内皮上皮营养不良：为角膜内皮原发性营养不良，具有家族遗传性。临床上，该病多发于 40 岁后，双眼受累，女性多见，裂隙灯下可见角膜内面呈银屑样外观，与虹膜角膜内皮综合征相似，角膜基质水肿，上皮水肿甚至大疱形成，少数患者可合并青光眼。但前房角和虹膜无改变，此为鉴别要点。④阿克森费尔德－里德尔综合征（Axenfeld-Rieger 综合征）：属于先天性眼病，大多数为常染色体显性遗传，也有散发病例，患者双眼受累，发病年龄较早，疾病变异性较大，可能包括前房角、虹膜和小梁网的发育性异常。临床表现包括后胚环、瞳孔异位和多瞳、葡萄膜外翻，常见眼压升高，可有全身其他系统异常，但无角膜内皮改变。⑤神经纤维瘤病Ⅰ型（NF-Ⅰ）：即 Von Recklinghausen 病，为常染色体显性遗传的神经外胚叶发育不良性眼病，神经元、Schwann 细胞、神经纤维以及色素细胞增生，眼组织诸如眼睑、眼眶、睑结膜和球结膜、角膜、葡萄膜、视网膜可广泛受累。裂隙灯下虹膜表面多发性色素性结节，但形态上扁平而无蒂。可有虹膜异色和虹膜新生血管，如果累及周边虹膜和前房角，可形成周边前粘连。

3.治疗

无论何种亚型，治疗上主要围绕角膜水肿和继发性青光眼，但两者均具有挑战性。

（1）药物：对于眼压升高的患者，局部降眼压药是一线治疗，除缩瞳剂毛果芸香碱外，主要为房水生成抑制剂，包括 β 受体阻滞剂、α 受体激动剂和局部碳酸酐酶抑制剂，前列腺素类药物的作用尚不明确，但全周高位周边前粘连情况下，理论上不适用。

对于角膜水肿，由于因眼压升高而加重，所以降压治疗有益于改善角膜情况。另外，局部高渗盐溶液对角膜有脱水作用，可用于改善角膜水肿。

（2）手术：眼压控制的药物效果不佳时，需要手术治疗，手术方式包括小梁切除术联合抗增殖剂（丝裂霉素或氟尿嘧啶）和引流装置置入术。对于滤过手术，异常角膜内皮的生长可能阻塞滤过通道，所以长期成功难以保持有报道称，引流装置置入术的长期效果优于联合抗增殖剂的小梁切除术。但无论何种术式，一次手术难以稳定地控制眼压。最后，上述手术无效时，对于顽固性病例，考虑采用睫状体破坏手术，现在常用二极管激光睫状体光凝术（CPC），根据术后随访眼压，必要时可以重复进行。

对于角膜失代偿，药物治疗失败时采用手术，例如穿透性角膜移植术（PKP）或角膜内皮移植术（即通常为 DSEK 或 DSAEK），以替代异常的角膜内皮细胞。有时，需要滤过和角膜移植的联合手术。同时控制眼压对维持角膜植片透明性有至关重要作用。

（五）色素播散综合征（PDS）

色素播散综合征是一以虹膜色素上皮破坏后色素颗粒广泛沉积于眼前节各结构为特征的眼病，该病为常染色体显性疾病，其表型的表达随近视眼存在而增加，通常发病于青年人，双眼受累。虹膜色素上皮破坏的机制是，向后凹陷的虹膜后表面与前部悬韧带间的机械性接触因两者相互活动而发生摩擦,导致虹膜色素上皮色素颗粒脱落,并随房水循环至小梁网。小梁网上色素颗粒的不断积聚导致进行性小梁网功能失常和眼压升高,称为"色素性青光眼(PG)",属于继发性开角型青光眼。需要指出的是,假性剥脱综合征并不一定发生继发性青光眼,反而随年龄增加有自愈可能。该病具有明显种族差异,迄今文献报道认为基本发于白种人。我们国内虽然近视眼患病人数庞大,但色素播散综合征及其继发性青光眼少见。

1.临床表现

(1)多见于30岁左右的患者,双眼受累。近视眼是一重要的危险因素,存在于大约80%的患者中,近视程度越高和前房越深,虹膜向后凹陷程度越重,往往发病年龄越早,双眼不对称的患者中,病情较重的一眼通常为近视较深的一眼。

(2)症状:无或没有特异性。

(3)体征:①色素播散的表现。一般文献中描述的经典三联征包括克鲁肯贝格梭形色素沉着(Krukenberg色素梭)、虹膜透照缺损和小梁网色素沉着。a.Krukenberg色素梭:为角膜内皮上纵向梭形的色素颗粒沉着,由于房水循环关系,往往位于角膜中央偏下,底部宽于顶部,呈棕色带状,大小为宽0.5~3mm和高2~6mm。随时间而变小和变淡,需要仔细检查方能确认。并非所有患者均出现。b.虹膜透照缺损:裂隙灯检查采用后照法时,中周部虹膜出现放射形裂隙状透光现象。一般文献中特别强调虹膜透照缺损的特异性诊断价值,但从国内文献报道的有限病例看,临床检查时患者基本不出现虹膜透光现象,原因可能在于患者虹膜组织肥厚、色素上皮和基质内色素丰富。c.小梁网色素沉着:典型表现为全周小梁网上致密、均匀、同质和黑色的色素带(mascara线)。色素播散综合征可自发性缓解。患者年龄不断增加,相对性瞳孔阻滞作用逐渐增强,房水从后房经瞳孔进入前房的阻力增大而积聚于后房,虹膜与悬韧带由此距离增加而接触减少,虹膜色素破坏和释放随之得以降低或解除。至中老年时,色素逐渐清除,小梁网开始恢复,色素带颜色可以变得上方深于下方,称为"反向色素征",该征提示患者以前色素播散综合征的病史。d.其他:虹膜整体形状往往呈后凹状,根部通常止于睫状带后部,即所谓"反向瞳孔阻滞"现象(提示房水压力为前房大于后房),UBM检查对此情况下评价后房毗邻结构关系有特别帮助。虹膜根部止于睫状体后部、虹膜后凹程度、虹膜与悬韧带以及虹膜与晶状体的广泛接触;色素颗粒沉着于虹膜前表面,借助眼睑对眼球做弹拨动作时可见许多颗粒浮游于房水中;瞳孔放大后可见色素附着于晶状体悬韧带上或呈节段状分布于晶状体赤道部悬韧带的附着处,形成Zentmayer环。②眼压升高:色素播散综合征患者中仅有部分患者经多年后出现眼压升高,眼压多在30~40mmHg,但放瞳,或慢跑、篮球等运动后,因大量色素突然释放可短时显著升高,并且昼夜波动幅度较大。眼底和视野改变一旦发生,均与原发性开角型青光眼相似。

2.诊断和鉴别诊断

(1)诊断主要依据:色素播散综合征为青年或中年近视眼患者、双眼发病、角膜后壁Krukenberg色素梭(可能并不典型)、虹膜呈明显后凹状、虹膜透照缺损,小梁网全周致密黑色色素带;继发性青光眼有眼压升高或和视神经损害。

(2)鉴别诊断:Krukenberg色素梭也可见于葡萄膜炎和外伤,而小梁网色素沉着亦可见于外伤包括手术后和假性剥脱综合征,甚至色素播散综合征患者中比一般人群中多见假性剥脱综合征,即某些患者中两种眼病同时皆有,称为"重叠综合征"。此外,人工晶状体植入术后和虹膜黑色素瘤可能引起继发性色素播散综合征。

四、晶状体异常和白内障与继发性青光眼

(一)继发于晶状体异位或形态异常的青光眼

此类继发性青光眼的病理生理学机制多为晶状体造成瞳孔阻滞,导致闭角型青光眼。临床表现多见如下情况。

1.晶状体异位

意指晶状体的解剖位置偏离正常。临床上,引起晶状体异位的几种常见原因包括:假性剥脱综合征、眼外伤、马方综合征(Marfan 综合征)、同型胱氨酸尿症、小球形晶状体、短指-球状晶体综合征(Weill-Marchesani 综合征)、自发性晶状体脱位。其发病机制是,晶状体向前移位时引起瞳孔阻滞,导致虹膜膨隆、前房变浅和房角关闭。临床上表现为急性发作,例如疼痛、结膜充血和视力骤降等,也可表现为慢性过程,例如反复小发作、周边前粘连形成等。治疗上首选激光虹膜切开术或切除术,以缓解瞳孔阻滞。值得强调的两点是:一是虹膜切开需要相隔180°的两个切口,以保证有效的切开效果;二是虹膜切开术属于一时之策,根治则需要晶状体摘除术。晶状体摘除术的指征通常有二:一是恢复视力;二是消除反复发作的晶状体性瞳孔阻滞,以避免发展成为慢性闭角型青光眼。

2.小球形晶状体

小球形晶状体是一种先天性异常,晶状体呈小球形。小球形晶状体通常具有家族性,既可单独出现,也可作为 Marfan 综合征或者 Weill-Marchesani 综合征的一部分。小球形晶状体引起瞳孔阻滞导致继发性闭角型青光眼,治疗上采用睫状肌麻痹剂,促使晶状体悬韧带拉紧、晶状体变平后移、解除瞳孔阻滞。而毛果芸香碱等缩瞳剂作用相反:促使睫状体前旋、悬韧带松弛和睫状体球形度增加,加重瞳孔阻滞而致使病情恶化。最后,获得性悬韧带松弛和晶状体脱位最为常见的一种形式见于假性剥脱综合征。

(二)继发于白内障膨胀期的闭角型青光眼

老年性皮质型白内障发展至膨胀期时,可能诱发因膨胀期的晶状体形态改变而导致的青光眼,即白内障膨胀期青光眼,属于继发性闭角型青光眼。其发病机制是多因素的,前提之一是眼前节本身存在解剖空间狭小的原发性异常,但定义上认为房角变窄主要缘于膨胀期晶状体体积增加和形态改变的获得性效应。例如晶状体厚度增加致使整个体积和球形度均增大,此时如同原发性房角关闭,相对性瞳孔阻滞通常发挥重要作用。

1.临床表现

(1)该病见于已有白内障病史的老年患者。

(2)继发性青光眼发病时,症状和体征均类似于急性原发性闭角型青光眼的急性发作期。

2.诊断和鉴别诊断

(1)眼压急剧升高,类似急性闭角型青光眼,同时存在晶状体处于老年性皮质型白内障膨胀期的表现。其特征为:晶状体皮质混浊、内有大量宽大水隙或呈水合状。与对侧眼比较时可

见对侧眼并不一定存在浅前房和窄房角解剖因素或晶状体并不处于白内障膨胀期。

（2）晶状体膨胀期房角关闭与原发性房角关闭均可具有眼球前节解剖学易患因素，两者相互鉴别的一个临床特征是发病速度。原发性房角关闭的患者中解剖学易患因素的致病作用往往是缓慢发生的，出现于远视眼患者中较为典型，晶状体前后直径和相对瞳孔阻滞的不断增加，导致前房的进行性变浅。与其相比，白内障膨胀期青光眼的发病过程通常很快，甚至没有解剖学易患因素的患眼中也可由白内障形成致使晶状体明显膨胀而发生瞳孔阻滞。

（3）有时两种情况难以鉴别，但由于两者治疗相似，鉴别的意义不大。不过，双眼前房深度、房角检查情况和白内障程度不对称提示白内障膨胀期青光眼。

3.治疗

推荐激光虹膜切开术，等待发作缓解后予以白内障摘除术。许多情况下，如果考虑很快进行白内障手术，可以不施行虹膜切开术。

（三）晶状体溶解性青光眼

晶状体溶解性青光眼发生于老年性皮质型白内障发展至成熟期或过熟期时，属于继发性开角型青光眼。其发病机制是：老年人晶状体皮质中大分子量蛋白质比重较高，发生白内障后相应蛋白质成分的含量更是增加至 2～3 倍，同时晶状体囊膜发生变性而出现微孔或变薄甚至破裂，晶状体皮质蛋白质经囊膜微孔漏出至前房，大量漏出物质直接导致前房角和小梁网阻塞，从而引起眼压升高。同时，漏出物质激起吞噬细胞的吞噬反应，过去认为吞噬晶状体物质后吞噬细胞形体肿胀而无法通过小梁网并造成阻塞，现在认为不是小梁网阻塞的原因。年轻人晶状体中大分子蛋白质比重很小，进入前房后不发生晶状体溶解性青光眼。该病多见于 60～70 岁的老年人，均有长期视力减退的白内障病史。

1.临床表现

（1）症状：类似急性原发性闭角型青光眼的急性发作，即突然发病，患侧眼痛伴同侧头痛，视力锐减，可有全身症状如恶心、呕吐等。

（2）体征：眼压急剧升高，常为 30～50mmHg，可达 80mmHg 以上，患眼结膜充血急性，角膜弥散性或微囊样水肿，无角膜后壁沉着物（KP），前房较正常深并且前房内呈现特征性表现：多量灰白或彩色反光的碎屑样物质集聚于角膜后壁、前房内或晶状体前囊和虹膜表面，细胞浮游和闪辉现象非常显著，有时可见假性前房积脓，晶状体因内容物质漏出而囊膜皱缩，并可见白内障过熟期改变的相应体征，例如棕褐色晶状体核下沉，及其相关的前房加深和虹膜震颤。房角镜下为开角，无表观异常。

2.诊断和鉴别诊断

（1）根据多年白内障的病史，眼压急性升高、前房加深和前房内积聚灰白或彩色反光的碎屑物质，过熟期白内障等典型体征，一般即可确立诊断。

罕见情况下，未成熟期白内障也可造成晶状体溶解性青光眼，其原因可能是皮质物质的局部液化和漏出，此时临床表现不典型，诊断比较困难，必要时可行前房穿刺取房水，相差显微镜下可见吞噬晶状体物质后肿胀、胞质呈泡沫状特征性的巨噬细胞。

（2）鉴别诊断包括：急性原发性闭角型青光眼急性发作期、白内障膨胀期青光眼、葡萄膜炎青光眼、晶状体颗粒性青光眼。

3.治疗

(1)急性眼压升高时,需要采用药物同时降低眼压和抑制高眼压炎症反应,降眼压药往往使用全身高渗脱水剂和碳酸酐酶抑制剂以及局部的 β 受体阻滞剂和 α_2 受体激动剂,炎症控制多用局部糖皮质激素,除抗炎作用外,也有助于降低眼压并缓解疼痛症状。药物治疗为临时措施,部分患者对药物反应不佳,则需要手术治疗。

(2)眼压和炎症缓解后或药物反应不佳的患者,应及时手术,单纯白内障囊外摘除包括晶状体超声乳化联合人工晶状体植入手术即可治疗,一般无须联合抗青光眼手术。需要注意的是:①晶状体皮质完全清除干净,②对于过熟期白内障,由于囊膜和悬韧带脆弱以及核的坚硬下沉,一般不宜施行超声乳化术,各种手术操作应格外谨慎。个别情况下,晶状体脱位进入玻璃体腔时,则须首选平坦部玻璃体切割术,摘除晶状体。

(四)晶状体颗粒性青光眼

晶状体颗粒性青光眼属于继发性开角型青光眼,通常由于眼外伤或内眼手术后造成晶状体囊膜完整性破坏,皮质物质暴露并不断释放,进而大片的皮质物质进一步自发性碎片化成为细小甚至不可见的微小颗粒,进入并积聚于前房内,最终阻塞小梁网而降低房水外流。与晶状体溶解性青光眼发病于老年性白内障成熟期或过熟期患者中不同的是,该病可发于任何年龄或老年但不一定已有白内障的患者中,尤其年轻人发生穿通性眼外伤后或老年人中白内障手术后出现继发性眼压升高时值得注意。

1.临床表现

(1)病史:主要在于可能损伤晶状体囊膜完整性的各种临床情况。需要注意的是,晶状体颗粒性青光眼的发病可迟延至白内障手术或穿通性眼外伤后多年,因此如果现病史或近期没有相应情况,应仔细追问既往史。①眼外伤方面:包括伴有晶状体囊膜穿透的穿通性眼外伤,顿挫性眼外伤伴有晶状体囊膜爆裂或完整晶状体的脱位。②手术方面:白内障手术中包括无并发症或并发晶状体皮质清除不干净、晶状体核或核碎片后脱位进入玻璃体腔。晶状体超声乳化手术现在技术上已经相当完善,有时术中没有并发症,但术后早期出现眼压一过性升高,其机制可能为晶状体物质对小梁网的阻塞。白内障术后人工晶状体眼中后发障的 YAG 激光后囊膜切开术后也可发生。其他内眼手术对晶状体囊膜完整性的损伤。③此外,白发性晶状体囊膜破裂的晶状体颗粒性青光眼已见报道。

(2)症状:根据发病的急缓,病程可有急性和慢性的区别,根据发病后眼压升高和眼内炎症的严重程度,患眼表现从缺乏任何症状到不同轻重的红痛和视力下降等相差甚大。

(3)体征。①患眼眼压升高,程度不等。②眼前节表现主要为:眼压升高明显时可见角膜水肿,各种程度的炎症例如 KP、前房内细胞和闪辉(Tyndall 征阳性),松软的晶状体碎屑物质可呈绒毛状的假性前房积脓分层积聚于下方前房内或为细小和游离的皮质碎片循环于房水中,放大瞳孔后也可见附着于晶状体囊上或囊内,晶状体或细胞性碎屑也可沉积于角膜内皮上。慢性病例中可见由残留晶状体囊膜下上皮细胞增殖所形成的埃耳施尼希(Elschnig)珍珠的特异体征。③严重病例中晚期可见炎性前粘连,但前房角镜下房角是开放的。

2.诊断和鉴别诊断

(1)依据晶状体囊膜外伤或手术损伤的病史、眼压升高和前房内存在晶状体碎屑物质等临床表现即可诊断。

(2)鉴别诊断须注意下述情况:首先,与晶状体溶解性青光眼相区别,其患者病史中为白内障过熟期或成熟期,无眼外伤或白内障手术史。其次,不应与晶状体蛋白质过敏性葡萄膜炎青光眼相混淆,两者均有晶状体外伤或手术损伤病史以及炎症表现,但晶状体蛋白质过敏性葡萄膜炎的炎症更为严重,炎症急性反应期眼压多偏低,部分患者当小梁网或前房角损害后发生继发性青光眼。此外,术后眼内炎,手术创伤的反应性葡萄膜炎一般为轻度,糖皮质激素治疗效果较好,容易消退,但术后感染性葡萄膜炎属于严重术后并发症,患眼进行性视力恶化,疼痛显著,眼睑、球结膜和角膜水肿,前房反应明显甚至积脓,常有玻璃体炎症表现和眼底红光反射减弱,需要特别注意,谨慎排除。

3.治疗

(1)降低眼压:眼压升高不显著时采用局部降眼压药,例如β受体阻滞剂、局部碳酸酐酶抑制剂或α受体激动剂,升高显著时可加用口服碳酸酐酶抑制剂,禁用毛果芸香碱和前列腺素类降眼压药。

(2)控制炎症:采用局部糖皮质激素和睫状肌麻痹剂。

(3)手术:大多数患者中眼压和炎症对药物治疗有良好反应,此时用药条件下,患者病史中如果为白内障术后皮质残留数量不多,可继续保守治疗等待自行吸收;如果术后残留较多甚至脱入玻璃体腔或为外伤性白内障,则需要采取玻璃体切割术或白内障摘除术予以彻底清除。术后仍应注意观察眼压和炎症情况。

(五)晶状体蛋白质过敏性葡萄膜炎青光眼

晶状体蛋白过敏性葡萄膜炎是一种由晶状体蛋白质引起的过敏反应性的肉芽肿性葡萄膜炎,发生于晶状体囊膜破裂或变性改变后晶状体皮质蛋白质暴露于前房内的各种临床情况下较为典型。文献报道,现代显微手术技术广泛开展前,该病较为常见,不少患者由于顽固性的炎症和继发性青光眼而摘除患眼,以致通常依据组织病理学确立诊断。现在,该病发生率大幅度降低,甚至已罕见其初期文献所描述的临床表现。但晶状体超声乳化手术后出现的伴有晶状体物质残留的慢性葡萄膜炎,依然是白内障手术的一种并发症,而且其病理生理学与晶状体过敏性炎症的经典描述完全相同,即晶状体蛋白正常时封闭于囊膜内而处于免疫赦免状态,一旦进入房水则启动免疫反应,但具体免疫病理机制尚不十分清楚。炎性累及小梁网、渗出阻塞前房角或周边前粘连形成以及虹膜后粘连或瞳孔膜形成等,均可引起眼压升高,导致继发性开角型或闭角型青光眼。该病多见于老年人,年轻人中则见于外伤性白内障及其相关并发症的患者。

1.临床表现

(1)病史:近期内曾有外伤或手术造成晶状体囊膜破裂,晶状体蛋白释放进入前房或玻璃体。现在,晶状体超声乳化手术中后囊破裂晶状体残片脱入玻璃体是一常见原因,有时,表面上看起来没有并发症的白内障手术后,晶状体残片或碎屑可滞留于前房或后房内。炎症程度取决于晶状体残留的多少、术后时间长短、患者个体炎症反应的强弱和术中操作的多少等因素。眼球穿通伤尤其小穿通口最初未引起注意,一周后出现明显的炎症和白内障,但由于外伤有关的前房积血、角膜透明度下降和炎症,可能延误葡萄膜炎的临床诊断。另有文献报道,大约 20％的病例没有晶状体外伤史或穿通伤证据,但晶状体蛋白过敏性葡萄膜炎得到组织病理学的证实。

(2)症状:多出现于外伤或手术后数天到两周内,最短 1 天即可发生,罕见情况下可延迟至数月后。主要表现为严重的刺激症状诸如怕光、流泪和疼痛。

(3)体征:视力下降程度取决于炎症程度,从正常 1.0 到无光感均有可能。①葡萄膜炎:炎症程度相差甚大,最轻者仅为轻微前葡萄膜炎,最重者可至暴发性眼内炎。临床体征主要包括:眼睑水肿、角巩膜缘一周或弥漫充血、角膜水肿、KP 呈非肉芽肿性或羊脂状、前房细胞和闪辉或偶见纤维素渗出、虹膜结节;后节可见玻璃体炎和视网膜水肿等,炎症后期出现玻璃体牵引、囊样黄斑水肿、视网膜前膜等。②眼压:急性期内一般眼压偏低。炎症累积小梁网、渗出阻塞前房角或后期发生虹膜后粘连、周边前粘连、瞳孔膜闭,影响房水外流时,眼压升高。③如果未得到及时和恰当治疗,最终导致慢性囊样黄斑水肿、睫状膜形成、牵引性视网膜脱离和眼球萎缩。

2.诊断和鉴别诊断

(1)诊断:晶状体蛋白过敏性葡萄膜炎青光眼的诊断有赖于晶状体蛋白过敏性葡萄膜炎诊断的确立。后者的诊断依据病史和临床表现,其要点是晶状体外伤或手术后葡萄膜炎反应明显,其中羊脂状 KP 具有特征性。需要注意的是,过敏性炎症的性质仅与过敏原即晶状体蛋白的存在有关,而过敏原的数量可能影响炎症的程度,因此临床上并不一定可见明显的晶状体残片或碎屑,但确诊有待于组织病理学检查,其特征为房水、玻璃体或晶状体标本中存在由多形核中性粒细胞、大量上皮样细胞和少数巨细胞所形成的肉芽肿性炎症。轻微和早期病例中前房穿刺抽取房水,尤其前房冲洗和玻璃体切除以清除晶状体抗原的标本中,即可有效地显示炎性细胞和晶状体蛋白颗粒。

(2)鉴别诊断:分为两个方面。①晶状体蛋白过敏性葡萄膜炎青光眼:应与晶状体溶解性青光眼、晶状体颗粒性青光眼以及通常的葡萄膜炎性青光眼相区别。②晶状体蛋白过敏性葡萄膜炎:应与外伤或手术后非感染性和各种感染性葡萄膜炎(眼内炎)相区别。疑似细菌性眼内炎的病例中,玻璃体切割术中房水和玻璃体标本如果细菌培养阴性,即可确立晶状体蛋白过敏性葡萄膜炎的诊断。

3.治疗

针对不同情况予以药物或手术治疗。如果晶状体残片较小,并且眼压可以控制,予以药物治疗和观察;手术清除晶状体残留物质是否必要,取决于炎症轻重、残留晶状体颗粒大小和眼压的高低。

(1)炎症:首先,采取局部糖皮质激素和睫状肌麻痹剂,应当针对具体患者,考虑其年龄、免疫状态和不良反应及其耐受性,根据药物反应进行调整。①糖皮质激素:通常用于葡萄膜炎的治疗。通过抑制磷脂酶 A_2、环氧酶和脂氧酶的作用,阻断从细胞膜前体物到花生四烯酸的合成。花生四烯酸是诸如前列腺素、血栓素和白三烯等强力炎性递质的主要前体物。局部用药一般为滴眼液或眼膏,如果患者缺乏顺应性、点眼效果不佳或需要长效作用,可以球周或球旁注射给药。②睫状肌麻痹剂:阻断或防止后粘连的形成、稳定血-房水屏障以减少血浆蛋白渗漏、增加葡萄膜巩膜外流、缓解睫状痉挛性疼痛。③非甾体消炎药:可以阻断环氧酶的合成,用于治疗囊样黄斑水肿和前节炎症,其麻醉性质可增加患者舒适感。可与糖皮质激素合用。

(2)眼压:合并眼压升高时须用降眼压药,例如β受体阻滞剂、α受体激动剂和局部或口服碳酸酐酶抑制剂。白内障术后眼压持续升高的患者中,尽管不充血,但是须注意有否晶状体物质滞留和低度炎症。

(3)炎症或眼压升高对药物治疗无反应而不可控制或晶状体蛋白大量暴露而药物治疗无效,提示需要手术清除暴露的晶状体物质。

五、视网膜玻璃体疾病和眼内出血与继发性青光眼

(一)新生血管性青光眼(NVG)

新生血管性青光眼是一种常见且十分严重的继发性青光眼,由以视网膜或眼部缺血或眼部炎症为特征的许多疾病所引起(见表 2-2-1),其中最常见的三大原因分别是糖尿病性视网膜病变(DR)、视网膜中央静脉阻塞(CRVO)和以眼部缺血综合征为主要表现的其他各种相关疾病,全部患者中三大病因的占比各为 1/3,尤其增殖性糖尿病性视网膜病变和缺血性视网膜中央静脉阻塞以及上述疾病存在条件下白内障或玻璃体视网膜手术后,发病机会大幅增加。缺血性视网膜中央静脉阻塞患者的总体发生率为 40%,非缺血性患者几乎不发生新生血管性青光眼,但其中 15%可于 8 个月内转为缺血性。虹膜新生血管(NVI)和新生血管性青光眼一般发生于 2 周到 2 年内,其中 80%发生于 6 个月内。视网膜中央静脉阻塞发生后 NVI 和 NVG 的最佳预测因素包括眼底血管造影显示广泛性视网膜毛细血管无灌注、广泛性视网膜出血、短期持续阻塞。其发病机制是,视网膜缺血缺氧引起血管生成因子的产生,最近研究提示多种血管生成因子中血管内皮生长因子(VEGF)处于中心位置。血管生成因子一旦产生和释放,通过玻璃体和晶状体-虹膜隔进入眼前节和房水后,与房水-组织间接触面最大部位的血管结构相互作用,结果引起瞳孔缘、虹膜表面和房角的新生血管,最终导致纤维血管膜形成。房角的纤维血管膜首先封闭和阻塞小梁网,进而随病程进展而成熟和收缩,造成周边前粘连和粘连性房角关闭。

表 2-2-1 新生血管性青光眼的病因

	病因
1.常见病因	视网膜中央静脉阻塞
	糖尿病视网膜病变
	颈动脉阻塞性疾病
2.少见病因	视网膜分支静脉阻塞
	视网膜中央动脉阻塞
	眼内肿瘤
	长期视网膜脱离
	慢性或严重眼内炎症
	早产儿视网膜病变

病因
视网膜静脉周围炎（Eales 病）
外层渗出性视网膜病变（Coats 病）
颈动脉-海绵窦瘘
眼缺血综合征（颈动脉灌注不足），眼前节缺血可见于巩膜外扣带或眼外肌手术后等
辐射性视网膜病变
人工晶状体术后［葡萄膜炎-青光眼-前房积血综合征、葡萄膜炎-青光眼-前房出血综合征（UGH 综合征）］
白血病
多发性大动脉炎（无脉症）
巨细胞动脉炎
镰刀细胞视网膜病变
眼外伤
转移性眼内恶性淋巴瘤

1.临床表现

依据新生血管形成和眼压升高情况，基本病程分期如下。

（1）青光眼前期。

虹膜和房角：新生血管最初见于瞳孔缘，表现为红色、短小而扩张的毛细血管芽或血管丛；病程进展后新生血管呈分枝或缠绕的细线状，可出现于整个虹膜表面的任何部位或多个区域；发生于周边房角时，房角镜下可见房角宽窄如常，不同部位或范围内细短的血管犹如树根的根须位于房角隐窝和小梁网上，有时需要明亮的光照和高倍放大才可识别。临床上，虹膜新生血管进展和轻重情况可以参考虹膜新生血管临床分级法采用画图和文字予以描述，具体方法如下。a.虹膜解剖分区：四个象限为上方（S）、下方（I）、鼻侧（N）、颞侧（T）；每一象限的三个分区为瞳孔区（1）、睫状区（2）、周边区（3），其中后两分区以虹膜卷缩轮与虹膜周边之间即虹膜中幅位置虚拟-环行线为界。b.分级指标和标准。Ⅰ级为单纯虹膜新生血管，例如 INV＝S1＋N（1,2）意指虹膜新生血管仅仅见于上象限瞳孔区虹膜以及鼻侧象限瞳孔区和睫状区虹膜。Ⅱ级为瞳孔缘出现色素外翻。Ⅲ级为虹膜表面出现纤维膜收缩牵拉（部位与上述分区同）。Ⅳ级为房角出现粘连性关闭，具体情况和描述参照常规房角镜检查法。糖尿病性视网膜病变和视网膜中央静脉阻塞的虹膜新生血管，外观表现上难以区别。

眼压：正常。

（2）开角期。①虹膜和房角：与青光眼前期的主要区别是，除新生血管外，虹膜尤其房角出现纤维血管膜，而且房角的纤维血管膜已经大范围形成。多数情况下，虹膜新生血管与房角新生血管（NVA）相连续，但有时虹膜表面上没有血管，而房角内已有新生血管或房角内没有活动性新生血管，却已有纤维膜。裂隙灯下虹膜表面纤维膜呈波纹状反光，房角镜下房角表观形态和各个结构如常，新生血管比之前更多、分布更广，但纤维膜往往难以识别。②眼压升高：纤维血管膜封闭小梁网,阻碍房水外流,眼压升高多为 40mmHg 左右。③其他:眼压突然升高时,患者出现类似青光眼急性发作的症状和角膜水肿等。眼压缓慢升高即使高达 60mmHg 以上,角膜内皮健康时也可不出现角膜水肿。

(3)闭角期。①虹膜和房角:新生血管可遍布于整个虹膜表面,甚至迂曲粗大,根据血管是否鲜红和怒张可初步判断新生血管及其血管生成因子是否处于活动状态;纤维血管膜广泛增殖而且收缩和牵拉,其结果造成虹膜和房角形态结构广泛而明显的改变,突出特征是虹膜大片或多处纹理和隐窝因纤维膜皱缩而消失、不同程度的瞳孔缘色素外翻、周边前粘连和房角关闭,其中周边前粘连往往超过 Schwalbe 线到达角膜后壁。房角关闭的进展速度变化很大,取决于新生血管的活动性和本身或白内障手术后房角的宽窄状态。多数患者中,由于原发性疾病治疗不佳、新生血管未能及时发现或发现后未能有效控制,尤其新生血管处于活动期和原有房角为窄角时,粘连性房角关闭甚至数天内即可完全形成,因此临床上所见新生血管性青光眼以闭角期居多;少数患者中,病情缓慢进展甚至长期稳定,但可突然活跃而快速发展。②眼压:明显升高,可达 60mmHg 以上。③其他:患者可有急性眼压升高的症状,例如:视力下降、眼痛、头痛、畏光等。检查发现结膜充血、角膜水肿,前房有时可见出血、房水闪辉阳性等。

闭角期发展至晚末阶段即所谓绝对期青光眼,临床表现更为严重。①虹膜和房角:血管纤维膜进一步收缩牵拉,虹膜皱缩进一步加重,瞳孔显著开大和强直或变形,色素完全外翻,房角全周粘连性关闭。②眼压:持续高达 60mmHg 以上。③其他:视力降至指数、手动、光感或无光感,严重眼痛和头痛,角膜高度水肿或大疱形成,如果眼底可见,除外原发性病变诸如视网膜出血和新生血管等,视盘凹陷扩大甚至完全萎缩。

2.诊断和鉴别诊断

(1)诊断:依据特征性的虹膜和房角新生血管形成以及眼压升高,并根据具体表现进行临床分期。

(2)鉴别诊断。①虹膜表面血管:正常虹膜表面没有血管。虹膜新生血管(NVI)指的是,在血管生成因子刺激下,虹膜毛细血管或小静脉以新生血管芽为开始长出于虹膜表面的新生血管,其过程具有特殊的病理生理学机制。此外,临床上可见到,在一般炎性因子刺激下,例如急性或慢性虹膜睫状体炎中,虹膜基质内自身小血管炎性反应扩张迂曲严重,有时可暴露于虹膜表面,形成虹膜新血管。虹膜新血管均位于瞳孔缘和瞳孔区虹膜的隐窝内,呈单个或多个独立的短小腊肠状,随炎症控制而容易消退,应与早期新生血管相鉴别。②新生血管的病因诊断:临床上新生血管直观可见,但潜在病因很多,需要仔细寻找和甄别,对治疗有直接和重要意义。除眼局部疾病外,眼缺血综合征为首要考虑,其中主要是颈动脉阻塞病,占 90% 多;其次为主动脉弓病,例如梅毒、大动脉炎和夹层动脉瘤,其表现可能是双侧性的。

眼缺血综合征的症状包括眼球或眼眶周围钝痛,体征包括视力差别甚大,从完全正常至无光感。眼压取决于不同情况:睫状体低灌注时则低,新生血管性青光眼发生后则高,两个过程均衡时则正常;眼底特征性表现是中周部视网膜内出血,而糖尿病性视网膜病变和中央视网膜静脉阻塞的出血基本位于后极部;其他包括角膜失代偿、虹膜炎、虹膜萎缩、白内障、视网膜中央动脉自发性搏动;眼底血管造影显示脉络膜充盈延迟,动静脉通过时间增加。

3.治疗

新生血管性青光眼属于难治性青光眼,其治疗难度极大而且预后极差。一般治疗原则如下:首先,确认病因;其次,视网膜中央静脉阻塞、糖尿病性视网膜病变、颈动脉阻塞病和视网膜中央动脉阻塞需要全身检查和适当干预,以防止进一步的并发症;最后,对应于病程进展的 4 个阶段,具体处理如下。

(1)预防性治疗:适于对发生虹膜新生血管有高度危险或虹膜新生血管处于早期并且眼压依然正常的患者。

治疗措施为:①全视网膜光凝(PRP)。激光类型包括氩激光、氪激光(更为适于屈光递质混浊和视网膜出血时)和二极管激光。糖尿病视网膜病变研究(DRS)推荐,激光斑大小 $500\mu m$,数量 1200～1500 个,照射在周边视网膜。视网膜专家推荐,激光斑大小 500～800μm,数量 1500～2000 个,采用广角眼底接触镜。视网膜中央静脉阻塞研究认为,PRP 适用于眼底血管造影确认的缺血性视网膜中央静脉阻塞,同时伴有 NVI 发生范围 2 个钟点以上或存在任何 NVA;密切随访条件下,NVI 或 NVA 发生前进行 PRP 预防性治疗,并无任何帮助。②屈光递质混浊时采用视网膜冷凝。冷凝头直径 2.5mm,直视下于赤道前每 2 条眼直肌间做 3 个冷凝点,每点为-70°保持 5～10 秒钟;于第一排冷凝点后再做两排,第三排恰于主血管弓以外;共计 32 个冷凝点。术后可有明显炎症,牵引性和渗出性视网膜脱离、玻璃体积血等。③房角光凝。直接针对新生血管,但治疗新生血管和预防粘连性房角关闭的作用不明确。

(2)早期治疗:适于房角表观开放,但部分或全部已有纤维血管膜,眼压升高的患者。

治疗措施为:①PRP。与预防性治疗中相同,如果以前曾经做过,则补充再做。②全视网膜冷凝。③药物治疗。此期用药中最重要的是局部阿托品以减轻充血、局部皮质类固醇以抑制炎症。降眼压药包括局部 β 受体阻滞剂、溴莫尼定、碳酸酐酶抑制剂,毛果芸香碱为禁用,前列腺素类药物作用不明确,药理机制上应慎用。

关于 VEGF 治疗:VEGF 的生成和释放是视网膜缺血的代偿性反应,抗 VEGF 治疗已用于各种视网膜缺血性眼病,抗 VEGF 药物诸如贝伐单抗、雷珠单抗和哌加他尼钠阻断血管生成因子的促血管形成作用,逆转新生血管化过程,作为新生血管性青光眼的辅助或替代治疗尚处于研究中。

治疗新生血管性青光眼仍然首选玻璃体注射而非前房注射。贝伐单抗玻璃体注射因其价格低廉而应用最多,治疗新生血管性青光眼有效性和安全性的系统综述认为,贝伐单抗耐受性良好,单纯虹膜新生血管或新生血管性青光眼早期的患者中,单用即可有效地稳定虹膜新生血管活动和控制眼压。随机临床试验正在进行,贝伐单抗的眼内注射剂量,依据新生血管性青光眼的病程阶段和复发情况,分别为 1mg/0.05mL,1.25mg/0.05mL 或 2.5mg/0.05mL。在一项 26 篇原始文献的综述中,没有一篇符合临床随机对照试验(RCT)的方法,其病例系列中 127 眼有效性和安全性的分析显示,有效性为 68.7%,随访 4.2 个月时复发率为 18.6%,眼部并发症发生率为 0.78%,未见全身并发症。由于抗 VEGF 治疗新生血管性青光眼的标准指南尚未确立,有学者根据疾病阶段和潜在病因给出不同的治疗方案,有研究提出抗 VEGF 药物可与 PRP 或手术联合应用,但药物注射的部位(前房内、玻璃体内或两者同时)、时机以及怎样联合 PRP 或手术各不相同,但不同学者推荐最多的治疗方案是,玻璃体内注射贝伐单抗与 PRP 联合使用替代 PRP 单用或作为因屈光间质混浊例如出血而后节不可见时备选的治疗措施。贝伐单抗(1.25mg)单剂量玻璃体内注射后 1 周时,患眼疼痛很快缓解,有利于对顽固性病例降低眼压的进一步手术干预。

(3)进展期治疗:该期特征为房角粘连性关闭和眼压升高。①PRP:依然是起始而重要的治疗,不仅防止 NVI 和 NVA 以及房角关闭进展,而且为手术做准备。②药物:局部的阿托品和皮质类固醇最重要,局部降眼压药为 β 受体阻滞剂和碳酸酐酶抑制剂,此期中溴莫尼定作用不明确,毛果芸香碱和前列腺素类药物为禁用,患者眼压升高而症状明显时可用口服甘油和静脉输甘露醇。③手术:适于患者残留有用视力时。术前处理对术后成功有重要影响。确保 PRP 充分完成以降低血管增殖性刺激,阿托品和皮质类固醇抑制炎症,降眼压药控制眼压,最好等 3～4 周以待患者安静。手术方式包括小梁切除术联合或不联合抗瘢痕化药物和引流装置置入术。a.小梁切除术:通常术中联合抗瘢痕化药物例如丝裂霉素或氟尿嘧啶,常规手术时丝裂霉素的效果优于氟尿嘧啶,但治疗新生血管性青光眼时,小梁切除术联合丝裂霉素的效果未见随访研究报道。已有报道,术后结膜下注射氟尿嘧啶,3 年时成功率为 68%。小梁切除术联合丝裂霉素治疗新生血管性青光眼失败的预测因素是,年龄较轻、玻璃体切割术病史、糖尿病性视网膜病变所致对侧眼也有新生血管性青光眼、玻璃体切割术后持续性增生膜和或视网膜脱离。b.引流阀置入术:适于小梁切除术失败或广泛性结膜瘢痕形成后难以进行滤过手术。常见引流阀的类型为 Molteno、Krupin 和 Ahmed 三种,目前国内常用 Ahmed 型。Ahmed 引流阀的制作材料以前为硬性的聚甲基丙烯酸甲酯(PMMA),现在为软性的硅酮,各有大、小两种规格。各种引流阀长期效果报道不一,并发症包括术后低眼压及其相关并发症,如引流管内阻塞、引流部位外滤过泡瘢痕化、角膜内皮丢失和失代偿。如果联合玻璃体切割术,引流管经睫状体平坦部植入玻璃体腔,可减少前节并发症。c.辅助抗 VEGF 治疗:已有文献报道,贝伐单抗抑制青光眼术后血管形成,可辅助用于小梁切除术和引流阀置入术。需要注意的是,抗 VFGF 药物并不能逆转已经形成的血管纤维膜,更不能逆转粘连性房角关闭,其应用机制、方法和价值与新生血管性青光眼早期中有所不同。小梁切除术中结膜下注射或玻璃体内注射、术后滤过泡针拨时结膜下注射。也有报道,合并新生血管性青光眼的糖尿病性视网膜病变玻璃体切割术后,贝伐单抗注射于硅油内,结果显示有效;一项小样本病例系列研究中,小梁切除术联合丝裂霉素术前贝伐单抗注射于前房内,可改善新生血管性青光眼手术疗效。引流阀置入术联合玻璃体内注射贝伐单抗,有助于安全而有效地治疗严重的新生血管性青光眼和顽固性高眼压,外加术后全视网膜光凝,以降低活动性新生血管的复发,改善引流阀置入术的成功率。

(4)晚期治疗:该期特征是周边前粘连导致房角完全关闭,没有剩余有用视力。治疗目的是控制疼痛,根据不同情况采取相应措施:①药物包括局部阿托品和皮质类固醇。②角膜失代偿时佩戴绷带式角膜接触镜。③药物不能缓解疼痛时采用睫状体破坏术。a.睫状体光凝术包括 YAG 激光或二极管激光的经巩膜睫状体光凝术和氩激光的经瞳孔或内镜下直接睫状体光凝术。YAG 激光分为接触式和非接触式两种,目前国内常用的是二极管激光,上述两种激光术效果相似。氩激光直视下光凝术损伤较小,术后炎症和疼痛相对较轻。临床上,各种睫状体光凝术的治疗参数与降压幅度间缺乏明确的量效关系,操作上一般原则是:避免术后眼压过低,保留一个象限条件下,其余270°范围内予以适量光凝,睫状后长动脉经过的两侧部位是否光凝及其程度酌情处理;一次术后依据眼压情况,可予重复光凝。b.睫状体冷凝术不仅破坏睫状上皮分泌功能,而且降低睫状体血流,适应于最后仅为缓解疼痛时,须注意眼球萎缩、光感消失、交感性眼炎和前节缺血等并发症。一个大样本系列病例研究报道:34%患眼眼压低于25mmHg,然而34%患眼成为眼球萎缩,57%患眼失去光感,其他包括交感性眼炎和前节缺血。④眼球后乙醇注射:适应于所有药物和手术已经尝试而失效,并且患者要求眼球摘除。医用级或化学分析纯的无水乙醇1.0~2.0mL与局部麻醉剂利多卡因适量相混合,注射于眼球后。并发症包括眼外肌麻痹和上睑下垂。⑤眼球摘除仅适于顽固性疼痛经任何治疗后依然不能缓解时。

(二)Schwatz 综合征

Schwatz 综合征又称"Schwatz-Matsuo 综合征",是一以孔源性视网膜脱离合并继发性眼压升高为特征的眼病。孔源性视网膜脱离中一般情况下眼压是降低的,原因在于,眼内液体由于暴露的视网膜色素上皮的主动泵作用而排出增加。个别情况下,尤其孔源性视网膜脱离长期存在时,眼压却是升高的,其机制以前推测与房角后退、炎症、视网膜色素上皮释放的色素颗粒、感光细胞合成的糖胺多糖有关,现在比较明确的是,感光细胞外节游离,通过视网膜裂孔移行而到达前房,阻塞小梁网,属于继发性开角型青光眼。

临床上,眼科检查时前房可见浮游细胞和闪辉,感光细胞外节可能误以为是前房炎症反应或色素颗粒,眼压升高幅度从稍高到很高不等。药物控制眼压,效果不佳,视网膜复位手术成功后,眼压恢复正常。需要注意,与由未被发现的葡萄膜黑色素瘤所引起的非孔源性视网膜脱离和继发性青光眼相鉴别。

(三)与眼内出血有关的继发性青光眼

临床上,眼内出血一般指的是前房积血或玻璃体积血。病因上主要包括两大类,一是眼外伤,其中主要是闭合式钝挫伤,造成前房积血和玻璃体积血均比较常见,开放式钝挫伤即爆裂伤情况下已无眼压升高的问题。二是各种出血性或血管性内眼疾病。此外,有时可见于内眼手术后和眼内肿瘤的患者中。

1.溶血性青光眼

溶血性青光眼又称"红细胞碎屑性青光眼"。顾名思义,其发病机制为眼内出血后红细胞溶解破碎,红细胞及其碎屑以及吞噬血红蛋白的巨噬细胞共同阻塞小梁网。通常,眼内出血和红细胞碎屑量小时,不至于影响正常全周小梁网的代偿功能,只有量大时才会导致眼压升高,属于继发性开角型青光眼。

(1)临床表现。①多见于前房积血、白内障摘除或玻璃体切割术后的玻璃体腔出血,也可见于晶状体-虹膜隔完好的玻璃体积血的患者中。②眼压升高,升幅不等,升高过程急缓不一,多发于眼内出血后数天至2周。③前房内许多红色的细胞浮游于房水中,除红细胞外也有吞噬血红蛋白的巨噬细胞。房角镜下显示为开角,小梁网上覆盖有棕红色色素。

(2)治疗。①局部降眼压药:β受体阻滞剂、α受体激动剂、碳酸酐酶抑制剂。②手术:前房积血量多时考虑前房冲洗术,出血和红细胞碎屑力争冲洗干净。如为玻璃体积血尤其形成血凝块后,可予玻璃体切割术。除非长期病程或小梁网可能发生器质性病变以及药物降压效果不佳,否则一般不须施行抗青光眼手术。

2.血影细胞性青光眼

血影细胞性青光眼多见于玻璃体积血后。玻璃体积血的原因,成年人中多为增殖性糖尿病性视网膜病变,此外包括视网膜裂孔或孔源性视网膜脱离、分支或中央视网膜静脉阻塞后视网膜新生血管形成、玻璃体后脱离合并视网膜血管撕裂、老年性黄斑变性、增殖性镰刀细胞视网膜病变和白内障或玻璃体手术等,年轻人中则为眼外伤多见。出血后数天内,红细胞凝块中纤维蛋白溶解后,红细胞弥漫于玻璃体腔内,但因氧张力相对低而发生崩解,依然处于细胞内的血红蛋白失去原有性质,聚集形成小块称为"Heinz 小体",黏附于浆膜内表面。此后,细胞内血红蛋白通过细胞膜逸出至细胞外玻璃体腔,红细胞转变为血影细胞。血影细胞外观呈小球形、黄褐色、相互不黏附、自由移动的细胞,通过破裂的玻璃体前界膜(缘于玻璃体切除、白内障摘除或囊膜切开手术史、眼外伤或自发性玻璃体液化和变性)进入前房。血影细胞大小仅为 $4\sim7\mu m$,但由原先的双凹陷盘形变成球形,并且相比于红细胞,柔韧性较差,难以通过小梁网,以致造成小梁网阻塞。需要注意的是,血影细胞的存在并不一定导致血影细胞性青光眼的发生,只有大量出血后一定时间内形成大量的血影细胞进入前房,才可能会小梁网的阻塞超过了小梁网的代偿能力,引起眼压升高。

(1)临床表现。①玻璃体积血史,出血量一般较大。②症状:由于红细胞转变至血影细胞以及血影细胞进入前房需要一个过程,所以发病多见于玻璃体积血后 1~3 个月。发病后,患者可有急性眼压升高的自觉不适,例如视力下降、头痛和恶心或呕吐等,也可相比于眼压升高程度而疼痛较轻。③体征:眼压升高,升高过程往往较快,升幅较大,可达 60~70mmHg。眼前节主要表现为角膜水肿、前房内充满黄褐色的细胞,如果同时存在新鲜红细胞,可见细胞分层现象,即较轻的黄褐色血影细胞在上、较重的红细胞在下。房角镜下显示两种表现,一是正常开角,表面由一薄层黄褐色细胞所覆盖,小梁网颜色呈轻度到中度改变;二是房角通常在下方由一厚层黄褐色细胞所充填,形成假性前房积脓。玻璃体内有陈旧性出血,并伴有特征性黄褐色红细胞和来自变性血红蛋白的色素小块。需要注意的是,玻璃体积血持续存在的条件下,血影细胞可以从玻璃体内不断或不定期地释放进入前房,造成眼压的不稳定或反复。

(2)诊断和鉴别诊断。①诊断:依据特征性病史和体征,其要点是:玻璃体积血史、前房内大量黄褐色血影细胞和眼压升高。②鉴别诊断:主要包括溶血性青光眼、血铁质性青光眼、葡萄膜炎青光眼。a.溶血性青光眼为玻璃体积血后红细胞碎屑和巨噬细胞阻塞小梁网,而血影细胞型青光眼的小梁网内极少以至没有红细胞碎屑和巨噬细胞。b.血铁质性青光眼是一罕见的、继发于眼内出血的迟发型青光眼,其机制为铁离子在小梁网的沉积和对小梁网的损害,发病于最初眼外伤后多年,过程更为缓慢,前房内没有血影细胞,其特征是小梁网呈轻微棕红色改变。与其相比,血影细胞性青光眼属于早发型,发病于最初眼外伤后数周至数月。c.葡萄膜炎和眼内炎具有显著炎症表现,而血影细胞性青光眼缺乏明显结膜充血和 KP 等炎性表现,以玻璃体积血史、玻璃体界膜破裂、前房内大量黄褐色细胞为特征。

(3)治疗。①降眼压药:各类局部降眼压药均可采用,以房水生成抑制剂为首选,例如 β 受体阻滞剂、α 受体激动剂、碳酸酐酶抑制剂,通常需要联合应用。必要时使用全身碳酸酐酶抑制剂和高渗脱水剂。如果眼压可降至 30mmHg 左右并稳定,患者无角膜水肿,也无自觉不适,则坚持保守治疗,等待血影细胞自行吸收和眼压回降。②手术:眼压经用药后仍然持续较高,应予以手术。a.玻璃体积血不多时,相对简单和安全的前房穿刺术或冲洗术为首选,术后眼压多可下降,但因血影细胞从玻璃体不断进入前房而再次回升,可以重复进行穿刺和冲洗。b.玻璃体积血较多,短期内难以吸收或眼压难以控制时,应考虑玻璃体切割术,往往联合前房冲洗术。玻璃体积血一旦清除,通常眼压得到缓解。c.如果小梁网发生器质性损害,眼压经用药后效果不佳或可能引起视神经损害,需要小梁切除术等。

3.血铁质性青光眼

血铁质性青光眼是一罕见的继发性开角型青光眼,发病于慢性或反复性玻璃体积血多年后。其机制为,来自玻璃体积血的铁离子与小梁网的糖胺多糖相结合,引起小梁内皮细胞损害,并可能伴有小梁网的硬化和小梁间隙的消失。可同时伴发眼球血铁质沉着症。注意,血铁质性青光眼的铁来自红细胞中血球蛋白崩解后析出的含铁血黄素,不同于来自眼内铁性异物的铁锈症,但两者临床表现相似。

临床诊断依据为慢性或反复玻璃体积血病史、眼组织尤其小梁网铁锈样沉着物、眼压升高。真正确诊需要房水细胞学检查为血影细胞阴性和小梁网组织学检查为铁染色阳性。

治疗采用局部降眼压药或抗青光眼手术。

六、上巩膜静脉压升高与继发性青光眼

上巩膜血管构型形态学上不同于其他血管,毛细血管很少,而动静脉吻合和小静脉网很多以及静脉血管舒缩性神经的致密分布。房水引流的小梁网通路为主要通路,房水流出Schlemm管后,经巩膜内集合管或房水静脉进入上巩膜静脉和结膜静脉,其中上巩膜静脉经睫状前静脉和眼上静脉引流至海绵窦,而结膜静脉经睑静脉和眦静脉引流至眼上静脉或面静脉。上巩膜静脉压正常时为 $8\sim10\mathrm{mmHg}$,而且昼夜波动不大。上巩膜静脉压升高的病因和机制比较复杂,大致分为三个方面:一是静脉阻塞,包括甲状腺相关性眼病、球后假瘤或肿瘤、海绵窦或眶静脉血栓、上巩膜静脉或眶静脉血管炎、上腔静脉阻塞;二是动静脉交通造成静脉压异常升高,包括颈动脉-海绵窦瘘(自发性的或外伤性的)、眶静脉曲张、硬脑膜动静脉分流、脑面血管瘤病(Sturge-Weber综合征)、颈动脉,颈静脉瘘;三是特发性,包括家族性的和散发性的两种情况,原因可能在于存在静脉回流系统的局部障碍或难以发现的局部动静脉瘘。根据眼压=房水生成量/房水排出量+上巩膜静脉压,上巩膜静脉压的升高无疑将导致房水回流阻滞和继发性眼压升高,文献报道认为,上巩膜静脉压每升高 $1\mathrm{mmHg}$ 将导致眼压升高 $1\mathrm{mmHg}$ 甚至更多,发病眼别以及眼表和眼底血管充血的表现取决于病因部位和阻塞程度。

(一)临床表现

1.病史

某些疾病已经存在或容易发现例如甲状腺功能亢进、眶内肿瘤出现眼位突出或斜视、头颅外伤提示海绵窦损伤以及上腔静脉阻塞综合征的全身表现等,而某些疾病难以发现,尤其隐匿和缓慢进展时,需要全面和仔细地寻找和判断。

2.症状

除头颅外伤后发生高流量颈动脉-海绵窦瘘时发病较急外,大多发病过程较缓。依据不同病因,患者出现相应主诉,例如眼睑肿胀、眼球突出、眼红、头痛、视力下降等。

3.体征

包括特征表现和一般表现,其中眼局部表现为以下情况。

(1)上巩膜静脉压升高:特征表现为角巩膜缘外巩膜表层和球结膜血管明显扩张和迂曲,须注意与充血相鉴别,可伴有眼球突出或搏动性突出;眼底可见视网膜中央静脉不同程度迂曲扩张或类似视网膜中央静脉阻塞的视网膜出血;房角镜下可见 Schlemm 管充血,由上巩膜静脉压升高使血液反流所致,此征对诊断有特殊参考价值,但须注意动态房角镜检查压迫眼球时也可出现此征。

(2)继发性眼压升高和视神经损害:发病早期,眼压升高的程度与上巩膜静脉压升高的程度相对应,长期病史的患者中,眼压升幅可远远超过上巩膜静脉压的升幅,同时出现视神经损害例如眼底 C/D 扩大和视野缺损。

(二)诊断和鉴别诊断

主要依据不同病因疾病各自相应的临床表现和辅助检查。

1.颈动脉-海绵窦瘘

颈动脉-海绵窦瘘是颈内动脉或颈外动脉与海绵窦的异常交通,临床上分类为:依病因有外伤性和自发性,依血流速度有高流速和低流速,依解剖学有颈内动脉(直接瘘)和颈外动脉(硬脑膜瘘)。所有颈动脉-海绵窦瘘中,颈内动脉-海绵窦瘘占比为 70%～90%,其特征为通常由外伤所引起,颈内动脉海绵窦内段与海绵窦的直接交通,瘘内有颈内动脉高流速动脉血进入海绵窦。硬脑膜颈动脉-海绵窦瘘为海绵窦与颈内动脉、颈外动脉或两者的一个或多个脑膜分支相交通。瘘内为低流速动脉血,症状和体征几乎总是自发性出现,而没有外伤史,多见于中年或老年女性,提示先天性动静脉畸形或伴有动脉粥样硬化、全身高血压、胶原血管疾病,乃至妊娠和分娩等。

临床表现中以外伤后直接瘘为典型:症状和体征出现较早,进展较快,包括:视力下降、复视、眼球突出或搏动性突出、搏动性耳鸣或听诊杂音、三叉神经第一支分布区面部疼痛、眼睑水肿、结膜高度充血和水肿、视盘水肿、视网膜静脉扩张或阻塞、视网膜和玻璃体积血以及增殖性视网膜病变和新生血管性青光眼。个别患者中因眶静脉压升高致葡萄膜充血使晶状体虹膜隔前移而发生闭角型青光眼。另外,由于两侧海绵窦存在颅内交通,一侧颈动脉-海绵窦瘘可以造成对侧眼的不同改变。

影像学检查中头颅 CT、MRI 和眶超声检查通常有助于高流量直接瘘的诊断,显示眼外肌肥大、一条或两条眼上静脉扩张和患侧海绵窦扩大;对低流量硬脑膜瘘的诊断,价值有限。所有颈动脉-海绵窦瘘的确诊需要选择性双侧颈内和颈外动脉导管插入的脑血管造影检查,一般首选动脉数字减影血管造影术(IADSA)。

2.甲状腺相关性眼病

即 Graves 眼病。Graves 病患者中 30% 左右出现 Graves 眼病的临床特征,是成人单眼和双眼眼球突出中最为常见的原因。

临床表现常见上睑退缩和迟落、睑裂开大和闭合不全、眼球突出和运动受限、复视、结膜和角膜的暴露和刺激。由于眶内充血、浸润和眼外肌肥大以及眼睑退缩张力增加，致使眶内压力增高，既可直接压迫眼球，也可引起上巩膜静脉压升高，导致眼压升高。眼压测量时应注意，一是使用压平眼压计以避免球壁硬度降低的影响，二是眼压测量值随眼位而不同，尤其上转时测量值升高明显。此外，长期眶内压力增高可造成压迫性视神经病变。

3.Sturge-Weber 综合征

Sturge-Weber 综合征又称为"脑面血管瘤病""脑三叉神经血管瘤病"。通常为单侧颜面皮肤血管瘤，同侧脉络膜海绵状血管瘤以及同侧软脑膜血管瘤。患儿中 30%～70%出现青光眼，青光眼的发病机制与年龄有关：发病于幼儿时被认为是由于先天性前房角异常，即类似于系统性青光眼，而发病于 10 岁后被认为是由于小动静脉瘘导致上巩膜静脉压升高，进而引起眼压升高的结果。

4.眶静脉曲张

眶静脉曲张是一不常见的眶静脉畸形，为一条或多条呈管状扩张的静脉直接与全身静脉系统相交通。眶静脉曲张分为原发性和继发性两种，原发性眶静脉曲张是特发性的或很可能是先天性的，继发性眶静脉曲张是获得性的，由颅内动静脉畸形、颈动脉海绵窦瘘、硬脑膜动静脉瘘等使眶血流增加所致。

（1）临床表现：该病为单侧性，典型呈现为用力和俯卧或弯腰体位时间歇性复试或眼球突出，间歇期反而眼球内陷。并发症包括眶内出血，如果形成血栓则引起急性症状例如急性眶后疼痛、眼球突出和视力下降。该病为间歇性，继发性青光眼较少，大多数患者视力预后较好。

（2）影像学检查：X 线眶平片显示钙化的静脉结石具有特征性。眶超声联合瓦氏操作等动态诱导检查法（由于静脉曲张可以完全塌陷，否则难以诊断）可以发现，直立体位或休息时无异常，但诱导后静脉扩张并伴有血流增加或眼球突出。必要时，予以 CT 或 MRI 以及联合诱导法的检查。

5.上腔静脉综合征（SVCS）

上腔静脉综合征由上腔静脉血流阻滞所致，属于医学重症，通常见于恶性胸腔疾病的患者。上腔静脉阻滞后上腔静脉压升高，有报道称，严重患者中静脉压高达 200～500cmH$_2$O。

临床表现：病程早期尤其不全阻塞时，症状和体征不显或易于忽视；病情进展至完全阻塞时，症状和体征趋于明显和典型，以呼吸困难为代表，并且随前屈或躺下体位而加重。除全身特征外，眼科表现包括：视力模糊或视物变形、眼睑水肿、结膜和上巩膜血管充盈扩张、眼底可见视盘水肿、视网膜静脉迂曲扩张、视网膜水肿。注意，即使眼压升高，视盘也常无青光眼凹陷扩大的表现。

6.特发性上巩膜静脉压升高

上巩膜静脉压升高得到确认的患者中，如果血管造影等影像学检查未能提示其潜在病因存在的证据，可考虑为特发性，属于排除性诊断。患者为散发者或有家族史，老年人居多。疾病过程与原发性开角型青光眼相似，但大多数患者单眼受累，并且同时存在慢性红眼，即结膜和上巩膜血管充血，房角镜下 Schlemm 管充血可有可无，长期患者中最终发生青光眼性眼底和视野损害。

（三）治疗

分为两个方面,即上巩膜静脉压升高的病因治疗和眼压的控制。

1.病因治疗

原发病因性疾病一旦解除,上巩膜静脉压随之回降。但原发疾病难以治愈时,只能尽量争取以缓解上巩膜静脉压的升高。

2.眼压控制

依据房角情况分别处理。房角开放时治疗原则与原发性开角型青光眼相同,首选局部降眼压药,但上巩膜静脉压升高致使房水回流下游阻力和眼压基线水平较高,同时涡静脉回流的下游阻力也升高,一般局部药物效果有限,前列腺素类降眼压药的效果有待观察。前房浅和房角窄时,睫状肌麻痹剂有助于促使晶状体-虹膜隔后移。怀疑瞳孔阻滞时予以激光虹膜周边切开术。药物等治疗措施效果不佳时考虑手术,值得特别注意的是,整个葡萄膜血液回流障碍致使眼内血管充盈和压力升高以及组织充血,滤过手术易于发生脉络膜渗漏和驱逐性出血等严重并发症。目前房角切开术、小梁切开术、小梁切开术联合小梁切除术、引流装置置入和非穿透滤过手术均有尝试,效果不一。所以,手术应格外谨慎,术中避免突然减压、预制睫状体脉络膜上液引流口或巩膜切开、巩膜瓣缝线松紧适度和术后延迟拆线等,有助于减轻术后并发症。

3.其他

针对具体情况分别对待,例如增殖性视网膜病变和新生血管性青光眼可能需要全视网膜光凝或玻璃体切割术和睫状体光凝术。

七、眼内肿瘤与继发性青光眼

眼内肿瘤作为继发性青光眼的病因,临床上相对少见,但需要格外注意,对于单眼患病、病因不明确或难以解释的青光眼,须考虑肿瘤的可能性,尤其许多情况下肿瘤非直接可见而易于漏诊。眼内肿瘤从组织学发生上分为葡萄膜肿瘤、视网膜肿瘤和视神经肿瘤,病理学性质上分为恶性肿瘤和良性肿瘤以及特殊的假性肿瘤。其中最常见的肿瘤包括葡萄膜黑色素瘤、葡萄膜转移瘤和视网膜母细胞瘤等。临床上,眼内肿瘤类型与眼解剖组织结构有关,黑色素瘤和转移性肿瘤可发于葡萄膜各结构,色素痣、黑色素细胞瘤和色素上皮腺瘤见于虹膜,黑色素细胞瘤和髓上皮瘤见于睫状体,而转移性肿瘤多发于脉络膜,以肺癌和乳腺癌的转移为主。视网膜肿瘤中多见儿童视网膜母细胞瘤。此外,还有淋巴瘤、斑痣性错构瘤、幼年黄色肉芽肿等。各种眼内肿瘤均可能引起继发性青光眼。青光眼的类型既可是开角型,也可是闭角型。有时,继发性青光眼已经出现,但肿瘤依然潜在而没有明显的临床表现,以致未能及时诊断,造成严重后果。肿瘤引起的继发性青光眼基本为单侧性,青光眼发病早晚、房角开闭和眼压升高程度与肿瘤的性质、类型、大小和生长部位等因素有关,尤其与性质和部位容易侵犯房角或小梁网时关系更为密切,具体途径包括多种:①直接侵犯;②色素播散;③细胞的黑色素吞噬作用;④坏死和溶血;⑤葡萄膜炎;⑥虹膜新生血管;⑦脉络膜脱离;⑧脉络膜上腔出血;⑨晶状体-虹膜隔前移。

（一）葡萄膜黑色素瘤

葡萄膜是富含血管和色素的组织。黑色素瘤是最为常见的眼内恶性肿瘤,包括虹膜黑色素瘤、睫状体黑色素瘤和脉络膜黑色素瘤,以脉络膜黑色素瘤最为常见。眼压升高的机制因肿瘤所在部位而有所不同:长在虹膜时,肿瘤直接长入或种植于前房角或色素释放进入前房和前房角;长在睫状体时,直接侵犯房角或色素播散;长在脉络膜时,前房角新生血管形成、晶状体-虹膜隔前移合并房角关闭、大量出血的体积效应或房角关闭、自发性坏死引起葡萄膜炎和继发性青光眼。

1.临床表现

(1)虹膜黑色素瘤:大多来自原已存在多年的虹膜痣,恶变后快速增长引起外观改变、疼痛等而就医。临床上,虹膜黑色素瘤分为两个类型:局限型虹膜黑色素瘤于虹膜表面呈局部隆起、圆形或不规则形的灰黑色结节状肿物,伴有血管迂曲扩张,多见于下部虹膜;弥漫型虹膜黑色素瘤可有一个局灶隆起,但主要于虹膜表面呈扁平状扩张性生长,病变区虹膜色泽加深,也可表现为多发性局灶性结节相互融合,弥漫型相对少见,但恶性程度较高,往往是上皮样细胞类型。木薯粉样虹膜黑色素瘤是另外一种生长方式,表现为体积大、不规则、多发、少色素的结节样病变。少数虹膜黑色素瘤同时向后生长,累及睫状体。

肿瘤生长部位、体积,尤其弥漫型,累及或占据的房角范围足够广泛时,引起继发性青光眼。临床表现具有典型改变:患眼虹膜色素性结节状或扁平状肿物或色素增多色泽加深;同侧眼压升高,早期可能无症状,房角镜下可见小梁网的肿瘤侵蚀性改变。

(2)睫状体黑色素瘤:位于虹膜后面,位置隐蔽。体积较小时,无症状而不容易发现,就诊时往往已经较大,压迫或侵犯邻近结构引起一系列症状和体征。检查时可见,周边虹膜局部隆起,相应部位虹膜后与晶状体赤道部间有一个外观呈灰黑色、半球形、表面光滑的圆块状肿物;罕见情况下,肿瘤绕行睫状体一周环形生长呈戒指状,称为指"环状黑色素瘤"。睫状体黑色素瘤细胞类型上,上皮样细胞比例较大,恶性程度较高。

肿瘤生长部位邻近虹膜根部和房角。早期累及睫状体上皮,甚至造成色素上皮和无色素上皮分离崩解,房水分泌下降,患眼眼压低于健眼。肿瘤继续生长后,向前推挤或侵犯周边虹膜或直接长入小梁网,向内侵入后房并挤压晶状体,导致晶状体-虹膜隔前移,最终引起青光眼。但早期,通常做出眼压升高性质待查的诊断,此时须注意,睫状体黑色素瘤如同虹膜黑色素瘤,均有色素脱落进入前房,形成色素性尘埃征,房角镜下可见色素沉着,但与色素性青光眼不同的是,色素沉着覆盖房角不均匀,而与肿瘤位置有关。肿瘤造成前房积血、虹膜新生血管形成或发生坏死等不常见,但均可引起继发性青光眼。

(3)脉络膜黑色素瘤:是成年人中最多见的眼内恶性肿瘤。根据其发病部位、瘤体形态和进展过程,分为局限肿块型和弥漫扁平型两种,前者居多。

继发性青光眼的机制,局限型主要为诱发虹膜或房角的新生血管形成,其次瘤体体积很大时占据玻璃体很大空间或直接扩张,推挤晶状体-虹膜隔,造成房角关闭;个别情况下,肿瘤坏死溶解时,可引起眼内炎症、出血或色素脱落,导致继发性开角型青光眼,其机制类似晶状体溶解性青光眼或溶血性青光眼,称为"黑色素瘤溶解性青光眼",肿瘤细胞也可脱落,进入玻璃体和房水,到达前房角并生长或滞留,导致眼压升高。弥漫型直接侵犯睫状体和房角,引起继发性青光眼。需要注意的是,合并视网膜脱离时,眼压可以不升高,由此掩盖青光眼甚至肿瘤的存在。

2.诊断和鉴别诊断

全面彻底的眼科检查,包括透照试验、巩膜压迫辅助的间接检眼镜检查、前房角镜、超声检查(A 超、B 超和 UBM 检查)、其他影像学检查,必要时进行房水和肿瘤穿刺的细胞学检查。

鉴别诊断主要包括以下 2 点。

(1)虹膜痣:大多为局限型,呈散在、扁平或轻度隆起、色素程度不等的小结节状,但弥漫型生长时,直接累及小梁网后可引起眼压升高。恶变的高危因素如下:直径大于 3mm、色素播散、明显血管化、眼压升高、肿瘤相关性眼科症状。

(2)葡萄膜黑色素细胞瘤:属于色素痣的一个特殊类型,发生部位最常见于视神经,外观为孤立性黑色肿物,易于坏死和破碎,引起色素播散,导致眼压升高。

3.治疗

(1)对于虹膜或睫状体黑色素瘤,首选治疗是局部切除手术。切除必须完全,肿瘤限于虹膜时采取扇形虹膜切除,侵犯房角时采取虹膜睫状体切除。文献报道,钯 103(^{103}Pd)敷贴放射治疗成功率较高,但常有并发性白内障。对于脉络膜黑色素瘤,针对不同情况采取光凝、放疗、局部切除、眼球摘除甚至眶内容摘除,如果继发性青光眼已经出现,往往需要眼球摘除。

(2)对于继发性青光眼,房角尚无累及或侵犯时首选局部降眼压药,但效果往往反应不佳。忌滤过性手术,以免导致肿瘤的种植和转移。

(二)虹膜囊肿

1.原发性虹膜囊肿

起源有二:一是虹膜基质或表层组织,二是两层色素上皮之间。临床表现上,前者呈灰黑色、半透明状;后者位于虹膜根部或瞳孔缘部,为多发性或多房性,内含液体,可以脱落并游离于前房内。

2.植入性虹膜囊肿

发生于穿通性眼外伤或内眼手术后,外眼上皮成分植入虹膜并生长而形成,潜伏期为数周到数年。临床上分为浆液型和珍珠样囊肿两个类型,大多从虹膜周边开始,逐渐长大。

各种虹膜囊肿均可随体积增大或阻塞房角而导致继发性青光眼。

(三)视网膜母细胞瘤

视网膜母细胞瘤是婴幼儿最常见的眼内恶性肿瘤。临床表现上分为内生型和外生型两种,不同生长阶段中,肿瘤本身或继发性渗出性视网膜脱离后产生的新生血管生长因子,诱发虹膜和房角新生血管形成,导致周边前粘连和房角关闭;肿瘤细胞脱落,进入前房并侵入小梁网;肿瘤体积增大,占据眼内空间或直接压迫和侵犯前房角造成房角关闭,引起青光眼。

(四)眼内转移性肿瘤

一般见于葡萄膜转移性肿瘤,而视网膜和视神经转移相当罕见。葡萄膜转移途径为血液循环,因此脉络膜转移较为多见,但虹膜和睫状体转移易于累及房角而导致继发性青光眼。原发性肿瘤中最常见的是肺癌和乳腺癌。

1.虹膜和睫状体转移

虹膜转移表现为实性弥散性多结节样病变,肿瘤细胞黏附松散,容易破碎脱落,播散于前房内,房角下方出现由分层肿瘤细胞形成的假性前房积脓;睫状体转移早期因部位关系难以发现。

继发性青光眼一般由于肿瘤细胞播种于前房角或小梁网,往往全周广泛累及,房水外流阻滞。

2.脉络膜转移

外观为单个或多个隆起或弥漫病灶,通常伴发无裂孔的视网膜脱离,典型特征为奶油黄色,但转移性黑色素瘤为棕色或灰色。

继发性青光眼的机制为晶状体-虹膜隔前移或虹膜和房角新生血管形成。

(五)葡萄膜非黑色素性肿瘤

1.青少年黄色肉芽肿

见于儿童期,特征为皮肤多发性黄色斑丘疹,属于良性特发性炎性病变。眼科临床上最常侵犯虹膜,表现为虹膜结节状肿物或弥漫型增厚,色泽橙黄,血管丰富。易于引起前房积血,小梁网红细胞堆积或炎细胞浸润,导致青光眼。

2.无色素睫状上皮肿瘤

髓上皮瘤是一种发生于睫状体无色素上皮的先天性肿瘤,发病于儿童期,大体外观上为黄色或粉色实性或囊性肿瘤,可局限于睫状体,也可扩展占据眼球大部空间,累及前房角后表现为眼压升高,可有前房积血和白瞳征。

八、药物和手术治疗与继发性青光眼

(一)与药物有关的继发性青光眼

临床上,眼科或非眼科使用的某些药物有时可以引起与药物有关的继发性青光眼,发病机制也分为开角型和闭角型两种。糖皮质激素性青光眼是一种由糖皮质激素应用所引起的继发性开角型青光眼,通常缘于糖皮质激素眼药的局部使用,但也可见于眼球球周注射或玻璃体注射、吸入、口服、静脉输液等用药方式下。此外,对于已有解剖学窄角易感因素的患眼,阿托品类和抑郁症、过敏症、帕金森病等治疗药物可造成瞳孔放大,诱发急性闭角型青光眼的发作。

1.糖皮质激素性青光眼

糖皮质激素是临床上广泛应用的一类药物,无论眼科局部还是全身其他途径用药,均有可能诱发糖皮质激素性青光眼,属于继发性开角型青光眼。但并非所有用药患者均发生青光眼,研究表明,一般人群对糖皮质激素的眼压升高反应是基因决定的,高反应患者的基因型为等位反应基因纯合子,杂合子为中反应,其余患者为低或无反应者,一般群体中高反应和中反应患者的占比分别仅 6% 和 26%。眼科临床中常见的是由于眼科局部用药,其中最多的是糖皮质激素眼水或眼膏,其次是眼球旁或玻璃体注射。各种具体药物中,眼压升高作用较强的是倍他米松、地塞米松、泼尼松龙,而氟米松(FML)、瑞美松龙、甲羟松(HMS)、氯替泼诺等较少。以 0.01% 地塞米松眼水为例,每天用药 4 次、连续用药 4 周后,一般群体中 25% 的人出现眼压升高,5% 的人眼压升高幅度大于 $10\sim15mmHg$ 或用药 $1\sim2$ 即可出现眼压升高。眼压升高的具体机制不明确,一般认为是由于房水外流阻力增加,已有证据提示:小梁网内皮细胞吞噬能力降低,糖胺多糖(GAG)成分堆积,小梁网诱导性糖皮质激素反应(TIGR)蛋白生成增加,造成小梁网房水外流阻滞。危险因素包括:原已存在原发性开角型青光眼、青光眼家族史、高度近视眼、糖尿病、结缔组织病史(尤其类风湿性关节炎)。

(1)临床表现。

①病史:近期内或长期连续的眼局部或全身病史及其相应的糖皮质激素用药史。用药后眼压升高的发生时间短者数天、长者数年,以局部用药、次数多、剂量大、时间长等情况下更易发生。②症状:起病和临床过程类似于原发性开角型青光眼。大多患者眼压逐渐升高,没有主觉不适或不适无特异性。少数患者眼压升高过程较快并且升幅较大,但除视物模糊、眼胀或偶有虹视外,症状并不突出或严重。③体征:早期仅有眼压升高,不同患者间升高幅度可能差异较大,前房角镜下房角开放,没有其他可见异常。进入中期或晚期,除外眼压升高,发生典型青光眼性视神经的眼底和视野损害,房角仍然开放没有异常。此外,对于长期用药的患者,可合并出现糖皮质激素性并发性白内障,即典型的后囊下晶状体混浊。

(2)诊断和鉴别诊断。①诊断指标。a.明确的糖皮质激素用药史,尤其局部用药者;b.眼压升高;c.房角开放;d.特征性眼底和视野损害,并且损害程度与用药史相一致;e.并发性白内障的典型表现。②临床分型:文献中可见依据上述不同指标将糖皮质激素性青光眼分为三型。a.糖皮质激素性高眼压:糖皮质激素用药时间短,仅有眼压升高,尚无视神经损害。停药后眼压恢复,随访期内自行维持正常。b.糖皮质激素性青光眼:糖皮质激素长期用药后,出现类似原发性开角型青光眼的临床表现,停药后眼压不能自行恢复或已经出现视神经损害。c.糖皮质激素青光眼合并原发性开角型青光眼:特点为视神经损害程度与糖皮质激素用药史不一致,实际上属于混合性青光眼。

③鉴别诊断。a.内源性高水平糖皮质激素的患者例如库欣综合征,也可发生眼压升高。b.糖皮质激素的眼压升高作用须与潜在的眼科疾病例如前部葡萄膜炎的继发性青光眼相鉴别:要点是,用药条件下注意炎症程度和眼压水平是否平行一致或停药后经过相似于或稍长于发病期的一段时间,药物性眼压升高通常可降低,但炎症性继发性开角型青光眼或已经暴露的原发性开角型青光眼的眼压依然持续不降。

(3)治疗。①对于Ⅰ型患者,及时停用糖皮质激素或应用局部降眼压药,眼压恢复后注意随访。如果患者因原发性疾病而糖皮质激素不宜停用,治疗上与原发性开角型青光眼完全相同。②对于Ⅱ型或Ⅲ型患者,首选局部降眼压药。如果效果不佳,采用滤过手术。糖皮质激素性青光眼的患者中,手术成功率较高,尤其玻璃体注射用药后。另一方面,眼球旁或玻璃体注射用药的患者,有时需要手术取出剩余药物。此时,滤过手术或剩余药物取出,需要综合权衡:如果药物治疗作用可不考虑、眼底视盘损害不明确、眼压有望自行恢复时,予以药物取出;否则,药效需要维持而不宜取出、眼底视盘已有明确损害、眼压难以自行恢复时,予以滤过手术。③对于库欣综合征患者,有关肿瘤或增生组织手术切除后,眼压一般恢复正常。对于葡萄膜炎治疗中糖皮质激素用药后出现的眼压升高,除仔细鉴别眼压升高的具体原因外,治疗上可选用升压作用较弱的糖皮质激素例如氯替泼诺等和局部降眼压药。

2.其他药物

(1)睫状肌麻痹剂和散瞳剂:无论房角宽窄或眼底检查前常规放大瞳孔时,用药后均有可能引起眼压升高。高危因素包括:具有解剖学浅前房和窄房角、正在使用缩瞳剂、假性剥脱综合征,色素播散综合征,甚至原发性开角型青光眼。其中,常见的是阿托品全麻前用药后或复方托吡卡胺局部滴眼后诱发的急性闭角型青光眼。

(2)某些药物标明青光眼为禁忌证或不良反应,可能引起急性闭角型青光眼发作,其高危因素为浅前房和窄房角。药物种类包括局部抗胆碱或拟交感性放瞳剂、抗抑郁药、单胺氧化酶抑制剂、抗组胺药、抗帕金森药、抗精神病药、解痉止痛或肌松剂。托吡酯是一氨基磺酸单糖类抗癫痫和抗抑郁类口服药,某些患者用药后,通常 1 个月内双眼出现急性近视漂移和急性闭角型青光眼,表现为高度近视($>6D$)、眼压升高($40\sim70mmHg$)、角膜水肿、普遍浅前房合并虹膜和晶状体前移、房角关闭、睫状体脉络膜渗漏或脱离。临床上,需要早期识别、及时停药,此外予以房水生成抑制剂类局部和全身降眼压药(乙酰唑胺等碳酸酐酶抑制剂可用,但该药自身已有类似临床报告)、强效睫状肌麻痹剂。用药后眼压通常于 $24\sim48$ 小时内缓解,而近视于 $1\sim2$ 周后恢复。

一般磺胺类药物也可引起闭角型青光眼,但机制为睫状体前旋,属于罕见和特异反应。典型表现为,最初几次用药后发生双眼房角关闭,患者以前无论窄角或宽角,均有可能出现。

(二)与手术有关的继发性青光眼

各种内眼手术后均可出现继发性眼压升高,无论手术中有无并发症。术后早期,眼压升高有时尽管可达 50mmHg,但多为一过性地持续数小时到数天,并不造成有害后果,不过对于原有易感因素的患者,一过性眼压升高也可造成视神经损害或增加视网膜和视神经缺血的风险。个别情况下,眼压升高可能长期持续。

1.晶状体或白内障手术

(1)白内障手术后:术后继发性眼压升高曾是常见情况,现在随白内障手术技术的提高和普及而日益少见。眼压升高可出现于术后任何时间,但原因和机制有所不同。早期主要在于:黏弹剂滞留(分散性黏弹剂例如透明质酸钠比聚合性黏弹剂例如硫酸软骨素更容易引起眼压升高)、白内障碎片残留、创伤炎性反应、虹膜色素脱落和播散、瞳孔阻滞、小梁网损伤等;中期由于瞳孔阻滞(与人工晶状体或与玻璃体)、虹膜色素脱落和播散、原有葡萄膜炎、恶性青光眼、糖皮质激素反应;晚期可能在于瞳孔阻滞(人工晶状体或玻璃体)、粘连性房角关闭、原有开角型青光眼等。

(2)无晶状体眼或人工晶状体眼

瞳孔阻滞:可发生于不同情况下,一是无晶状体眼或人工晶状体眼乃至合并晶状体脱位的有晶状体眼中,瞳孔阻滞发生于瞳孔或虹膜切开术后虹膜切口与完好的玻璃体界面之间,表现为前房变浅和虹膜显著膨隆,治疗上采用放瞳剂和睫状肌麻痹剂可恢复瞳孔的房水外流,但却难以进行激光虹膜切开术,所以先予局部 β 受体阻滞剂、α 受体激动剂、碳酸酐酶抑制剂以及高渗剂,有效地降低眼压后,再行激光虹膜切开术,虹膜切开口可能需要一个或者多个。二是瞳孔阻滞也可见于晶状体后囊膜(后发障)切开术后,发生瞳孔的玻璃体阻滞。三是前房型人工晶状体眼中,瞳孔阻滞发生于虹膜、玻璃体界面以及人工晶状体光学部同位接触时,人工晶状体襻或者玻璃体可以阻滞虹膜切开口或者瞳孔,前房型人工晶状体周围的周边虹膜向前膨隆,造成房角阻滞。此时,由于人工晶状体襻和光学部阻止虹膜中央部分和玻璃体界面前移,中央前房保持深度如前。治疗上需要激光虹膜切开术,通常予以多个切口,以缓解瞳孔阻滞。

囊膜阻滞综合征:见于囊袋内人工晶状体植入的白内障手术后,可发于术后早期或晚期。机制为晶状体前囊口与人工晶状体紧密贴附或粘连而封闭,早期囊袋内滞留物为黏弹剂或其他液体,晚期可能为晶状体残留皮质或细胞增生物的变性和液化。临床上,囊膜阻滞并非少见,所谓液化性后发性白内障即为此例,一旦推动后房型人工晶状体和虹膜前移,导致前房变浅和房角关闭。

葡萄膜炎-青光眼-前房积血综合征(UGH):前房型人工晶状体眼中,人工晶状体位置不良或旋转等活动造成虹膜和房角的慢性摩擦和刺激,引起继发性炎症性青光眼,其特征为慢性炎症、虹膜新生血管和复发性前房积血。也可见于后房型人工晶状体或缝线固定的人工晶状体植入术后。前房角镜和UBM检查有助于显示人工晶状体与虹膜和睫状体的具体关系。治疗上,持续性或顽固性病例通常需要人工晶状体重调位置或换植。

2.玻璃体和视网膜手术

各种玻璃体视网膜手术后均可出现继发性青光眼。目前临床上常用的主要术式包括单纯性平坦部玻璃体切割术、玻璃体视网膜手术或联合玻璃体腔气体或硅油注入、巩膜扣带术。此外还有激光全视网膜光凝术、抗VEGF类药物或曲安奈德的玻璃体注药术。继发性青光眼的危险因素因手术类型而不同,同时须注意原发性疾病的潜在作用,尤其重要的是对具有眼压升高易感因素患者的随访处理。术后眼压升高大多为早期一过性或短期性,少数可长期持续。病理生理性机制为开角型或闭角型或两者皆存在,对继发性眼压升高的处理均有重要影响。术后早期闭角时多见于:睫状体水肿致瞳孔阻滞、纤维素渗出致瞳孔阻滞、气体膨胀、硅油过量,开角时多见于气体膨胀或硅油过量、炎症致小梁网功能障碍、黏弹剂残留、皮质激素反应、红细胞碎屑阻塞;而术后远期闭角时多见于慢性炎症致周边前粘连、各种原因致房角关闭、虹膜红变,开角时多见于慢性炎症致小梁结构损害、皮质激素致小梁损害、乳化或未乳化硅油进入前房致小梁网硅油滴渗透。以及原发性因素包括外伤、青光眼或其他疾病等术前已经存在,术后得以表现。

需要注意的两点:一是术后创伤反应性症状与眼压升高的症状可以同时存在但容易混淆,应注意及早发现和区别;二是术后眼球壁和内容物的改变对眼压测量及其准确性有很大影响,使用Goldmann眼压计可尽量减小测量误差。

(1)巩膜扣带术:巩膜扣带术尤其环扎术后可以造成前房角变窄和闭角型青光眼,通常伴有脉络膜渗漏和睫状体前旋,引起周边虹膜变平,同时合并中央前房相对加深。一般情况下,采用睫状肌麻痹剂、抗炎药、降眼压药诸如β受体阻滞剂、碳酸酐酶抑制剂和高渗剂等治疗后数天或数周,前房随房角开放而加深。药物效果不佳时,可能需要氩激光周边虹膜成形术、脉络膜上腔液体引流或巩膜扣带调整,而周边虹膜切开术意义不大。如果扣带压迫涡静脉阻碍静脉回流或增加上巩膜静脉压和眼压,需要松解或解除扣带以缓解扣带张力。

(2)玻璃体切割术:玻璃体切割术尤其复杂病例施行或术后出现并发症时,易于出现继发性青光眼。闭角型青光眼可由于空气、长效惰性气体或硅油的眼内注入,各种填充物因密度小于水而位于眼内上部,所以虹膜周边切开应位于下部,以免被填充物所阻塞,但炎症反应严重时,容易被炎性渗出膜所封闭。开角型青光眼见于术后中远期患者,其中慢性炎症和硅油长期滞留于眼内为主要危险因素,造成小梁网结构损害和硅油阻塞。治疗上,病情往往比较复杂,除用降眼压药外,需要个体化综合权衡,例如膨胀气体或硅油的部分取出、滤过手术包括引流装置置入术,晚期病例考虑睫状体破坏术。

(3)其他:全视网膜光凝后可以发生闭角型机制的眼压升高,睫状体增厚并前旋,通常出现前部环形脉络膜脱离。一般为自限性,治疗上主要采用睫状肌麻痹剂、局部的糖皮质激素和房水抑制剂。

3.角膜移植手术

现在,角膜移植术已从最初角膜全厚的穿通性角膜移植术(PKP)发展到深板层角膜移植术(DALK)、后弹力层自动剥除角膜内皮移植术(DSAEK)和角膜弥补物(KPro),各种手术均可引起继发性青光眼。

(1)穿透性角膜移植术:术后青光眼对角膜移植术是一严重并发症,不仅难以治疗,而且成为植片排斥后植片失败的第二大原因。不同类型青光眼的发生率约为角膜移植术的20%,以闭角型为多见,其机制是多因素的,可能包括瞳孔阻滞、房角变形合并小梁网塌陷、术中伤口缝线水密不良致使渗漏和浅前房、术后炎症、糖皮质激素应用、周边前粘连和原已存在的青光眼。术后早期,术中黏弹剂滞留眼内是眼压升高的重要原因,尤其聚合性黏弹剂与硫酸软骨素联合使用时。术后晚期青光眼的主要原因是粘连性房角关闭,眼压升高的程度与房角关闭的范围直接有关,而虹膜萎缩易于导致周边前粘连。

角膜移植术后闭角型青光眼中,大多不合并瞳孔阻滞,治疗上以药物为主,许多患眼为无晶状体眼,对胆碱酯酶抑制剂、β受体阻滞剂、α受体激动剂和碳酸酐酶抑制剂有良好反应。存在瞳孔阻滞时予以激光虹膜切开术,房角1/3~1/2开放条件下激光小梁成形术可能有所帮助。否则,考虑滤过手术联合丝裂霉素,前提是结膜没有严重瘢痕化,术中注意避免损伤角膜植片;也可采用引流装置置入术。睫状体冷凝等破坏性手术经常用于角膜移植术前后的眼压控制,眼压降低通常是暂时性的,但必要时可以重复。

(2)其他术式:依据文献报道,深板层角膜移植术和后弹力层自动剥除角膜内皮移植术术后青光眼,相对于穿透性角膜移植术,发生率较低,程度较轻,结局较好。术后早期眼压升高主要由于术中气体陷于虹膜后导致瞳孔阻滞,虽不常见,但可造成严重并发症例如植片失败和慢性青光眼。术后晚期,周边前粘连和糖皮质激素长期应用为重要因素。对于DSAEK术后,一个可能的机制是房角变形。眼压测量技术上,Goldmann眼压计为金标准,依据文献报道,尽管DSAEK术后角膜厚度明显增加,但并不影响其测量准确性。

治疗上,首选局部降眼压药,大多患者反应良好,注意糖皮质激素减量或改用弱效剂型。少数患者药物效果不佳时,需要手术,原有青光眼或青光眼手术史为手术危险因素,小梁切除术、引流装置植入术和睫状体破坏术依据具体情况予以选择。

第三节　特殊类型青光眼

这类独特的青光眼仍属原发性的,但与前述的闭角型和开角型青光眼又有所不同。

一、高褶虹膜性青光眼

高褶虹膜结构是指虹膜根部前插在睫状体上,虹膜周边部呈角状高褶向前再转向瞳孔区的解剖结构,其特征是形成的房角窄、浅,虹膜平坦,但中央前房并不浅。较少见,女性患者较多,常有闭角型青光眼家族史,也较瞳孔阻滞性闭角型青光眼患者年轻,多在 30～50 岁。其房角可自发关闭或瞳孔扩大后关闭,尤其是在周边虹膜切除术后瞳孔扩大仍会发生房角关闭,有时呈急性闭角型青光眼发作,说明相对瞳孔阻滞因素在发病(房角关闭)机制中所起的作用远较在虹膜膨隆型的浅前房闭角型青光眼中的要小。依据虹膜褶的高度可分完全性和不完全性两种。完全性即虹膜褶较高,多为急性表现;不完全性的因虹膜褶较低,多为慢性过程。

高褶虹膜引起的眼压升高,可用虹膜周边切除术后的暗室试验阳性结果来诊断,房角检查在暗光下呈关闭状,亮光下呈开放状,UBM 检查有助诊断。

高褶虹膜性青光眼的治疗需用缩瞳药,也可施行激光周边虹膜成形术来拉平高褶加宽房角。如果已发生粘连,房角功能破坏,则可考虑施行滤过性手术。

二、恶性青光眼

青光眼药物或手术治疗后眼压不但未下降反而升高、前房消失,病情更重,又称"睫状环阻滞性青光眼""房水引流错向性青光眼"。这是一组多因素的难治性青光眼,可为原发性,也可为继发性的。多见于眼前段手术(青光眼、白内障等)后,亦见于缩瞳药治疗以及自发性的;好发于闭角型青光眼、小眼球、短眼轴、大晶状体的眼。其病理机制是睫状体的肿胀或肥大、前转,晶状体悬韧带松弛,导致晶状体-虹膜隔前移,瞳孔缘被晶状体前部紧紧顶住,并且将虹膜整个推向小梁网和角膜,关闭房角,前房极浅或消失。房水在睫状突,晶状体赤道部和前玻璃体界面的附近向前流动被阻滞后(睫状环阻滞),反流向后进入玻璃体腔或玻璃体后间隙积聚(房水引流错向),玻璃体内压力增高,又进一步顶推晶状体-虹膜隔向前,产生恶性循环,形成其特殊的临床表现:前房消失,眼压不断升高。

鉴别诊断:①瞳孔阻滞性青光眼,可通过周边虹膜切除(开)术后前房加深来加以区别;②脉络膜上腔出血,可发生在手术中或手术后数天内,如量多可造成浅前房和高眼压,B 超检查可明确;③脉络膜脱离,一般为伴有低眼压的浅前房,易于识别,但如果恢复较慢,时间较长,眼外引流的滤过泡消失,瘢痕化后眼压可升高,应注意辨别。

恶性青光眼一旦确诊,应立即采取积极措施,以恢复前房,降低眼压。

药物治疗主要有:①睫状肌麻痹药,松弛睫状肌,加强晶状体悬韧带的张力,使晶状体后移;常选用 1%～4% 阿托品滴眼液,4～5 次/天,夜间加用阿托品眼膏;②降眼压药物,用高渗脱水剂和减少房水生成药物,可以使玻璃体脱水收缩,降低眼压;③糖皮质激素抗感染治疗,局部或全身应用,减少组织水肿和炎症反应,减轻组织细胞损伤,可以促进睫状体环阻滞的解除。

激光治疗,可直视或经房角镜做睫状突的激光光凝,使其皱缩而解除阻滞。常选用氩激光,在无晶状体眼、人工晶状体眼可能较易施行。此外,在这些眼用 Nd：YAG 激光做玻璃体前界膜的切开治疗,利于玻璃体内积液的向前引流。

如上述治疗无效,则需手术治疗:①抽吸玻璃体积液术;②晶状体玻璃体切割术,须将玻璃体前界膜尽量完全切除,这是根治的方法。

三、正常眼压性青光眼(NTG)

正常眼压性青光眼是原发性开角型青光眼(广义)的一种类型,是指具有青光眼性视神经损害和视野缺损,但是眼压从未超过正常(通常指≤21mmHg,包括眼压昼夜曲线),房角正常开放,并排除了造成以上损害的其他疾病这样一种青光眼。该病可以发生在年轻人中,但在老年人中更常见。NTG 在日本发生率较高,40 岁以上人群的患病率为 3.6%,占原发性开角型青光眼的 92%。据我国近年的流行病学调查结果显示,50 岁以上 NTG 的发生率占开角型青光眼的 85%。

该病病因不明,主要危险因素是眼压和视神经对眼压的耐受性差,虽然眼压值在正常人群的统计学范围内,但是超过了个体视神经所能耐受的程度。其他的危险因素包括各种原因造成视神经缺血(如低血压),角膜厚度薄等。

有观点认为,NTG 与原发性开角型青光眼高眼压型不存在根本性区别,而仅仅为眼压的高低不一。但是有很多研究证据表明这两者在临床特征上存在着差别,意味着两者发病机制可能不尽相同。

(一)症状

症状与原发性开角型青光眼高眼压型相似,但是由于眼压不高,起病更隐匿,更不容易早期被发现。该病进展缓慢,在病变早期,视神经病变引起的视野缺损如位于中心注视以外的范围,视力不受影响;同时也没有因为眼压升高的不适感,患者多缺乏自觉症状而忽略。因此,早期病例往往是被偶然发现,如通过眼部常规体检等。当患者出现视物模糊等症状时,则疾病多已进展至中晚期,错过了最佳的治疗时机。晚期当视野缩小至管状时,会出现行动不便和夜盲等症状,甚至最后完全失明。

(二)体征

与原发性开角型青光眼高眼压型一样,最重要的体征是青光眼性视神经病变,包括视盘的盘沿组织不规则丢失、视盘凹陷增大、视网膜神经纤维层缺损、视盘浅层出血、视盘旁脉络膜视网膜萎缩等,但是与原发性开角型青光眼高眼压型相比,NTG 出现以下情况的概率更高:视盘浅层出血、视盘旁萎缩、视盘更浅而大的凹陷、盘沿更窄而苍白,这也说明除眼压因素以外,还有其他因素参与损害的发生。

视野损害的特点也与原发性开角型青光眼高眼压型相似,包括旁中心暗点、鼻侧阶梯、弓形暗点、环行暗点,晚期呈管状视野、颞侧视岛,最后可能致盲。不同的是,研究发现 NTG 患者的暗点更早接近中心注视点,甚至在比较早期就影响中心视力,但是即使在晚期,全盲的情况也很少出现。

眼压测量值虽然在正常范围内，但是部分患者的昼夜眼压差比较大。在治疗前，眼压值越接近正常值的上限，发病机制中眼压的成分可能就越大；越接近正常值的下限，眼压在发病机制中的比重可能就越小。

部分 NTG 患者的中央角膜厚度较薄，有观点认为部分 NTG 患者可能本质上是原发性开角型青光眼高眼压型，只是薄的中央角膜厚度导致了眼压测量值低于实际高眼压值；但是也有很多 NTG 患者中央角膜不薄，说明眼压不高的 NTG 病人群确实存在。

（三）鉴别诊断

因为是眼压不高的视神经病变，所以在临床上特别需要与其他引起视神经萎缩的疾病相鉴别。

1. 颅内病变（如肿瘤）、鼻窦病变

视盘多表现为苍白区大于凹陷区，容易影响中心视力，视野缺损有相应病变的特点。临床上有些患者的眼底改变与青光眼性视神经病变很相似，要注意鉴别，对于临床上怀疑 NTG 的患者，特别是对年轻患者以及中心视力下降者。可以通过影像学检查鉴别，如 CT、MRI 等，排除颅内肿瘤等。

2. 前部缺血性视神经病变

急性期视盘苍白水肿、视力骤然下降，不容易与 NTG 混淆。急性期后的视神经萎缩需要与 NTG 鉴别，主要依据前者有急性视力下降病史、视盘多数凹陷不明显，色泽苍白，有时视盘边界不太清楚。但也有个别与青光眼性视盘改变极为相似。

3. 继发性青光眼（如青光眼睫状体炎综合征、糖皮质激素性青光眼等）

青光眼睫状体炎综合征发作期有眼压升高、存在 KP，不易与 NTG 混淆。有些患者虽然反复发作造成青光眼性视神经损害，但是急性期发作症状不明显而未就诊，发现视神经萎缩和视野缺损时正处于疾病静止期，容易误诊为 NTG。糖皮质激素性青光眼患者，停用激素后眼压正常，但是残留了青光眼性视神经病变，容易与 NTG 混淆，可通过仔细病史询问鉴别。

（四）治疗

治疗上无根治的办法。虽然眼压在正常范围内，但是最有效的治疗还是通过进一步降低眼压，来延缓视野的恶化。治疗上强调长期而稳定地降低眼压，终身定期复查随访视神经和视野，及时调整治疗方案，最大可能地保持视功能。

国外完成的"正常眼压性青光眼的合作研究（CNTGS）"结果显示，经过 5 年降眼压（比基线降低 30%）治疗随访，视野恶化率降低为 12%，而未治疗的对照组为 35%，说明对于正常眼压性青光眼，降低眼压能够延缓视野的进展，同时也说明，降低眼压只能使病情延缓，并不能完全阻止 NTG 患者的视野恶化。这从另一侧面进一步反映了除眼压因素以外，还有其他因素参与损害的发生。

对于 NTG 早期患者，由于视野损害较轻，可以暂时不施行降眼压治疗，而是随访观察 1～3 个月，目的是很好地了解患者的眼压波动水平，进一步排除其他致病因素，确认 NTG 的诊断、进展情况以及设定目标眼压。

（1）对于视野缺损严重并且有进展者或者视野缺损接近中心注视点者，需要积极治疗，将

眼压比基线降低 30％以上（最好降至 12mmHg 以下），能够有效延缓病情。

（2）对于基线眼压在 10～12mmHg 甚至更低者，除了眼压，存在其他致病因素如视神经缺血等的可能较大。在这种情况下，一方面进一步降低眼压存在难度与风险，另一方面降低眼压所起的作用不如前者明显，所以临床上在努力降低眼压至 10mmHg 以下的同时，更需要加强全身综合治疗以及视神经保护治疗。

（3）临床上还有一小部分正常眼压性青光眼患者病情稳定，数年视野不恶化，对于这样的患者，不需要过度降眼压治疗，治疗可根据情况，眼压一般控制在 15mmHg 左右即可。

降低眼压的治疗方法与原发性开角型青光眼高眼压型相同，包括药物治疗（降眼压眼药水）、激光小梁成形术、滤过手术。除此之外，需要更加注意综合全身情况，特别是血压等，同时在理论上应该更加注重视神经保护治疗，如银杏叶制剂、维生素等治疗，但是各种视神经保护治疗药物的疗效还需严谨的临床研究来证实。

四、色素性青光眼

色素颗粒沉积于房角为其特征。有色素播散综合征与色素性青光眼之分。色素播散综合征是周边部虹膜后凹，与晶状体悬韧带接触、摩擦，导致色素释放。色素性青光眼的小梁网房水外流受阻并非色素颗粒的单纯性阻塞，还与小梁网内皮细胞吞噬功能异常等有关。色素性青光眼在西方国家占青光眼的 1％～5％，我国少见。

临床特征：裂隙灯下可见到 Krukenberg 梭，呈垂直方向，位于角膜后中央区中下部的角膜内皮上有梭形色素沉着，下端稍宽。虹膜的前表面也可有色素沉着，多在轮沟内。周边虹膜透光缺损呈整个环状的散在分布。整个前房角，尤其是后 3/4 的小梁网有明显的深棕色、黑色色素沉着，小梁网色素沉着的程度通常为 3～4 级。色素播散过程有活动期和静止期。如果眼压＜21mmHg，称"色素播散综合征"如眼压＞21mmHg，则称"色素性青光眼"，整个色素播散综合征中约 1/3 发生青光眼。

因其特征性表现，临床易于做出诊断，用 UBM 可提供纵切面观察周边虹膜后凹的形态及其与晶状体悬韧带的关系，有助诊断。需要与其他小梁网色素异常的病理状况做鉴别。

色素性青光眼治疗：①药物治疗。降低眼压选用 β 受体阻滞药、碳酸酐酶抑制药等，缩瞳药作用尚待研究观察。②激光治疗。小梁成形术针对升高的眼压治疗。周边虹膜成形术同时作周边虹膜切开术可以解除瞳孔反向阻滞。③手术。周边虹膜切除术，术后见到虹膜变得平坦，其效果须长期随访验证，滤过性手术适用于已有明显视神经或视功能损害的患眼。

五、剥脱性青光眼

剥脱综合征为一类常伴有青光眼的系统性、特发性疾病。在剥脱性青光眼患眼内见到灰色斑片样物质，曾有"假性剥脱"等名称。剥脱综合征患者中青光眼的发病率为 7％～63％。患剥脱综合征的男、女比为 1：3，但男性患者发生青光眼的约比女性多一倍。累及双眼或单眼。普遍认为是一种与细胞表面相关物质的过多产生或异常破损为特征的细胞外间质疾病。

临床特征：灰白色物质沉积在晶状体前表面，是最重要诊断体征。典型分 3 个区带：相对匀质的中央盘区;周边的颗粒层带;分隔二者的清洁区。该剥脱物质可见于虹膜、瞳孔缘、角膜内皮、前房角、晶状体悬韧带和睫状体,白内障摘除术后可见于晶状体后囊膜、人工晶状体表面、玻璃体前界面以及玻璃体条索上。对侧眼也可有同样的剥脱物质存在。此外,剥脱物质也存在于眼球外的眼部组织以及眶外组织器官中,主要局限在结缔组织或筋膜部分。晶状体表面的剥脱物质也能引起虹膜色素上皮的破损和色素颗粒的释放。

剥脱性青光眼典型的表现为开角型青光眼,系剥脱物质和色素颗粒共同阻塞小梁网以及小梁网内皮细胞功能异常所致。25%可呈急性眼压升高,部分病例可伴发闭角型青光眼。

须鉴别的有色素播散综合征和囊膜剥离疾病(也称"真性剥脱"),后者见于高温作业者,伴白内障但少有青光眼,系热源性白内障形成的卷起透明膜。另外虹膜睫状体炎或铜异物等引起的毒性剥脱,外伤所致的损伤性剥脱,根据有关病史和体征,不难鉴别。

剥脱性青光眼平均眼压较高,视功能损害进展较快,对药物治疗的反应也差。药物治疗降眼压可选用β受体阻滞药、碳酸酐酶抑制药等,缩瞳药能减少瞳孔运动,减少剥脱物质和色素播散,又改善房水引流,但易于形成后粘连,有的病例加重病情。激光小梁成形术用于开角型青光眼,周边虹膜切除术适用于瞳孔阻滞的解除,如上述治疗无效,则行小梁切除术。

六、高眼压症

我国正常人的眼压值是 $10\sim21mmHg$,正常人的平均眼压是 $15\sim16mmHg$,平均值加 2 倍标准差($M\pm2SD$),作为正常范围,则约有<5%的正常人眼压超出其值,也就是>$21mmHg$,由于高眼压是最重要的青光眼体征,虽在大于该数值的人中绝大部分仍属于正常人,而部分可能是早期青光眼。人们把这部分仅为眼压>$21mmHg$者称为"高眼压症"。也因为部分人可能是早期开角型青光眼,所以又称"疑似青光眼""青光眼前期"等。

所谓高眼压症系指反复测眼压均>$21mmHg$,而视野、眼底均正常者,它的发病率约在6%,是开角型青光眼的 15 倍左右。主要见于 40 岁以上的女性,所以可能与内分泌、更年期等有一定的联系,除视疲劳外,并无特殊不适主诉,10 年随诊有 10%左右可能发生开角型青光眼。

高眼压症多数无须治疗,眼压有可能缓慢下降,但临床随诊很重要,眼压越高发生青光眼的可能性越大,人们通常把高眼压症的治疗标准定为眼压>$30mmHg$,除眼压偏高外,对有青光眼家族史、近视、双眼 C/D 不一致或一眼偏大者、C 值低、眼底视盘有出血者、老年人、糖尿病、类固醇治疗高眼压反应者应开始局部抗青光眼治疗,定期观察非常重要。

第四节 先天性青光眼

一、婴幼儿型青光眼

婴幼儿型青光眼是指新生儿或 3 岁内发病,主要因小梁网或前房角发育异常,导致房水外流受阻的一种青光眼。其发病有遗传因素,但确切的遗传方式仍有不同报道,大多数认为是常染色体隐性遗传,但也有部分家系显示常染色体显性遗传。近来认为是多因素遗传所致。

（一）临床表现

（1）具有畏光、流泪、眼睑痉挛三联征，尤其是在强光下。

（2）角膜增大，横径＞12mm。

（3）角膜雾状水肿，有后弹力层破裂（Haab线）。

（4）眼球增大，前房深。

（5）常为轴性近视眼。

（6）眼压升高。

（7）前房角镜下可见前房角为宽角，虹膜根部附着点靠前，虹膜根部前基质层变薄，可见充血迁曲的血管祥，小梁网出现鲨革样粗糙外观等。

（8）眼底视神经乳头凹陷扩大，进展较快。

（二）诊断

根据患儿典型的症状和体征，诊断并不困难。

（三）鉴别诊断

（1）合并其他眼部或全身发育异常的先天性青光眼。

（2）先天性泪道阻塞有过分流泪症状，但无眼压升高、眼球增大等表现。

（3）角膜上皮擦伤。

（4）先天性大角膜眼压正常。

（5）产伤引起的角膜后弹力层破裂。

（6）角膜后部多形性营养不良所致的后弹力层改变。

（四）治疗

1.药物治疗

除滴用缩瞳剂有可能升高眼压外，其他用于成人的局部降眼压药物都可使用，但溴莫尼定可能对儿童中枢有抑制作用，应该尽量避免，首选 β 阻滞剂和前列腺素衍生物。

2.手术治疗

（1）控制眼压可采用前房角切开术、小梁切开术或小梁切除术。

（2）如果眼压控制后角膜持续混浊，可考虑行穿透性角膜移植术。

二、伴发全身或眼部异常的原发性青光眼

（一）Axenfeld-Rieger 综合征（A-R 综合征）

本症是妊娠后期发生的眼前节中胚叶发育不全引起。所有 A-R 综合征患者均有一些共同的特征：双侧眼部的发育异常；常有家族史，常染色体显性遗传；没有性别差异；频发全身发育缺陷；伴有青光眼的高发。A-R 综合征可见于从出生到成年的任何年龄段，大多数发现于婴幼儿和儿童期。确诊依据包括：虹膜异常或其他眼部异常、先天性青光眼的体征、全身异常。

1.体征

A-R 综合征通常包括以下 3 种表现。

（1）Axenfeld 异常（后胚胎环）：Schwalbe 线特别突出，在角膜缘内呈一玻璃样半透明的环。裂隙灯下可以很容易地看到前移的 Schwalbe 环，它是接近房角处的角膜中胚叶组织的增殖。在房角镜或裂隙灯下可见周边虹膜有大的索条伸向 Schwalbe 线，有时在某些区域 Schwalbe 线与角膜脱离。这种房角改变称为"Axenfeld 异常"，这种虹膜索条可能遮盖部分或全部小梁。约半数患者伴发青光眼。

（2）Rieger 异常：是双侧虹膜实质发育不全、后胚胎环、房角异常、伴有瞳孔异位及多瞳症，但没有原发性虹膜萎缩所具有的那种新形成的周边前粘连。并易于发生青光眼。青光眼多于 10～30 岁发病。此外常伴有牙齿异常。偶尔可合并白内障。在一个家族中有的成员可有上述全部异常，而其他成员可仅有轻度异常。

（3）Rieger 综合征：眼部表现为 Rieger 异常且合并全身的发育缺陷如：牙冠变小、牙齿数目减少但排列平整、牙齿缺失以及面部发育异常。

2.鉴别诊断

分子遗传学的研究是这类疾病的最终诊断。当然，有些需要临床鉴别。

（1）虹膜角膜内皮综合征（ICE 综合征）：角膜内皮细胞异常增殖，单眼发生、缺乏家族史，青年期发病。

（2）Peters 异常：累及中央角膜、虹膜和晶状体。

（3）无虹膜：青光眼伴有虹膜和前房角的发育异常。

（4）眼齿指发育不良：眼齿异常，偶有轻微的虹膜实质发育不全，前房角缺陷，小眼球和青光眼。

3.治疗

除了婴儿期的病例，通常首先进行药物治疗，可选用减少房水生成的药物，缩瞳药通常无效。必要时可手术治疗，手术包括：房角切开术、小梁切开术、小梁切除术、引流物植入术以及睫状体破坏术。

（二）Peters 异常

Peters 异常出生时发病，双眼发生。大多数为散发，少数报道为常染色体隐性遗传。典型病例不伴有其他异常，少数报道伴有耳部、口面、心脏、泌尿生殖系统、脊柱及骨骼肌肉系统缺陷。Peters 异常可由 PAX6、PITX2、CYP1B1 以及 FOXC1 基因突变引起。

1.体征

角膜中央后弹力层及角膜内皮的缺损，导致角膜实质变薄和混浊，可有虹膜前粘连。青光眼在出生时就发病，但机制不清。

2.鉴别诊断

须与婴幼儿期角膜混浊、后角膜圆锥以及先天性角膜白斑和葡萄肿相鉴别。

3.治疗

青光眼需要手术治疗，对于严重的病例，需要实施引流物植入术或睫状体破坏术。穿透性角膜移植通常是必需的。

（三）无虹膜

无虹膜是以先天性正常虹膜缺失为特征的双侧发育异常，常在周边部残存少量虹膜组织。

无虹膜伴有多种眼部异常,其中有的是出生时发病,有的是儿童期或青年期才发病。某些类型的无虹膜伴有全身异常。无虹膜以常染色体显性方式遗传,与 PAX6 基因突变有关,位于染色体 11p13 上,靠近 Wilms 肿瘤(肾母细胞瘤)的易感基因。

1.体征

根据伴有的眼部或全身异常,无虹膜分为 4 种表型:伴有黄斑发育不良、眼球震颤、角膜血管翳、青光眼和视力下降;以虹膜改变为主,视力正常;伴有 Wilm 肿瘤或其他泌尿生殖系统异常;伴有精神发育迟缓。

(1)虹膜:由于发育不全,只能从房角镜下观察虹膜残根,但少数病例可轻易观察到虹膜组织。

(2)角膜:大部分病例在早期发生角膜周边部的血管翳和混浊,以后随着年龄的增长逐渐向角膜中央部进展。少数病例可见虹膜角膜粘连和角膜晶状体粘连。

(3)晶状体:可有局限性的先天性晶状体混浊,随着年龄增长而发展导致视力下降。有的病例可有晶状体半脱位、先天缺失或被重吸收。

(4)黄斑凹发育不良:较常见,典型的病例表现为视力下降、眼球震颤。

(5)其他眼部或全身异常:脉络膜缺损、永存瞳孔残膜、角膜硬化视网膜母细胞瘤以及哈勒曼－斯特雷夫综合征(Hallermann-Streiff 综合征)和蜘蛛指综合征(Marfan 综合征)。

(6)并发青光眼:青光眼发生于 50%～75% 的无虹膜患者,但通常不会在儿童晚期或青少年期前发生。原因可能是虹膜残根造成前房角进展性阻塞病变所致。

2.辅助诊断

影像诊断:虹膜视网膜血管造影,显示异常的虹膜血管重塑,导致虹膜血管环不完整以及视网膜黄斑无血管区减小。

3.治疗

药物治疗为首选,以减少房水生成的药物为主,但通常会逐渐失效。此时需要手术治疗,而小梁切除术为首选。其他可选择的术式还有小梁切开术、引流物植入术和睫状体破坏术。但是,所有手术方法的成功率均不高,视力改善有限。

(四)Marfan 综合征

本症于 1896 年首先由 Marfan 报告,除眼部畸形外还伴有肢体细长,臂长过膝,掌骨、指骨、跖骨、趾骨均细长(蜘蛛指),先天性心脏血管和肺部畸形等。

1.体征

Marfan 综合征中约 80% 有眼部病变。晶状体悬韧带脆弱、易于断裂,常有晶状体半脱位或脱位。房角发育异常,有中胚叶组织残存,Schlemm 管的大小、形状和部位不规则等。部分病例可合并青光眼,常因晶状体脱位和房角发育异常所致。此外,尚可有视网膜脱离、瞳孔残膜、虹膜缺损、斜视和眼球震颤等。

2.治疗

如晶状体移位明显,瞳孔无晶状体区较大,可用镜片矫正视力。对于继发性青光眼应根据晶状体移位的情况而采取不同措施:晶状体嵌于瞳孔区而致瞳孔阻滞者,可先用散瞳剂,如症状不能缓解可作虹膜切除或晶状体摘除术;晶状体脱位于前房者则摘除之;如伴有房角发育异常,则按婴幼儿型青光眼处理。

(五)球形晶状体短指综合征(Marchesani 综合征)

本病是一种眼部畸形合并骨骼改变的先天性疾患,与 Marfan 综合征的骨骼改变相反,其肢体、指、趾短粗,皮下脂肪丰富,肌肉发育良好。

1.体征

除晶状体小呈球形及伴有脱臼外,常由于悬韧带松弛致使晶状体前后凸度增大而形成瞳孔阻滞和晶状体性近视。由于瞳孔阻滞、房角异常和晶状体脱位等,所以青光眼的发生率较 Marfan 综合征明显增多。此外,尚可发生白内障、上睑下垂、瞳孔残膜和眼球震颤等病变。

2.治疗

与 Marfan 综合征相同。

(六)颜面血管瘤青光眼综合征(Sturge-Weber 综合征)

Sturge 和 Weber 对本病做了详细叙述,故称为"Sturge-Weber 综合征"。

1.体征

(1)皮肤血管瘤:常位于三叉神经第一支分布区域,口腔和鼻腔的黏膜也常受侵。

(2)眼部改变:主要表现为青光眼、脉络膜血管瘤和视网膜血管扩张等。常在儿童或成年时才发生青光眼。成年者为慢性单纯型。发生机制可能是由于眼内血管瘤淤血,增加了眼内容积,或由于血管增多、扩张而使房水生成增加,或因中胚叶组织残留或虹膜有异常血管阻塞房角,以及涡状静脉回流受阻、上巩膜静脉压升高等所致。

(3)脑膜血管瘤及颅内钙化点可引起癫痫、偏瘫及精神异常等症状。

2.治疗

可滴用噻吗洛尔、肾上腺素及毛果芸香碱等药物,也可做滤过手术。

(七)弥散性神经纤维瘤病

1.体征

本病为家族性遗传性疾患。全身的末梢神经纤维增殖,形成广泛的大小不等的结节,多发生于皮肤,也可发生于内脏,同时有皮肤色素沉着。

神经纤维瘤常侵犯眼睑和眼眶,引起眼睑下垂、眼球突出而眼眶扩大。在眼部受侵者中约50%合并青光眼。虹膜表面有散在的小结节及大片颜色加深的区域,可直达房角。神经纤维瘤也可直接侵犯房角,或由于肿物使虹膜移位而发生周边前粘连,或因房角发育不全而使眼压升高。

2.治疗

本病并发青光眼时,根据青光眼的严重程度、发病年龄及不同发病机制,采取对应治疗措施。药物控制不佳时,考虑滤过手术治疗。儿童发病合并开角型青光眼可考虑房角切开术,或小梁切开术。对房角已经关闭的患者,施行小梁切除术。

第三章　耳部疾病

第一节　耳部常见急症

一、外耳外伤

（一）临床表现

1.耳局部症状

（1）耳郭血肿：耳郭血肿多发生于挫伤之后，因暴力使耳部血管破裂，血液淤积于软骨与软骨膜之间。在耳郭表面可见呈半圆形红色的皮下肿块，质软。患者除有局部疼痛外，无其他明显症状。耳郭血肿如果没有得到及时治疗可发生感染或逐渐发生机化及钙化。

（2）出血：耳郭的血液供应丰富，前后主要有颞浅动脉和耳后动脉供应，且两者之间有细小分支相吻合。因此，耳郭外伤时若伤及上述动脉会导致大量出血，一般压迫可暂时停止。

2.全身症状

患者可有头晕。单纯外耳外伤的患者全身症状较少见。当合并其他器官外伤时，可出现血压、呼吸、脉搏等生命体征的变化及相应器官外伤的表现。

（二）检查

所有外伤患者的检查，首先要注意患者的生命体征，其次要检查受伤部位和身体其他部位的改变。病情严重时，常须边检查边治疗；在患者有意识障碍、病情不允许搬动或者某一部位伤情严重而掩盖其他部位征象等情况下，医师须凭经验先做出初步判断，然后再仔细检查。

（三）诊断

根据患者的外伤史及查体所见可基本做出诊断。须对外伤的严重程度做出初步评估，严重程度评估包括伤口的深度、污染程度，生命体征，并发症的发生等，如外耳损伤伴有听力损失、鼓膜破裂或鼓室积血或有眩晕、面瘫者皆为中耳及内耳受损所致，则应考虑颞骨骨折。

（四）治疗

1.耳郭血肿的处理

因耳郭皮下组织较少，血液循环较差，血肿不易自行吸收。可在无菌操作下，用粗针抽出积血后进行加压包扎。如反复行之无效，可于血肿上做一与耳轮平行的切口，排出积血或取出血块，再做加压包扎，严防感染。

2.外耳道的处理

治疗以预防感染为主，局部进行严格消毒，严禁行外耳道冲洗。用抽吸的方法或用小刮匙及细棉签清除土、耵聍及脱落破碎组织。尽量保持外耳道干燥,不宜涂搽甲紫液,以免妨碍观察,必要时可用消毒卷棉子轻拭后,以消毒的抗生素软膏纱条或碘仿纱条填塞外耳道,防止感染及外耳道狭窄。如肉芽生长过多,且有狭窄的趋势者,可在感染控制后,彻底刮除肉芽组织,并将骨性外耳道骨质磨除一部分,并加以植皮,以扩大外耳道。

3.全身治疗

为预防感染,选用足量广谱抗生素,预防继发感染。伤口较深时须注射破伤风免疫球蛋白。

二、鼓膜外伤

(一)临床表现

突感耳痛、听力立即减退伴耳鸣,外耳道少量出血和内耳闷塞感。偶伴眩晕、恶心及混合性听力损害。

(二)检查

鼓膜多呈不规则状或裂隙状穿孔,外耳道可有血迹或血痂,穿孔边缘可见少量血迹。若出血量多或有水样液流出,示有颞骨骨折或颅底骨折所致脑脊液耳漏。听力检查为传导性或混合性听力损害。

(三)治疗

(1)除外耳道内存留的异物,外耳道口可用消毒棉球堵塞。

(2)避免感冒,切勿用力擤鼻涕。

(3)禁用外耳道冲洗或滴药。绝大多数的外伤性穿孔可于3～4周自愈。较大而不能自愈的穿孔可行鼓膜修补术。

三、颞骨骨折

(一)分型

1.纵行骨折

多由颞部和顶部受到撞击所致。骨折线与岩部长轴平行,极少伤及内耳,常伴有中耳结构受损。表现为耳出血、传导性聋或混合性聋。如伤后即刻出现面瘫者宜尽早手术探查减压,迟发性面瘫可保守治疗,多能逐渐恢复。脑膜破裂,则有脑脊液。

2.横行骨折

较少见。主要由枕部受到暴力所致。骨折线与岩骨长轴垂直,常有耳蜗、前庭及面神经受损症状。如感音性聋、眩晕、自发性眼震、面瘫和血鼓室等。面瘫发生率约为50%,且不易恢复。

3.混合型骨折

更少见。常由于颅骨多发性骨折,可同时发生颞骨纵行与横行骨折线,引起鼓室、迷路骨折,出现中耳与内耳症状。

4.岩尖骨折

很少见,可损伤第Ⅱ～Ⅵ对脑神经,相应眼部症状以及三叉神经痛或面部感觉障碍。岩尖骨折可损伤颈内动脉,导致致命性大出血。

颞骨骨折可伴发脑脊液漏。脑脊液漏初期呈浅红色,以后逐渐变为清亮液体,化验检查为含糖液体(可用查糖尿的试纸)。

(二)治疗

(1)保持呼吸道通畅,必要时应行气管切开术。

(2)控制出血,及时补液或输血,以防止失血性休克,维持循环系统的正常功能。

(3)及时应用抗生素,预防颅内或耳部感染,注意耳部消毒。如有脑脊液漏,采取头高位或半卧位,多数脑脊液漏可自行停止。如超过2～3周仍未停止者,可经耳部经路修补硬脑膜缺损,以控制脑脊液漏。

(4)颞骨横行骨折引起的周围性面瘫,尽早手术减压。对鼓膜穿孔、听骨链离断、传导性聋或面神经麻痹等病症,可择期行鼓室成形术或面神经手术。

四、外耳道异物

外耳道异物种类很多,儿童多见为各种小玩具、植物类及昆虫类。

(一)诊断

根据症状及局部检查,容易做出诊断。

1.症状

一般异物可无明显症状,家长偶然发现。较大异物可出现耳闷,昆虫类异物可造成患儿恐慌、哭闹及耳痛等。

2.体征

耳镜检查多可发现,但应注意有时候异物位置较深或被耵聍包裹则有漏诊可能。

(二)治疗

必须取出,特殊异物或患儿不配合可选择全身麻醉下取出,以避免损伤外耳道及鼓膜。

第二节 外耳疾病

一、耳郭假性囊肿

耳郭假性囊肿特指发生在耳郭软骨内的无菌性浆液性渗出性炎症。本病存在多种命名,曾被称为"耳郭非化脓性软骨膜炎""耳郭浆液性软骨膜炎""耳郭软骨间积液"等。好发于30～50岁男性,一般发生于一侧耳郭。表现为耳郭外侧面有囊肿样隆起。

(一)病因与发病机制

耳郭假性囊肿病因尚不清楚,目前认为与机械性刺激、挤压有关,造成局部微循环障碍,引起组织间的无菌性炎性渗出而发病。常见耳郭外侧面出现一个半球形的无痛囊性隆起,有张力,有透光性,穿刺抽取物常为淡黄色清液。

(二)临床表现

(1)耳郭外侧面出现局部性隆起,部位多位于耳郭前面上半部,以舟状窝、三角窝为多见。

常因刺激后加速增大。

(2)有弹性感和波动感,无明显疼痛,表面皮肤色泽正常。

(3)小囊肿仅皮肤局部显隆起,囊肿增大时可有发胀、灼热和发痒感。

(4)穿刺可抽出淡黄色液体,生化检查为丰富的蛋白质,细菌培养无细菌生长。

(三)诊断与鉴别诊断

依据以上临床表现即可确诊。须注意与耳郭化脓性软骨膜炎相鉴别。后者除局部皮肤肿胀,还可表现为皮肤充血,压痛明显,穿刺可有脓性分泌物抽出。

(四)治疗

耳郭假性囊肿治疗的目的在于消灭囊腔,防止囊液再生。目前常用的方法如下。①早期无明显积液时可用超短波、磁疗、冷冻等物理治疗,防止渗出,促进吸收。②囊肿形成后,可穿刺抽液,而后加压包扎。加压包扎的方法较多,包括耳郭前后以磁铁固定、石膏模压迫固定或直接以棉球或细纱条依耳郭形状加压包扎。但以上方法效果均不甚理想。近年有报道用微波于囊肿表面及软骨面做点状烧灼,效果似乎较佳。③囊肿穿刺后持续负压吸引,疗效较好。④手术治疗。以上方法均无效时可考虑手术治疗。麻醉后切开囊肿,彻底吸出积液,切除单层软骨,充分搔刮囊壁形成新鲜创面而后放置引流条加压包扎。

(五)预防

耳郭假性囊肿可能与长期机械摩擦有关,因此,应提醒患者,平时勿养成揉擦耳郭的习惯。

二、耵聍栓塞

外耳道软骨部皮肤具有耵聍腺,其淡黄色黏稠的分泌物称为“耵聍”。若耵聍逐渐凝聚成团,阻塞于外耳道内,即称“耵聍栓塞”。

(一)诊断

(1)外耳道未完全阻塞,可无自觉症状,阻塞严重者可出现听力下降、耳闷胀感、耳鸣、反射性咳嗽甚至眩晕,遇水膨胀时可致听力骤降,压迫皮肤严重继发感染时,出现耳部剧痛及头痛。

(2)专科检查可见外耳道内有棕色或黑色的耵聍团块阻塞,团块与外耳道皮肤之间常无间隙,触之质软,活动度差。

(二)治疗

1.耵聍钩取出法

将耵聍钩沿外耳道后、上壁与耵聍栓之间轻轻伸至耵聍后方,将其钩出。

2.外耳道冲洗法

耵聍钩取出法困难者,可先用5%～10%碳酸氢钠溶液滴耳,每1～2小时1次,3～4小时后待其部分或全部融化,再冲洗。但注意,如合并外耳道感染或急、慢性化脓性中耳炎时,禁用冲洗法。

3.吸引法

对于水渍、感染或经药物软化后的耵聍均可采用此法。对于外耳道狭窄者更为适宜。

三、外耳道疖

外耳道疖是发生于外耳道软骨部皮肤的单个毛囊及其周围组织的急性局限性化脓性炎症。多为单发,常见于夏季或炎热潮湿地区。外耳道软骨部皮肤含毛囊、皮脂腺和耵聍腺等皮肤附属器,遭细菌侵入感染而形成脓肿,常见致病菌为金黄色葡萄球菌。常见病因为:①挖耳,外耳道皮肤损伤,细菌感染;②外耳道进入不洁水,如游泳、洗头或外耳道冲洗,长期浸泡致感染;③周围炎症刺激,如化脓性中耳炎中耳流脓及外耳道湿疹均可诱发本病;④全身或局部免疫力下降,如糖尿病、慢性肾炎、慢性便秘、营养不良等。

(一)诊断

1.剧烈耳痛

可放射至同侧头部,颞下颌关节运动时可加剧。婴幼儿可表现为原因不明的哭闹伴体温升高,患儿不愿卧向患侧,触碰患耳时哭闹不止。

2.流脓

疖肿成熟,尖端中央现黄白色脓点;疖溃破,可有稠脓流出伴血迹,特点为量少、稠厚、无黏液。

3.听力下降

如疖肿堵塞外耳道可影响听力。

4.外耳道红肿

外耳道软骨部皮肤局限性红肿,触痛、耳屏压痛及耳郭牵拉痛明显。

5.淋巴结肿大

据疖肿发生部位,可有耳前、耳后或耳下淋巴结肿大伴压痛。

6.耳郭后沟消失

发生于后壁之疖肿,重者耳后软组织可现红肿,致耳郭后沟消失,耳郭耸立。

7.全身症状

重者体温升高,全身不适。

(二)鉴别诊断

需要与急性乳突炎、慢性化脓性中耳炎耳后骨膜下脓肿相鉴别(见表 3-2-1)。

表 3-2-1　外耳道疖与急性乳突炎、慢性化脓性中耳炎耳后骨膜下脓肿鉴别要点

	外耳道疖	急性乳突炎	慢性化脓性中耳炎耳后骨膜下脓肿
病史	可有挖耳病史	有急性化脓性中耳炎病史	有急、慢性化脓性中耳炎病史
体温	一般正常	多有发热,重者可达 40℃	多有发热
耳痛	咀嚼、张口时加重	耳深部痛,可伴同侧头痛	耳内及耳后疼痛,可伴同侧头痛

续表

	外耳道疖	急性乳突炎	慢性化脓性中耳炎耳后骨膜下脓肿
压痛	耳郭牵拉痛,耳屏压痛。乳突尖和鼓窦区无压痛	乳突尖和鼓窦区常有压痛	耳后波动感、压痛
听力	正常或轻度传导性听力损失	传导性听力损失	传导性听力损失
耳分泌物	稠脓,量少	黏液脓性,量多	黏液脓性,搏动
鼓膜	正常	充血,可穿孔	多穿孔或急性充血
耳郭后沟	存在	可消失	消失
颞骨CT	正常	鼓室及乳突气房模糊,可见液气面	乳突气房间隔破坏,骨皮质破坏

(三)治疗

1.局部治疗

(1)疖未成熟:鱼石脂甘油纱条敷于疖肿处,每日更换;加用局部热敷、微波治疗促进炎症消散或疖肿成熟。未成熟疖成熟前勿切开,防止炎症扩散。

(2)疖成熟:挑破疖之尖端,用棉签将脓栓挤出;如疖较大,顺外耳道长轴方向切开排脓,脓液应做细菌培养和药敏实验,脓腔置引流条,逐日或隔日换药。切忌行耳道内横行切口,以免形成外耳道狭窄。

2.全身治疗

重者须口服抗生素。因病原菌多为金黄色葡萄球菌,首选青霉素或大环内酯类抗生素或依据细菌培养和药敏实验结果选择敏感抗生素。

四、弥散性外耳道炎

弥散性外耳道炎是外耳道皮肤及皮下组织的广泛的感染性炎症,为耳科临床常见病,与气温和湿度密切相关,故又称"热带耳",临床上分急性和慢性两类。正常外耳道皮肤及附属盯聍腺的分泌对外耳道具有保护作用,遇细菌或病毒侵入感染发生急性弥散性外耳道炎,炎症迁延不愈可转为慢性。在温带地区,常见致病菌以金黄色葡萄球菌和溶血性链球菌多见,热带地区以铜绿假单胞菌为多。常见病因为水液浸渍、温度和湿度变化、外伤、全身性疾病致免疫力下降。

(一)诊断

主要通过症状与体征诊断。

1.急性弥散性外耳道炎

症状与疖肿相似,早期灼热感,轻微疼痛,逐渐加重甚至坐卧不宁,咀嚼或说话时严重。检查轻者仅见外耳道皮肤充血肿胀,表面覆有臭而黏稠的分泌物或碎屑。重者外耳道肿胀明显致外耳道狭窄闭塞,皮肤溃烂,分泌物呈浆液性。耳屏压痛和耳郭牵拉痛明显。

2.慢性弥散性外耳道炎

耳痒不适,外耳道皮肤增厚,管腔变窄,常积聚有脱落上皮碎屑和具有臭味的灰白色豆渣状分泌物。病程长者,可致外耳道狭窄而听力减退,鼓膜光泽消失、增厚、标志不清,甚至有小肉芽形成。

(二)鉴别诊断

1.化脓性中耳炎

急性化脓性中耳炎听力减退明显,多有全身症状;早期剧烈耳痛,流脓后耳痛缓解。检查可见鼓膜充血或穿孔,脓液呈黏脓性。慢性化脓性中耳炎听力明显下降,鼓膜穿孔,流黏性脓。当急、慢性化脓性中耳炎脓液刺激致急、慢性外耳道炎时,需要清除外耳道及鼓膜或鼓室脓液或干痂,仔细鉴别。必要时给予局部用药,密切随诊。

2.急、慢性外耳道湿疹

大量水样分泌物和外耳道奇痒是急性湿疹的特征,一般无耳痛。检查见外耳道肿胀,可见丘疹或水疱。慢性湿疹时局部奇痒并有脱屑,可有潮湿,清理后见鼓膜完好。

3.外耳道疖肿

症状与急性弥散性外耳道炎类似,但外耳道红肿或脓肿多较局限。

(三)治疗

1.急性弥散性外耳道炎

可全身应用敏感抗生素抗感染,重者可用镇痛药。禁止外耳道过多机械性摩擦以避免皮肤损伤。外耳道红肿时,局部可敷10%鱼石脂甘油棉条以促消肿。

2.慢性弥散性外耳道炎

清除外耳道分泌物和痂皮,保持外耳道清洁,可联合应用抗生素和可的松类软膏。积极治疗化脓性中耳炎及相关全身疾病。如导致外耳道狭窄闭锁等并发症,可在炎症治愈后行外耳道成形术。

五、坏死性外耳道炎

坏死性外耳道炎是外耳道皮肤、骨质、颅底及周围软组织的进行性坏死性炎性疾病,又称"恶性外耳道炎"。以耳痛、流脓、外耳道蜂窝织炎和肉芽肿为特征,可累及面神经及多组脑神经。50%发生于中、老年糖尿病患者,亦有发生于获得性免疫缺陷综合征、肾移植、骨髓移植和急性白血病等机体免疫力低下患者。病原菌多为铜绿假单胞菌,约占90%。

(一)诊断

1.症状与体征

(1)起病急,持续剧烈耳痛,逐渐加重,可放射至同侧头部;耳流脓,可为血性;可引起相关脑神经损害,如面瘫、颈静脉孔综合征等。

(2)耳屏、耳郭肿胀,可有耳周软组织肿胀,明显触痛和牵拉痛。外耳道皮肤红肿,触痛,有水肿的肉芽和坏死物或可探及坏无效腔。

(3)外耳道流脓或有脓血性分泌物。

2.特殊检查

CT检查可见外耳道骨部和颅底骨质破坏。病变侵犯脑神经可见相关脑神经受损体征。

3.坏死性外耳道炎临床分期

Ⅰ期:炎症局限于外耳道及乳突气房。

Ⅱ期:Ⅰ期加颅底骨质骨髓炎及脑神经麻痹。

Ⅲ期:Ⅱ期加炎症波及颅内。

(二)鉴别诊断

本病早期易误诊为外耳道普通炎症和疖肿,因此,对中老年糖尿病患者的进行性加重的外耳道炎,经积极抗感染治疗无效者应怀疑此病。应鉴别严重外耳道炎或良性坏死性外耳道炎。除典型症状体征外,本病 CT 检查可见骨皮质破坏,MR 示颞骨下软组织异常。而严重外耳道炎无邻近骨质破坏。

(三)治疗

本病为可致死性感染性疾病,如合并面瘫,病死率 50%,合并多发脑神经损害,病死率80%以上。因此,早期诊断和治疗尤其重要。

1.全身治疗

积极控制糖尿病,免疫功能障碍等全身性疾病。加强营养,纠正贫血,增强机体免疫力。另外,行高压氧治疗可解决组织缺氧,增强对病原菌的杀伤力。

2.全身抗感染治疗

依据细菌培养和药物敏感试验选择敏感抗生素。以早期、大剂量、足疗程为原则,一般持续 6 周以上,至病灶完全吸收为止,可选用氨基糖苷类抗生素联合半合成青霉素、头孢他啶或环丙沙星,同时应注意抗生素的耳毒性和肾毒性。

3.手术治疗

依据病变累及的范围,实施根治性清创术十分重要,以达到彻底清除病灶,防止炎症扩散的目的。

六、外耳湿疹

本病多因过敏体质、脓液浸渍,化脓性感染等所致,以耳部及其周围皮肤弥漫红肿、瘙痒,水疱糜烂流水,灼热肿痛或皮肤粗糙、皲裂、痒痛等为主要表现;有明确病因者,也称"湿疹样皮炎",无明确病因者,在小儿称为"异位性皮炎",在成人可称"脂溢性皮炎"。小儿多见,有急性、慢性之分,可反复发作或经久不愈。中医称"旋耳疮",病机与风热湿邪犯耳、血燥耳窍失养等有关。

(一)诊断要点

1.急性湿疹

(1)病史:有外耳道流脓病史、家族过敏病史或有接触某种物质等诱因或有其他过敏性疾病等病史。

(2)病程:急性起病,病程 2~3 周,可反复发作。

(3)症状:外耳道口及周围皮肤潮红肿胀,灼热痒痛,出现多数粟粒样丘疹,并形成小水疱或脓疱,破裂后形成有浆液或脓液渗出的糜烂面,干后结痂。若继发感染则有轻度发热等全身症状,皮损部红肿及疼痛加重,耳后淋巴结肿痛。

2.慢性湿疹

(1)病程:病程较长,皮损与症状时轻时重。

(2)症状:外耳道口周围或耳后沟皮肤粗糙,出现红斑、浸润、结痂、鳞屑或裂隙、糜烂,并有瘙痒、不适感。

(二)治疗

1.抗感染

用于有感染者或预防感染。口服氨苄西林 0.5g/次,2 次/天或复方磺胺甲噁唑 2 片/次,2 次/天或甲苯磺酸妥舒沙星 150mg/次,2～3 次/天。

2.抗过敏

(1)盐酸苯海拉明 25mg/次,3 次/天或氯苯那敏 4mg/次,2 次/天,口服。

(2)10％氯化钙注射液或 10％葡萄糖酸钙注射液 10mL/次(小儿减半),静脉缓慢注射。

(3)维生素 C 200mg/次,3 次/天,口服。

(4)泼尼松 5mg/次,2～3 次/天,口服。

(三)预防调护

(1)发现致病因素,应予消除或避免。

(2)保持局部清洁,勿搔抓患处,忌用热水或肥皂水清洗,勿用刺激性药物涂患处,以免加重损伤或感染邪毒。

(3)忌食辛辣香燥和鱼、虾等发物。

(4)注意耳部卫生,经常观察和清洗小儿耳后折缝,勿使汗、泪水浸渍。

(5)积极治疗能引起本病的原发病,如中耳炎、面部湿疹等。

(6)注意查明引起本病的各种刺激因素,力求避免之,如受热、寒冷、日光、丝织品、毛织品、动物羽毛、外用或内服药物、玩具、肥皂、眼镜架脚、塑料助听器、耳塞、耳环、衣服的高领,特别是油漆、染料、化妆品等。对小儿尤注意。

七、外耳道真菌病

外耳道真菌病是外耳道的真菌感染性疾病。真菌易在温暖潮湿环境生长繁殖。因此本病在我国南方气候潮湿的省份多。

(一)病因与发病机制

在外耳道进水或积存分泌物、长期滴用抗生素滴耳液等情况下,较易受真菌感染。常见致病真菌有青霉素、曲霉菌及念珠菌等。

(二)临床表现

耳内发痒,有的感奇痒,以夜间为甚。检查见外耳道和鼓覆盖有黄色或白色粉末状或绒毛状苔膜,有时分泌物或痂皮呈筒状,除去后见患处略充血潮湿。合并细菌感染时,可有耳痛、流脓。轻者亦可无症状,仅检查时发现。若将清除下的痂皮做涂片,加 1～2 滴 10％氢氧化钠(钾)液,于显微镜下可查见菌丝和孢子。亦可做培养检查。

（三）诊断与鉴别诊断

依据以上临床表现及真菌培养结果即可确诊。

（四）治疗

清除外耳道内的所有痂皮和分泌物，用 1%～2% 柳酸乙醇或 1%～2% 麝香草酚乙醇、1∶1000 新洁尔灭乙醇涂耳。也可用制霉菌素喷于外耳道或涂用达克宁霜剂。尽量保持外耳道干燥。一般不需要全身应用抗真菌药。

（五）预防

对于反复发作者，应注意保持外耳道干燥。尤其在洗头及淋浴时，注意避免脏水入耳。拒绝不洁"采耳"。

八、外耳道胆脂瘤

外耳道胆脂瘤是指发生于外耳道皮肤的胆脂瘤样病变，可伴有外耳道骨质的破坏，导致外耳道容积发生变化，病变严重时可迁延发展，破坏乳突、鼓膜、听骨链等中耳结构，导致传导性听力下降。

（一）病因与发病机制

外耳道胆脂瘤的病因至今仍不清楚，一般认为外耳道损伤后，由于皮肤的炎症，使生发层的基底细胞生长旺盛，角化上皮细胞加速脱落，且排出受影响，在外耳道内堆积过多，形成胆脂瘤。部分患者继发于外耳道狭窄或外耳道闭锁后。外耳道皮肤鳞状上皮侵入或侵蚀骨性外耳道局部区域内，广泛的骨性外耳道被侵蚀，覆以复层鳞状角化上皮。角化上皮脱落，在外耳道内堆积增多，且排出受阻，又形成了对外耳道持续的压力，加之其中含有溶胶原酶的物质，使外耳道壁内段不断扩大，外耳道腔成外小内大的囊状或葫芦状，更增加脱落上皮排出的困难。角化上皮堆积越来越多，可向中耳和乳突扩展，甚至累及面神经引起面瘫。还可见有死骨。

（二）临床表现

初期可无症状，随其体积的增加，外耳道有堵塞感，单侧慢性耳痛。听力下降的程度取决于其堵塞的程度及对中耳影响的程度。如继发感染可出现耳部胀痛或剧烈疼痛。化脓后有臭脓流出，成为慢性耳溢，如外耳道受刺激有肉芽形成，脓液中可有血。

典型的外耳道胆脂瘤经耳镜检查可见外耳道内有白色胆脂瘤样物堵塞。清除后见外耳道皮肤糜烂、骨质暴露且有缺损，可有死骨形成。鼓膜多完整。影像学检查可见外耳道骨壁破坏和外耳道腔扩大，偶可见死骨。

（三）诊断和鉴别诊断

典型的外耳道胆脂瘤经耳镜检查不难诊断，有时须与外耳道耵聍栓塞相鉴别，后者从内到外颜色一致，且较易和外耳道壁分离。而前者虽表面呈棕黑色或黑褐色，其内部仍是白色上皮脱屑的堆积。还应与表皮栓相鉴别，外耳道表皮栓仅是阻塞性角化物在外耳道内的聚集，在外耳道深部形成角蛋白屑的致密的栓子，可合并上皮过度增生和皮下组织的慢性炎症，外耳道壁受压呈膨胀性改变，使外耳道增宽，但无骨质的侵蚀和坏死，与外耳道易分离。

（四）治疗

彻底清除是治疗本病的唯一有效方法。如外耳道胆脂瘤伴感染，应在控制感染后取出。

若有死骨,应予清除。取出胆脂瘤过程中如损伤外耳道,应给抗生素预防感染。术中注意探查乳突、鼓室有无侵犯,如有需清理干净并用筋膜修复鼓膜,软骨片修复外耳道后壁。

(五)预防

外耳道胆脂瘤容易复发,因此,须提醒患者定期复查,发现有异常上皮堆积应及时清理。另外,在取出胆脂瘤的过程中有可能损伤外耳道,取出后须观察一段时间,防止发生外耳道狭窄。

九、鼓膜炎

鼓膜炎指发生于鼓膜的急、慢性炎症。本病既可原发于鼓膜本身,也可从外耳道的急性炎症蔓延而来。急性者中较常见的为大疱性鼓膜炎,好发于儿童和青年人;慢性者较多见的为慢性肉芽性鼓膜炎,多见于青年和中年人。鼓膜炎常单耳发病,偶可累及双耳,男女发病率相近。

(一)诊断要点

1.大疱性鼓膜炎

大疱性鼓膜炎亦称"出血性大疱性鼓膜炎",一般认为由病毒感染所致。

(1)表现为耳深部突发剧烈疼痛,伴耳闷胀感和轻度听力障碍,大疱破裂后耳痛可减轻。

(2)检查可见外耳道深部皮肤及鼓膜松弛部充血,疱疹多位于鼓膜后上方,大小和数目不等,有时几个疱疹可融合成一个大疱,呈淡黄色或紫色。大疱破裂时可流出少许血性渗出物,形成薄痂而愈合。

2.慢性肉芽性鼓膜炎

慢性肉芽性鼓膜炎又称"特发性慢性鼓膜炎"。确切病因不清,可能与感染和外伤相关。

(1)自觉症状轻微,可有无痛性耳漏、耳堵塞感及听力减退。

(2)检查可见鼓膜表面有不同程度的充血,红色肉芽组织生长,肉芽大小不一,呈不规则突起团块状或表浅溃疡。病变一般局限于鼓膜的表皮层,外耳道皮肤可出现病损,但骨膜正常。

(二)鉴别诊断

大疱性鼓膜炎应与急性化脓性中耳炎早期、特发性血鼓室以及由各种病因引起的蓝鼓膜、颈静脉球瘤等相鉴别。慢性肉芽性鼓膜炎则易误诊为慢性化脓性中耳炎,必要时可行颞骨CT以资鉴别。

(三)治疗要点

1.大疱性鼓膜炎

治疗原则为抗病毒、缓解疼痛、防止继发感染。血疱未破时,局部可滴用1%～2%酚甘油或在无菌操作下将血疱刺破。

2.慢性肉芽性鼓膜炎

以局部应用抗生素或抗真菌溶液为主,如0.3%氧氟沙星滴耳液或3%硼酸酒精等,久治不愈者局部用20%硝酸银或50%三氯醋酸烧灼或手术摘除。

(四)预后及预防

增强自身抵抗力,注意耳部卫生是预防本病的关键。鼓膜炎早期确诊,治疗得当,一般预后良好,可不遗留任何后遗症。

第三节　中耳疾病

一、分泌性中耳炎

分泌性中耳炎是耳科常见疾病之一,属于中耳非化脓性炎性疾病,临床特征主要表现为中耳腔内积液、听力下降、耳闷胀感及耳痛等,又称"分泌性中耳炎""黏液性中耳炎""卡他性中耳炎""浆液性中耳炎"。分泌性中耳炎分为急性和慢性两种,病程长达2个月以上者即为慢性。慢性分泌性中耳炎常因急性期未得到及时治疗或病情反复发作迁延而来。儿童发生率高于成人,是引起儿童听力下降的重要因素之一。发病常起源于上呼吸道感染后,由于耳痛不明显,儿童常主诉不清,在听力受到影响时家长才发现病情就医,造成诊断和治疗延误。分泌性中耳炎引起儿童听力损失,可影响言语语言发育,故临床上应高度警惕和及时发现治疗。对于成人单侧患病者,应及时排除鼻咽部及其周围间隙是否存在占位病变,以免延误治疗。

(一)病因与发病机制

1.咽鼓管功能障碍

咽鼓管是中耳与外界环境沟通的管道,具有保持中耳内、外气压平衡的功能。正常情况下,中耳内、外的气压基本相等。当咽鼓管由于各种原因出现通气功能障碍时,中耳的气体被黏膜吸收,中耳出现负压从而导致中耳黏膜的静脉扩张,通透性增加,血清漏出聚积于中耳,从而形成中耳积液。

(1)咽鼓管阻塞。①机械性阻塞:鼻咽部各种良性或恶性占位性病变(如腺样体肥大、鼻咽癌、鼻咽纤维血管瘤等),鼻腔和鼻窦疾病(如慢性鼻窦炎、巨大鼻息肉、肥厚性鼻炎、鼻中隔偏曲等),长期的鼻咽腔填塞,咽鼓管咽口粘连,代谢障碍性疾病(如甲状腺功能减退等)以及很少见的鼻咽白喉、结核、梅毒和艾滋病等特殊感染均可因直接压迫、堵塞咽口或影响淋巴回流,造成咽鼓管管腔黏膜肿胀等从而引起本病。②非机械性阻塞:小儿的腭帆张肌、腭帆提肌和咽鼓管咽肌等肌肉薄弱,收缩无力,加之咽鼓管软骨发育不够成熟,弹性较差,当咽鼓管处于负压状态时,软骨段的管壁甚易发生塌陷,导致中耳负压。

(2)咽鼓管清洁防御功能障碍:放射性损伤、先天性呼吸道黏膜纤毛运动不良、原发性纤毛运动障碍等原因,引起咽鼓管表面活性物质减少,从而致咽鼓管开放阻力加大,引起咽鼓管功能障碍,继而发生分泌性中耳炎。

2.感染

细菌病毒感染也是引起分泌性中耳炎的原因之一。婴幼儿易患分泌性中耳炎与婴幼儿特殊的解剖结构有关。新生儿的咽鼓管短、宽而平直,鼻咽部的分泌物易经咽鼓管进入中耳引起炎症。新生儿哺乳不当,特别是取平仰卧位人工哺养者,乳汁可经咽鼓管进入中耳引起中耳炎。

3.免疫反应

Ⅰ、Ⅲ型变态反应均可能引起分泌性中耳炎,可能与过敏引起的咽鼓管黏膜水肿,管腔闭塞有关。

(二)临床表现

1.症状

(1)听力下降:可随体位变化而变化,伴自听增强。婴幼儿则表现为对周围声音反应差,抓耳,睡眠易醒,易激惹。儿童大多表现为对呼唤声无反应、精力不集中、行为改变、看电视时声音开得很大等,尤其是单侧发病者,可长期不被察觉,可导致言语语言发育迟缓。

(2)耳闷胀感:可有耳闷胀感或闭塞感,按压耳屏后症状可有减轻。

(3)耳痛:急性期耳痛明显,慢性期耳痛不一定明显。

(4)耳鸣:部分患者有耳鸣表现,大多呈低调隆隆声,头部运动时耳内可出现气过水声,但当中耳内积液变得黏稠时,上述表现可消失。

2.查体

鼓膜内陷,可有标志不清,鼓膜紧张部颜色可呈琥珀色、淡黄色或色泽发暗,鼓室内见液气平面或气泡影,鼓膜动度下降,行咽鼓管吹张可见鼓室内气泡增多、移位。

3.辅助检查

(1)听力测试。

(2)音叉试验:林纳试验(-),韦伯试验偏向患侧。

(3)纯音测听:传导性听力下降,听力可随积液量而变化,以低频下降为主,少数患者可合并有感音神经性听力下降。

(4)声导抗测试:声导抗测试是反映中耳功能的快速、有效的客观测听方法,对分泌性中耳炎诊断具有重要作用。鼓室压图可呈 B 型或 C 型,B 型鼓室图是分泌性中耳炎的典型表现,C 型鼓室图表示鼓室负压、咽鼓管功能不良。

(5)影像学检查:对于成人单侧难治性分泌性中耳炎,应警惕鼻咽部占位堵塞咽鼓管可能,此时可行鼻咽部 CT 或颞骨高分辨薄层 CT 明确病因。对于儿童可考虑行颅底侧位 X 射线片检查明确有无腺样体肥大。

(6)内镜检查:①鼓气耳镜检查,方便易行,是分泌性中耳炎检查鼓膜的首选方法;②硬性耳内窥镜检查,对于肉眼不易判断病情的患者,可行耳内窥镜检查,同时也可在此检查方法下行鼓膜穿刺,明确鼓室内有无积液;③鼻咽部检查,对于怀疑鼻咽部占位患者,可使用鼻内窥镜或纤维鼻咽喉镜检查鼻咽部。

(三)诊断

根据病史、症状及专科查体,结合听力检查、内镜检查结果等可以明确诊断。

(四)鉴别诊断

1.鼻咽部占位

对于单耳分泌性中耳炎久治不愈者,应高度警惕,鼻咽癌患者早期可仅有分泌性中耳炎表现,后期可出现涕中带血、颈部包块等。

2.慢性化脓性中耳炎

有耳流脓病史,鼓膜可有穿孔,鼓室内分泌物呈脓性改变。

3.中耳胆脂瘤

常表现为传导性听力下降,鼓膜松弛部内陷或穿孔常被痂皮覆盖,不易发现,尤其是上鼓室胆脂瘤,常隐匿发病,此类患者须行颞骨CT以明确病变。

4.粘连性中耳炎

粘连性中耳炎是慢性分泌性中耳炎的后遗症,主要症状为听力减退和耳闷胀感,病程较长,鼓膜与鼓室内壁、听骨链粘连,鼓室图呈B型、C型或As型。

5.胆固醇肉芽肿

主要症状表现为听力减退和耳闷胀感,可为分泌性中耳炎的晚期并发症。鼓膜呈蓝色或蓝黑色,中耳腔内可见棕褐色肉芽组织。颞骨CT提示鼓室及乳突内可见软组织影,部分患者可有骨质破坏。手术探查可以明确诊断。

6.自发性或外伤性脑脊液耳漏

颞骨外伤骨折可导致硬脑膜破裂出现脑脊液耳漏,脑脊液积聚于鼓室内,与分泌性中耳炎表现类似,此时可根据病史及颞骨CT等检查加以鉴别。

7.外淋巴瘘

前庭窗及圆窗破裂造成外淋巴液漏至中耳腔内,多继发于中耳术后,听力下降呈感音神经性或混合性聋。

(五)治疗

分泌性中耳炎的治疗原则为积极治疗原发病,去除病因,改善咽鼓管的通气功能,通畅引流鼓室内积液,预防后遗症发生。

1.非手术治疗

(1)保持咽鼓管通畅:鼻腔减充血剂滴鼻以改善咽鼓管通气功能,如麻黄素制剂、盐酸羟甲唑啉等药物,使用时间不超过1周,若频繁过量使用易引起药物性鼻炎。采用咽鼓管吹张器、捏鼻鼓气法、波氏球法或导管法行咽鼓管吹张,促使咽鼓管通畅,此法使用前应确保鼻腔无明显分泌物,以免将鼻腔内分泌物吹入鼓室,引起急性中耳炎。

(2)抗生素:急性期内可短期使用抗生素。

(3)糖皮质激素:对于无糖尿病、胃溃疡等用药禁忌证的患者,可短期内使用糖皮质激素类药物如泼尼松等口服。对于合并鼻炎患者,可增加鼻用糖皮质激素以改善鼻腔通气。

(4)黏液促排剂:可促进鼓室内积液排除,改善黏膜自净功能,如盐酸氨溴索、桃金娘油胶囊等。

上述药物的使用,能缓解症状,但对于本病的最终结局,可能并无收益。

2.手术治疗

(1)鼓膜穿刺术:有效清除中耳积液,改善中耳通气。可重复穿刺或抽液后注入糖皮质激素类药物。

(2)鼓膜切开术:对于积液较为黏稠、穿刺不能完全抽出积液者,可行鼓膜切开。切开时应注意保护鼓室内壁黏膜。

(3)鼓膜置管术:适用于病情反复发作、迁延不愈(一般>3个月),咽鼓管功能短期内难以恢复者,可考虑行鼓膜置管,以利于改善通气引流。通风管留置时间一般为6个月到2年。

（4）咽鼓管激光成形或咽鼓管球囊扩张术：对于难治性分泌性中耳炎可应用此类方法改善咽鼓管通气功能。

（5）鼓室探查术：对于怀疑有鼓室、鼓窦肉芽阻塞咽鼓管鼓口者或疑似有粘连性中耳炎者，可行鼓室探查清除病灶，恢复咽鼓管功能。

（6）其他手术治疗：对于伴发有腺样体肥大、鼻息肉、下鼻甲肥大、鼻中隔偏曲等患者，应酌情行相关手术治疗，改善咽鼓管通畅功能。

3.其他

儿童分泌性中耳炎患者在观察随访的基础上，酌情适当地选用药物治疗，但应严格掌握用药指征。

（六）预防

增强体质，预防感冒。擤鼻涕时应按压一侧鼻孔轻轻擤出鼻腔分泌物，勿双手同时捏紧前鼻孔用力擤鼻涕。婴幼儿喂奶时应注意不要采用平仰头低位；鼓膜置管期间外耳道应避免进水，以防引起急性中耳炎。避免接触烟雾气体刺激呼吸道，保护上呼吸道黏膜的抵抗力。避免接触变应原，预防和治疗过敏性疾病。

二、急性化脓性中耳炎

急性化脓性中耳炎是中耳黏膜的急性化脓性炎症。主要致病菌为肺炎球菌、流感嗜血杆菌、乙型溶血性链球菌、葡萄球菌和铜绿假单胞菌（绿脓杆菌）等，前两种多见于小儿。

（一）病因

各种原因引起的机体抵抗力下降、小儿腺样体肥大、慢性扁桃体炎、慢性化脓性鼻窦炎等是本病的诱因。致病菌进入中耳的途径如下。

1.咽鼓管途径

最常见。急性上呼吸道感染、急性传染病期间、不适当擤鼻、咽鼓管吹张、鼻咽部填塞等，致病菌经咽鼓管侵犯中耳。

2.外耳道鼓膜途径

因鼓膜外伤、不正规的鼓膜穿刺或置管时的污染，致病菌可从外耳道侵入中耳。

3.血行感染

极少见。

（二）病理

病变常累及包括鼓室、鼓窦及乳突气房的整个中耳黏骨膜，但以鼓室为主。早期的病理变化为黏膜充血，鼓室有少量浆液性渗出物聚集。以后淋巴细胞、浆细胞和吞噬细胞浸润，黏膜增厚，鼓室渗出物为黏脓性或血性。鼓膜早期充血，以后鼓膜中小静脉发生血栓性静脉炎，纤维层坏死，鼓膜出现穿孔，脓汁外泄。若治疗得当，炎症可逐渐吸收，黏膜恢复正常。重症者病变深达骨质，迁延为慢性或合并急性乳突炎。

（三）诊断

根据病史及临床表现、检查诊断。

患者一般有上呼吸道感染史、急性传染病、鼓膜外伤史等。

(四)临床表现

1.耳痛

早期的主要症状,耳深部刺痛,可随脉搏跳动,疼痛可经三叉神经放射至同侧牙齿、额部、颞部和顶部等,婴幼儿哭闹不止。鼓膜自发性穿孔或行鼓膜切开术后,耳痛减轻。

2.耳鸣及听力减退

耳鸣及听力减退为常见症状。

3.耳漏

鼓膜穿孔后耳内有液体流出,初为浆液-血性,以后为黏液脓性或脓性。若分泌物量多,提示来自鼓窦及乳突。

4.全身症状

鼓膜穿孔前症状明显,可有畏寒、发热、食欲减退,小儿症状较成人严重,可有高热、惊厥,常伴呕吐、腹泻等消化道症状。鼓膜穿孔后,体温逐渐下降,全身症状明显减轻。

5.耳镜检查

早期鼓膜松弛部充血,以后鼓膜出现弥散性充血,可呈暗红色,标志不清,鼓膜向外膨出。鼓膜穿孔一般位于紧张部,开始很小,清除耳道分泌物后可见穿孔处闪烁搏动之亮点。坏死型者,鼓膜迅速形成大穿孔。

6.耳部触诊

乳突尖及鼓窦区可能有压痛,鼓膜穿孔后消失。

7.听力学检查

呈传导性聋,听力可达 40～50dB。

8.化验检查

血白细胞总数增高,多形核粒细胞增加,鼓膜穿孔后血常规恢复正常。

(五)鉴别诊断

应与急性外耳道炎和外耳道疖相鉴别。注意有无颅内外并发症。

(六)治疗

本病的治疗原则为抗感染、利引流、去病因。

1.全身治疗

(1)尽早足量、足疗程抗菌药物的应用。鼓膜穿孔后,应取脓液做细菌培养和药敏,参照结果选用合适的抗生素,症状消失后继续治疗数日,方可停药。

(2)注意休息,调节饮食,通畅大便。重症者应注意支持疗法,如应用糖皮质激素等。必要时请儿科医师协同观察。

2.局部治疗

(1)滴耳:鼓膜穿孔前,用 2％酚甘油滴耳;鼓膜穿孔后,先以 3％过氧化氢清洗外耳道,再滴抗生素滴耳液。

(2)鼓膜切开术:适时的鼓膜切开术可以通畅引流,有利于炎症的迅速消散,使全身和局部症状减轻。

（3）鼻腔减充血剂的应用：如1‰麻黄碱滴鼻液滴鼻，减轻鼻咽黏膜肿胀，有利于恢复咽鼓管功能。

3.病因治疗

积极治疗鼻部和咽部慢性疾病。

（七）预后

若治疗及时，引流通畅，炎症消退后，鼓膜穿孔多可自行愈合，听力大多能恢复正常。若治疗不当或病情严重，可遗留鼓膜穿孔，中耳粘连，鼓室硬化或转变为慢性化脓性中耳炎，甚至引起各种并发症。

（八）预防

（1）积极锻炼身体，积极治疗和预防上呼吸道感染。

（2）广泛开展各种传染病的预防接种工作。

（3）宣传正确的哺乳姿势，应将婴儿的头部竖直及控制乳汁流出速度。

（4）陈旧性鼓膜穿孔或鼓膜置管者禁止游泳，洗澡时防止污水流入耳内。

三、急性乳突炎

急性乳突炎是乳突气房黏膜及其骨壁的急性化脓性炎症。常见于儿童，多由急性化脓性中耳炎加重发展而来，故亦称为"急性化脓性中耳乳突炎"。

（一）病因及病理

急性化脓性中耳炎时，若致病菌毒力强、机体抵抗力弱或治疗处理不当等，中耳炎症侵入乳突，鼓窦入口黏膜肿胀，乳突内脓液引流不畅，蓄积于气房，形成急性化脓性乳突炎。急性乳突炎如未被控制，炎症继续发展，可穿破乳突骨壁，向颅内、外发展，引起颅内、外并发症。

（二）临床表现

（1）急性化脓性中耳炎鼓膜穿孔后耳痛不减轻或一度减轻后又逐日加重；耳流脓增多，引流受阻时流脓突然减少及伴同侧颞区头痛等，应考虑有本病之可能。全身症状亦明显加重，如体温正常后又有发热，重者可达40℃以上。儿童常伴消化道症状，如呕吐、腹泻等。

（2）乳突部皮肤轻度肿胀，耳后沟红肿压痛，耳郭耸向前外方。鼓窦外侧壁及乳突尖有明显压痛。

（3）骨性外耳道内段后上壁红肿、塌陷（塌陷征）。鼓膜充血、松弛部膨出。一般鼓膜穿孔较小，穿孔处有脓液波动，脓量较多。

（4）乳突X线片早期表现为乳突气房模糊，脓腔形成后房隔不清，融合为一透亮区。CT扫描中耳乳突腔密度增高，均匀一致。

（5）白细胞增多，中性粒细胞增加。

（三）鉴别诊断

应注意和外耳道疖鉴别。后者无急性化脓性中耳炎病史，而有掏耳等外耳道外伤史，全身症状轻。外耳道疖位于外耳道口后壁时，有明显的耳郭牵拉痛。虽也可有耳后沟肿胀，但无乳突区压痛。检查鼓膜正常，可见疖肿或疖肿破溃口。亦应和耳郭或耳道先天瘘管感染相鉴别。

（四）治疗

早期的全身及局部治疗同急性化脓性中耳炎,应及早应用足量抗生素类药物,改善局部引流,炎症可能得到控制而逐渐痊愈。若引流不畅,感染未能控制或出现可疑并发症时,如耳源性面瘫、脑膜炎等,应立即行乳突切开术。

四、儿童急性化脓性中耳炎及乳突炎

急性化脓性中耳炎及乳突炎为儿童期常见的感染性疾病,发病率高,易复发,并发症和后遗症多,具有许多与成年患者不同的临床特点。

（一）病因

（1）小儿咽鼓管管腔短、内径宽、鼓室口位置较成人低,鼻咽部分泌物及细菌等微生物易经此侵入中耳;若哺乳体位不当或乳汁流出过急,乳汁可通过咽鼓管进入中耳。

（2）咽部与鼻咽部淋巴组织丰富,处于不同程度增生肥大状态,腺样体沟裂或扁桃体隐窝容易隐藏细菌和病毒,由此引起中耳感染的机会多。

（3）中耳局部免疫功能发育不完全,防御能力较差。

（4）机体抵抗力差,易感染麻疹、猩红热、百日咳等传染病,并发中耳感染较多。

（二）临床表现

与成人比较,儿童急性化脓性中耳炎及乳突炎的临床表现有以下几个特点。

（1）全身症状较重,急性病容,倦怠,发热,体温达 40℃ 以上,可发生惊厥。常伴消化道中毒症状如恶心、呕吐、腹泻等。由于 2 岁以内小儿的岩鳞缝尚未闭合,中耳黏膜与硬脑膜之间有丰富的血管及淋巴管联系,故中耳的急性化脓性炎症可影响邻近硬脑膜,出现脑膜刺激征,但脑脊液无典型化脓性改变,称"假性脑膜炎"。严重者可引起颅内并发症。

（2）婴幼儿不具陈诉病痛的能力,常表现为不明原因的搔耳、摇头、哭闹不安。

（3）婴幼儿鼓膜较厚,富有弹性,不易穿孔;即使鼓室与乳突气房有较多积脓,鼓膜可能无显著充血或膨隆。

（4）新生儿乳突气房发育不全,且其外壁甚薄,急性化脓性中耳炎时,该处骨膜易水肿。

（三）治疗

1.全身治疗

早期应用足量非耳毒性敏感抗生素,直至感染完全控制,炎症彻底消退后仍应继续给药数日。病情严重患儿根据情况变化,必要时给予支持疗法如输血浆,少量输血等;有呕吐、腹泻者,应注意适当补液,纠正电解质紊乱。

2.鼓膜切开术

小儿鼓膜较厚,不易穿孔。必要时,可考虑鼓膜切开术,通畅引流,以缩短病程,防止并发症。

3.单纯乳突切开术

由于抗生素的应用,急性乳突炎须行乳突切开术者已大为减少。但经治疗后症状无好转,乳突气房已融溃蓄脓时,仍应及时行乳突切开术。

五、慢性化脓性中耳炎

慢性化脓性中耳炎在临床上较为常见,常以耳内间歇性或持续性流脓、鼓膜穿孔、听力下降为主要表现,慢性化脓性炎症常侵及中耳黏膜、骨膜,破坏中耳结构或深达颞骨骨质,严重时可引起颅内、颅外并发症。致病菌以金黄色葡萄球菌、铜绿假单胞菌居多,其他常见致病菌有表皮葡萄球菌、变形杆菌、肺炎球菌以及溶血性链球菌等,病程长者可有两种以上的细菌合并感染,也可出现真菌感染。我国过去常用的分类方法将慢性化脓性中耳炎分为单纯型、骨疡型、胆脂瘤型三型。近年来,随着对颞骨病理学及胆脂瘤发病机制的研究进展,目前认为中耳胆脂瘤是独立于慢性化脓性中耳炎之外的疾病。因中耳胆脂瘤在发展过程中常合并有化脓性感染,故两者之间须行鉴别诊断。

(一)病因与发病机制

1.急性炎症迁延不愈

此为本病的常见原因,急性化脓性中耳炎未获得彻底治疗或治疗延误或细菌毒力强、患者的抵抗力低等原因,病变可迁延至慢性。急性坏死性中耳炎,病变深达骨膜及骨质,组织破坏严重,后期可转变为慢性化脓性中耳炎。

2.邻近器官病变

鼻部或咽部的慢性病变,如慢性鼻炎、鼻窦炎、鼻息肉.腺样体肥大、慢性扁桃体炎等长期存在导致中耳炎的反复发作。咽鼓管功能异常,导致中耳通畅引流受阻,乳突气化不良,引起慢性炎症持续发作。

3.机体抵抗力下降、免疫能力低下

机体抵抗力下降,如患有慢性病、营养不良及贫血、糖尿病等或急性传染病,如猩红热、麻疹、肺结核等,造成机体免疫能力低下,使急性中耳炎易演变为慢性。

(二)临床表现

1.症状

(1)耳流液:间歇性或持续性,急性感染时流脓发作或脓液增多,常伴有耳痛;分泌物为黏液性或黏脓性,可有臭味。

(2)听力下降:常呈传导性听力下降表现,也可合并有混合性听力下降。听力下降的程度和性质与鼓膜穿孔大小、位置、听骨链受损程度、迷路是否破坏等因素有关。

(3)耳鸣:部分患者的耳鸣与鼓膜穿孔有关,也可因内耳受侵犯有关。

(4)眩晕:当内耳迷路受破坏时,可出现眩晕。

2.查体

鼓膜穿孔是最常见的体征,鼓膜穿孔可分为中央型和边缘型两种,位于鼓膜的紧张部或松弛部,也可两者均受累。外耳道及鼓室内可见积脓,中耳结构不清。

3.辅助检查

(1)听力检查:表现为不同程度的传导性、混合性或感音神经性听力下降。

(2)颞骨高分辨薄层 CT:可用来了解中耳结构,乳突的气化程度、听小骨的状态及病变的范围等。

（三）诊断

慢性化脓性中耳炎根据病史、症状、查体及辅助检查不难做出诊断。对于分泌物较多者，应在耳内镜下清理后观察鼓膜及鼓室内情况。

（四）鉴别诊断

1.中耳胆脂瘤

中耳胆脂瘤临床表现可与慢性化脓性中耳炎类似，此时应行耳内窥镜检查仔细查看鼓膜松弛部有无内陷、隐蔽性穿孔等；颞骨CT此时的诊断价值较大，有条件者应完善此项检查明确病情。

2.中耳癌

患者在长期流脓的基础上，可出现渗血、耳痛明显，甚至可有张口困难表现，此时应考虑肿瘤侵犯颞颌关节可能。耳内镜下可查见鼓室内新生物，易出血。肿瘤侵犯面神经，可出现面瘫。颞骨CT示中耳腔内软组织影，骨质破坏。病理检查可明确诊断。

3.结核性中耳炎

隐匿起病，有结核病史；耳流液稀薄，鼓膜穿孔，鼓室内可见苍白肉芽生长。颞骨CT示中耳骨质破坏明显；分泌物培养有助于明确诊断。

（五）治疗

慢性化脓性中耳炎治疗原则为控制感染、清除病灶，通畅引流，恢复听力，预防并发症出现。

1.药物治疗

（1）局部治疗：常规使用3％过氧化氢滴耳液冲洗后，再滴入0.3％氧氟沙星滴耳液控制感染；对于分泌物较少的患者，可考虑滴入甘油制剂，如3％硼酸甘油等。有条件者应根据脓液做细菌培养及药敏试验，选择敏感药物。禁用具有耳毒性的氨基糖苷类抗生素类滴耳液，分泌物多者忌用粉剂，以免影响引流。

（2）全身治疗：对于炎症急性发作症状明显者，可考虑全身应用抗生素控制感染。

2.手术治疗

慢性化脓性中耳炎手术方式多样，主要有以下类型：对于仅有鼓膜穿孔患者，待中耳炎症控制后可考虑单纯行鼓室成形术修补鼓膜。合并有鼓室、乳突内肉芽者，应考虑行乳突改良根治及鼓室成形术，同时探查听骨链，行听骨链重建以提高听力。

（六）预防

（1）提高身体素质，预防上呼吸道感染，积极治疗急性中耳炎。

（2）对于反复急性发作或有潜在并发症风险患者，评估具有手术指征后，应及时行手术治疗。

（3）对于鼓膜穿孔、干耳、无明显听力下降患者，应保持外耳道洁净，勿进污水，预防感染。

六、中耳胆脂瘤

中耳胆脂瘤是由角质化鳞状上皮及上皮下结缔组织在中耳腔内形成的囊性肿块，最常发生在上鼓室，其次为鼓窦、乳突或岩尖等部位。胆脂瘤上皮下结缔组织的反复感染和炎症反应会导致周围骨质的破坏,对中耳结构、相邻颅底骨质具有侵蚀作用,可引起严重的颅内外并发症。中耳胆脂瘤目前主要分为先天性胆脂瘤和获得性胆脂瘤两大类。先天性胆脂瘤来源胚胎期外胚层组织细胞在颅骨中残留,常见于鼓室、乳突、岩尖等部位。获得性胆脂瘤又分为内陷袋胆脂瘤和非内陷袋胆脂瘤两大类。内陷袋胆脂瘤常因咽鼓管功能障碍等原因导致鼓膜内陷袋形成,尤其是松弛部体现较为明显,随后上皮组织积聚形成胆脂瘤。非内陷袋胆脂瘤常继发于鼓膜穿孔,上皮细胞通过鼓膜穿孔边缘移行进入中耳。外伤或手术可导致鳞状上皮细胞种植于中耳腔内,进而形成胆脂瘤。

(一)病因与发病机制

胆脂瘤形成的机制尚不完全确定,目前如下几种学说。

1.囊袋内陷学说

由于咽鼓管功能障碍引起中耳持续负压或慢性炎症长期刺激,导致鼓室内韧带、黏膜肿胀增厚,各个分隔间相互闭锁、互不相通,进而引起鼓膜松弛部内陷,形成囊袋;接着囊袋内的角化上皮不断脱落,加之慢性炎症导致外耳道上皮的自洁能力减弱,脱落的上皮不能及时排除,继而不断堆积,囊袋逐渐扩大向中耳内发展,最终形成胆脂瘤。此种胆脂瘤常位于上鼓室内。

2.上皮移行学说

慢性中耳炎致鼓膜穿孔后,外耳道及鼓膜残边的上皮细胞可经穿孔边缘向鼓室内生长,其脱落后与角化物质逐渐堆积,形成胆脂瘤。

3.鳞状上皮化生学说

中耳黏膜长期受到慢性炎症刺激后,正常黏膜上皮可化生为角化鳞状上皮,进而形成胆脂瘤。

4.基底细胞增生学说

有研究提出鼓膜松弛部的上皮细胞能增殖破坏基底膜,进入上皮下组织形成胆脂瘤。

(二)临床表现

1.症状

(1)耳流液:获得性胆脂瘤可有长期流脓,继发特殊细菌感染可有恶臭味。

(2)听力下降:胆脂瘤破坏听骨链时可引起听力下降,常见传导性听力下降,也可为混合性听力下降,但胆脂瘤可作为传音递质,在听骨间形成软连接,故即使听骨链已遭到破坏,但仍可保持连续性,听力下降可不明显。

(3)耳鸣:常因内耳受到侵犯引起。

2.查体

鼓膜松弛部内陷、穿孔,表面可覆盖有胆脂瘤样上皮或鼓膜紧张部大穿孔,鼓室内可见胆脂瘤生长,外耳道内见脓性分泌物。

3.辅助检查

(1)耳内窥镜检查:耳内窥镜检查对于鼓膜显示更为清晰,可见鼓膜松弛部内陷。穿孔或表面覆盖上皮样痂皮,清除痂皮后可见松弛部或紧张部后上方边缘性穿孔或鼓膜大穿孔,鼓室内可见上皮样物质堆积,有臭味。胆脂瘤较大者可导致外耳道内段骨壁破坏或穿透外耳道后壁骨质与中耳腔相通。

(2)听力检查:胆脂瘤较小者听力可无明显异常,随着病变发展可出现传导性听力下降,后期病变侵犯内耳可出现混合性听力下降。

(3)影像学检查:主要采用颞骨高分辨薄层 CT 扫描明确病变范围,评估手术指征;MRI 扫描可用于明确是否有颅内外并发症。

(三)诊断

根据病史、查体、耳内窥镜、听力以及颞骨 CT 检查,可对本病做出诊断。

(四)鉴别诊断

1.慢性化脓性中耳炎

此病耳流液多为间歇性或持续性,急性发作时分泌物呈黏脓性。鼓膜穿孔常见,听骨链完整或有破坏,鼓室内可见肉芽增生。听力下降呈传导性或混合性。颞骨 CT 可无明显异常或仅为中耳腔内积液征象,也可见听骨链破坏。手术探查可与中耳胆脂瘤相鉴别。

2.中耳癌

长期流脓血性分泌物,耳痛明显;鼓膜穿孔,耳内镜下可查见鼓室内新生物,易出血。肿瘤侵犯面神经,可出现面瘫。颞骨 CT 示中耳腔内软组织影,骨质破坏。病理检查可明确诊断。

(五)治疗

中耳胆脂瘤治疗原则为清除病变组织,恢复中耳功能,预防并发症。

1.一般治疗

对于耳流脓明显患者,可局部给予抗生素滴耳液控制感染,为手术治疗提供辅助作用。胆脂瘤较大者可堵塞外耳道,此时可在耳内镜下清理部分胆脂瘤,暂时起到通畅引流的目的,缓解病情。

2.手术治疗

中耳胆脂瘤手术目的在于清除病变组织,预防并发症,同时酌情重建听骨链,有助于听力保护。目前常采用的手术方式包括:上鼓室开放术、开放式或完壁式乳突改良根治术、耳内镜下上鼓室及鼓窦开放术,同时视情况行鼓室及外耳道成形术。术前应充分评估患者病情,针对不同病情选择适合的手术方法,以期达到清除病变的目的。

(六)预防

(1)积极治疗急、慢性化脓性中耳炎,降低发生率。

(2)对于有上呼吸道慢性疾病的患者,积极去除病因。

(3)对于怀疑有中耳胆脂瘤的患者,应予以耳内镜检查及颞骨 CT 检查明确诊断,尽早行手术治疗。

七、中耳炎后遗症

(一)粘连性中耳炎

粘连性中耳炎是各种急慢性中耳炎治疗欠佳所引起的后遗症,又称"中耳粘连""纤维性中耳炎""不张性中耳炎"等。主要特征为中耳腔内纤维组织增生、瘢痕形成,导致听骨链粘连、固定,传声功能破坏,引起传导性听力下降。粘连多位于中鼓室后份,鼓膜变厚,与鼓岬粘连,鼓室腔容积明显减小,听小骨可单个或完全被纤维组织包裹,活动度差,镫骨可固定于前庭窗上。本病常起病于儿童期,可与分泌性中耳炎、慢性中耳炎、鼓室硬化等共同存在。

1.病因与发病机制

慢性化脓性中耳炎或分泌性中耳炎长时间刺激损伤中耳黏膜,可引起肉芽组织中的成纤维细胞产生新的纤维组织或积液机化,加上咽鼓管功能不良等因素导致鼓室内壁与鼓膜粘连,甚至引起听骨链粘连固定。

2.临床表现

(1)症状。①听力下降:常见为传导性,呈进行性下降,病变刺激损伤内耳,可表现为混合性。②耳闷胀或闭塞感:中耳腔粘连或咽鼓管功能不良引起。③耳鸣、眩晕:常出现耳鸣,偶有眩晕发作。

(2)查体:耳内镜检查见鼓膜完整,多有不同程度的增厚、混浊、萎缩、瘢痕或钙化斑等表现,锤骨短突突出,鼓膜内陷粘连,有时和鼓岬黏着紧密,似大穿孔,鼓膜光锥消失,活动度受限。

(3)辅助检查。①听力检查:常见传导性听力下降,少数为混合性听力下降。B 型鼓室图。少数表现为 C 型或 As 型,声反射可消失。②颞骨 CT 扫描:鼓室内见软组织影,听骨链被软组织包裹,乳突气化不良。

3.诊断

根据病史、症状、体征及辅助检查可明确诊断,少数患者行鼓室探查术时方可发现。

4.鉴别诊断

耳硬化症临床表现可与本病相似,应注意鉴别。耳硬化症患者无中耳炎病史,常有韦氏误听,鼓膜完整,可有 Schwartz 征,As 型鼓室图,盖莱试验多为阴性,颞骨 CT 常无阳性发现。

5.治疗

(1)一般治疗:对于早期粘连,可行一般保守治疗,防止病情发展,试行恢复中耳功能。

鼓膜穿刺注药:穿刺向鼓室内注入糖皮质激素类药物或蛋白酶制剂,目的在于抑制炎症、消除水肿,阻止粘连发展。

鼓膜置管:对于咽鼓管功能障碍引起分泌性中耳炎患者,应行鼓膜切开充分引流分泌物后,行鼓膜置管,以利于中耳通气引流。

改善咽鼓管功能障碍:可行咽鼓管吹张,积极治疗上呼吸道疾病。

(2)手术治疗:对于粘连较重患者,可考虑行鼓室探查、听骨链松解术,尽量清除中耳腔内病变,减少粘连程度。

(3)佩戴助听器:对于治疗效果差且不适宜手术患者,可考虑佩戴助听器帮助提高听力。

6.预防

本病目前治疗效果欠佳,故重在预防。积极治疗急慢性中耳炎;对儿童定期行听力检查,以期早发现早治疗;积极处理可能引起咽鼓管功能障碍的鼻腔、咽部疾病。

(二)鼓室硬化

鼓室硬化是指鼓室腔内黏膜结缔组织在经历长期慢性炎症刺激后,发生退行性改变,出现透明变性和钙质沉着,故亦称"鼓室玻璃变性"。病变多发生于鼓室黏膜和听小骨周围附着组织,可引起听骨链固定,导致传导性听力下降。

1.病因与发病机制

鼓室硬化是中耳长期慢性炎症或反复急性感染后出现的后遗症,如慢性分泌性中耳炎、慢性化脓性中耳炎、急性化脓性中耳炎反复发作等均可引起本病发生。病变多见于上鼓室、听骨链及前庭窗周围,引起中耳传音结构异常,导致传导性听力下降。如病变仅表现为鼓膜钙斑时,听力可无明显影响。

2.临床表现

(1)症状。①听力下降:鼓室硬化最常见的临床症状,听力呈进行性下降,病史较长。②耳鸣:部分患者有此症状,程度较轻微。

(2)查体:鼓膜表面呈大小不等的灰白色钙化斑;鼓膜可有穿孔,大多为中央性穿孔;鼓室内大多较干燥,少数患者可见肉芽组织。

(3)辅助检查。①听力检查:大多数呈传导性听力下降,少数可有混合性听力下降,气导听力曲线多呈平坦型,气骨导差较大,可达 30～50dB。鼓室图为 B 型或 As 型,声发射可消失。②颞骨CT:鼓室腔内见软组织斑块影,可包绕听小骨,乳突气化不良,骨质无明显破坏。

3.诊断

对于有慢性耳流脓、反复发作急性中耳炎及慢性分泌物性中耳炎病史的患者,尤其是具有缓慢进行性传导性听力下降或混合性听力下降者,应注意排除本病可能。根据病史及耳内镜检查、听力检查以及颞骨CT等,能够做出诊断。

4.鉴别诊断

本病须与耳硬化症、粘连性中耳炎相鉴别。

(1)耳硬化症:无耳流脓等中耳炎病史,呈进行性听力下降,可为传导性也可为混合性。鼓膜常无明显异常。

(2)粘连性中耳炎:症状与鼓室硬化相似,但耳内镜检查可见鼓膜内陷粘连,可与鼓岬黏着紧密,光锥消失,活动度受限。也可见鼓膜完整,但多有不同程度的增厚、混浊、萎缩、瘢痕或钙化斑等表现,锤骨短突突出。颞骨CT可有助于鉴别,但有时须行手术探查方能明确诊断。

5.治疗

(1)手术治疗:是目前治疗鼓室硬化的主要手段,鼓室探查既能明确诊断又能清除病灶,重建和恢复听骨链活动以提高听力。

(2)保守治疗:对于不适宜行手术患者,可行佩戴助听器提高听力,改善生活质量。

6.预防

积极治疗各种急慢性中耳疾病,减少炎症长期刺激,预防本病发生。

八、中耳炎并发症

(一)颅外并发症

1.迷路炎

亦称"内耳炎",为中耳感染侵入内耳迷路所致,是化脓性中耳炎较常见的并发症。按病变范围及病程特点常分为局限性迷路炎、浆液性迷路炎和化脓性迷路炎三种类型。局限性迷路炎:又称"迷路瘘管",多为胆脂瘤病变侵蚀骨迷路形成,以水平半规管最为常见。浆液性迷路炎:细菌毒素经迷路瘘管、蜗窗、前庭窗侵入或刺激内耳产生。化脓性迷路炎:内外淋巴间隙内出现弥散性化脓性炎症,可恶化形成"死迷路"。

(1)病因及发病机制:3 种类型的迷路炎病因不尽相同,均可由中耳胆脂瘤或化脓性中耳炎引起,主要区别见表 3-3-1。

表 3-3-1　迷路炎不同类型病因及发病机制

类型	病因	病理
局限性迷路炎	胆脂瘤破坏迷路骨壁	瘘管位于半规管/鼓岬
浆液性迷路炎	细菌毒素经两窗/瘘管刺激膜迷路	充血、毛细血管透性升高
化脓性迷路炎	细菌经两窗/瘘管侵入内耳	迷路化脓性病变,功能丧失

(2)临床表现:迷路炎主要临床表现为眩晕、听力下降,伴恶心、呕吐,上述症状可反复发作,具体见表 3-3-2。

表 3-3-2　迷路炎不同类型临床表现

类型	局限性迷路炎	浆液性迷路炎	化脓性迷路炎
眩晕	阵发性	较重,平衡失调	严重平衡失调
眼震	向患侧	先向患侧后向健侧	向健侧
听力	传导/混合性	感音性	全聋
瘘管征	(＋)	(＋)	(－)
前庭功能	反应正常	反应减弱	反应消失

(3)诊断:迷路炎可根据中耳炎病史、查体及前庭功能检查等做出初步诊断。

(4)鉴别诊断:眩晕病情复杂,须与多种疾病相鉴别,如良性阵发性位置性眩晕(BPPV)、梅尼埃病、前庭神经元炎、亨特综合征等。后述几种疾病无中耳炎病史,可作为鉴别依据。

(5)治疗。

局限性迷路炎:以药物治疗为主,在足量抗生素控制下行乳突手术。

浆液性迷路炎:对症治疗,在足量抗生素控制下行乳突手术,如急性炎症所致,以抗感染为主。

化脓性迷路炎:大量抗生素控制下行乳突手术,疑有颅内并发症时,同时切开迷路,以利引流。

(6)预防:积极治疗各种急慢性中耳炎,控制感染,预防内耳受到侵犯。

2.岩锥炎

又称"岩尖炎""岩部炎"，为颞骨岩部含气小房出现化脓性感染所致。颞骨气化良好者，岩部亦具有含气小房，中耳内感染可蔓延至岩锥，发生岩锥炎，此病多继发于急性化脓性中耳炎。

（1）病因及发病机制：急性化脓性中耳炎或中耳胆脂瘤治疗不当，炎症侵入岩尖，可使岩部气房出现感染发生此病，后期岩部气房融合坏死，可形成岩部脓肿。

（2）临床表现：①头痛，因炎症刺激三叉神经眼支所致，常感眼内及眶周疼痛，可放射到额、颞、颊、牙等部；②化脓性中耳炎表现，耳流脓增加、耳痛明显等；③岩尖综合征，累及第Ⅴ、Ⅵ对脑神经所致；④迷路刺激症状，眩晕、恶心、呕吐等，但内耳功能可正常；⑤全身症状，体温升高、白细胞计数增高等。⑥影像学检查，颞骨 CT、MRI 检查岩部气房出现软组织密度影，病情发展可见气房骨质破坏、脓腔形成。

（3）诊断：急慢性中耳炎病史，并出现上述临床表现或中耳术后干耳后，又出现耳内持续大量流脓，鼓窦或鼓室内壁有肉芽生长，并出现瘘管，可排除迷路瘘管者，须考虑此病，颞骨 CT 或 MRI 等检查可确诊。

（4）鉴别诊断：岩锥炎应与迷路炎、岩部肿瘤、海绵窦血栓性静脉炎等相鉴别，影像学检查有助于明确诊断。

（5）治疗：岩锥炎在大剂量广谱抗生素治疗基础上采用手术治疗清除中耳及岩部病灶，手术方式除中耳乳突径路外，部分患者须采用颞部中颅窝径路以达到彻底清除病变的目的。

3.耳源性周围性面瘫

耳源性周围性面瘫是指耳部疾病或手术损伤面神经所致的单侧面部表情肌麻痹瘫痪，多见于中耳胆脂瘤、急慢性化脓性中耳炎侵犯面神经所致。病变侵犯不同节段的面神经所出现的临床表现有所差异，根据定位检查可判断面神经受损程度。治疗上主要采用手术清除病变，同时行面神经减压，恢复面神经功能。

（1）病因及发病机制：中耳胆脂瘤、急慢性化脓性中耳炎等侵犯面神经鼓室段时可引起周围性面瘫。

（2）临床表现。①症状：原发中耳疾病基础上出现患侧周围性面瘫表现，并随病变部位及程度不同而伴有同侧听力障碍、眼干、舌前 2/3 味觉消失等症状。②查体：患侧周围性面瘫表现。

（3）辅助检查。①面部表情肌运动的检查：面神经电图（EnoG）、肌电图检测（EMG）。②希尔默试验：滤纸浸湿的长度两侧相差一倍为（+）。③味觉试验：比较两侧舌前 2/3 的味觉差异。④镫骨肌声反射：声导抗测试（鼓膜完整者进行）。⑤听力检查：纯音测听。⑥颞骨 CT：可明确中耳病变对面神经的侵犯范围。

（4）诊断：耳源性周围性面瘫多继发于急、慢性化脓性中耳炎，外伤、手术、中耳结核亦可发生。患侧周围性面瘫，可伴有同侧听力障碍、舌前 2/3 味觉消失、眼干等症状。影像学检查可发现病变侵犯面神经的情况。

（5）鉴别诊断：耳源性周围性面瘫应与颅内占位性病变致中枢性面瘫相鉴别，有无中耳病史及影像学检查可与之相鉴别。

（6）治疗。①病因治疗。病因治疗的同时，兼顾面瘫治疗；②保守治疗。以激素为主，辅以其他治疗；③手术治疗。面神经减压术、神经移植术、筋膜悬吊术、带蒂肌瓣转移术等方式。

（7）预防：积极治疗各种中耳疾病，预防周围性面瘫的发生。

4.耳后骨膜下脓肿及瘘管

耳后骨膜下脓肿系急性中耳炎、胆脂瘤或慢性化脓性中耳炎急性发作时，中耳腔内积聚的脓液可经乳突外侧壁骨质破坏处流入耳后骨膜下形成。脓肿穿破骨膜及耳后皮肤可形成耳后瘘管，长期不愈。本病临床特征除中耳炎常规表现外，常于耳后出现皮肤红肿、皮下波动感、瘘管形成等，此时应手术切开排脓或刮除瘘管内肉芽组织，并安置引流条，充分引流脓液，预防病情加重引起颅内并发症可能。

（1）病因及发病机制：耳后骨膜下脓肿及瘘管病因包括各种急慢性中耳炎发作、中耳胆脂瘤引流不畅，导致鼓室、乳突内脓液穿破乳突区骨质甚至耳后皮肤形成。

（2）临床表现。①症状：中耳炎临床表现基础上出现耳后疼痛，可伴同侧头痛及发热等全身症状。②查体：外耳道可见脓液流出，鼓膜穿孔；耳后皮肤肿胀，压痛明显，触诊时扪及皮下波动感，耳郭被推向前、外方。穿刺耳后膨隆处，常可抽出脓液。耳后皮肤瘘管形成，周围可见肉芽增生。

（3）辅助检查：①耳内镜检查，与急慢性中耳炎、中耳胆脂瘤类似；②血常规，血常规升高明显，白细胞及中性粒细胞计数增多；③颞骨 CT，中耳腔内软组织影充填，乳突区骨质破坏，耳后皮下组织增厚，部分可见积液征象。

（4）诊断：根据病史、查体及辅助检查可做出诊断。

（5）鉴别诊断。

外耳道疖：外耳道内局部红肿，耳郭牵拉痛，乳突区皮肤无红肿，无压痛。外耳道内无流脓，鼓膜无穿孔表现。

第一鳃裂瘘管：本病属于先天性畸形，合并感染者外耳道可见积脓，但鼓膜常完整，外耳道内可见瘘管开口，向下可深达腮腺区域。虽然也可出现耳后瘘管及脓肿，但中耳腔内常无异常，颞骨 CT 常可鉴别。

耳周化脓性淋巴结炎：本病可见耳周附近皮下淋巴结红肿疼痛，位置浅表，触痛明显，可破溃流脓，常不形成瘘管。无中耳炎临床表现，鉴别困难时可行颞骨 CT 检查明确诊断。

（6）治疗：①局部切开排脓，本病确诊后应及时行手术切开排脓，术后患者症状可即刻得到缓解；②控制感染，全身使用足量、有效抗生素控制感染。局部行冲洗、抗生素滴耳液滴耳等治疗；③中耳手术治疗，待感染控制后，须行中耳手术清除原发灶，预防再次发病。

5.颈部脓肿

当中耳病变破坏气化良好的乳突尖骨质后，中耳腔内积脓可通过此破溃处流入胸锁乳突肌和颈深筋膜中层之间形成耳源性 Bezold 脓肿（二腹肌下脓肿）；而当脓液循乳突尖部破溃至二腹肌沟处，向前发展到颌下区，再沿颈部大血管鞘发展到咽旁间隙时，形成耳源性颈深部脓肿（Mouret 脓肿），此类脓肿可沿颈鞘向下发展，引起严重的纵隔感染。

（1）病因及发病机制：气化良好的乳突尖骨质菲薄，当乳突腔内发生急性感染时，炎性病变可破坏乳突尖骨质，脓液沿着破溃处流入颈部软组织间隙内，并可沿着间隙进一步扩散，形成上述两种类型的颈部脓肿。

（2）临床表现。①症状：耳流脓，听力下降，耳痛，患耳同侧颈部疼痛明显，颈部运动受限，转头时疼痛加剧。全身症状明显，可有寒战、高热。②查体：患侧颈部上 1/3 区域近乳突尖、下颌角处肿胀明显，皮温升高，压痛明显，脓肿较大者可扪及皮下波动感。颈深部脓肿可沿颈鞘发展，引起同侧颈部广泛肿胀，甚至出现纵隔脓肿。

（3）辅助检查：颈部软组织彩超及增强 CT 检查可有助于评估脓肿范围大小，指导手术切开引流。

（4）诊断：根据中耳炎病史、体征及辅助检查可做出诊断。

（5）鉴别诊断：颈部脓肿应与其他原因引起的颈部脓肿相鉴别，如牙源性颌面多间隙感染、扁周脓肿、鳃裂瘘管感染等。

（6）治疗：颈部脓肿一旦确诊，应立即行脓肿切开引流，以期达到尽快控制感染的目的；同时全身应用足量敏感的抗生素，局部行冲洗、抗生素滴耳液滴耳等治疗。

（二）颅内并发症

1.乙状窦血栓性静脉炎

乙状窦血栓性静脉炎是伴有血栓形成的乙状窦静脉炎，为常见的耳源性颅内并发症。

（1）病因及发病机制：乙状窦血栓性静脉炎主要病理过程为中耳乳突的化脓性病变侵犯乙状窦周围，引起乙状窦周围炎或脓肿，导致乙状窦壁受累，最终形成乙状窦血栓性静脉炎。其次的病理机制为岩锥炎侵犯岩上窦，进一步侵及乙状窦，形成血栓性静脉炎。

（2）临床表现。①症状：全身表现为寒战、高热，体温可达 40℃，温度为弛张热。局部表现为患侧耳后、枕后及颈部疼痛，颈部可触及条索状肿块，并有压痛。②查体：压颈测压试验（Tobey-Ayer 试验）阳性，压颈眼底变化试验（Crowe 试验）阳性，眼底检查可见视神经盘水肿、视网膜静脉扩张等颅内压增高表现。

（3）辅助检查：实验室检查示白细胞计数明显增多，多形核白细胞增多。寒战及高热时抽血做细菌培养，可为阳性。脑脊液常规检查多属正常。颞骨 CT 及头部 MRI 检查可明确诊断。

（4）诊断：乙状窦血栓性静脉炎诊断依据为中耳炎病史、典型的脓毒血症表现，Tobey-Ayer 试验及 Crowe 试验阳性以及影像学检查可明确。

（5）鉴别诊断：乙状窦血栓性静脉炎须与疟疾、伤寒等相鉴别，后两者具有特殊感染病史，结合症状、体征及实验室检查可明确。

（6）治疗：以手术治疗为主，辅以足量敏感的抗生素，并注意支持治疗。

（7）预防：乙状窦血栓性静脉炎是急、慢性化脓性中耳炎、中耳胆脂瘤等的并发症，因此防治中耳疾病是预防本病的关键。

2.硬脑膜外及硬脑膜下脓肿

硬脑膜外脓肿是指位于颅骨与硬脑膜之间的脓肿，而硬脑膜下脓肿是指位于硬脑膜与蛛网膜之间或蛛网膜与软脑膜之间的脓肿。急慢性化脓性中耳炎、中耳胆脂瘤可破坏颅底骨质，感染灶向颅内扩散，进一步形成上述脓肿。临床表现为高热、脑膜刺激征、颅内压增高等症状。

（1）病因及发病机制：硬脑膜外脓肿的致病菌与硬脑膜下脓肿相类似，常见的为葡萄球菌和链球菌，有时为革兰氏阴性杆菌，感染途径主要为中耳炎性病变破坏鼓室天盖或乙状窦骨板,引起相应部位的硬脑膜外脓肿。当感染灶突破硬脑膜向下发展至蛛网膜之间时,则形成硬脑膜下脓肿。

(2)临床表现。①小脓肿:可无明显症状。②大脓肿:可有颅内压升高征象,患侧持续性头痛,低头时加重;引起岩尖骨质破坏者可导致同侧三叉神经和外展神经功能损害。③乙状窦周围脓肿:表现同乙状窦血栓性静脉炎。④其他:不规则低热,症状随耳内流脓突然增多而减轻。鼓膜穿孔处可见明显搏动。

(3)辅助检查。①脑脊液检查:可无特殊表现。②影像学检查:CT 及 MRI 扫面可发现病灶,评估病变范围大小。

(4)诊断:硬脑膜外及硬脑膜下脓肿诊断主要根据病史与临床表现,对有中耳炎发作的患者,若出现全身感染症状,局限性头痛,脑膜刺激症状或脑部症状时,应考虑本病的可能。CT 和 MRI 扫描有助于诊断。

(5)鉴别诊断:硬脑膜外及硬脑膜下脓肿应与其他引起颅内感染的病变,如脑脓肿、脑膜炎等相鉴别。

(6)治疗:硬脑膜外及硬脑膜下脓肿确诊后,应及早做手术引流,清除病变,控制感染,同时全身辅以足量敏感抗生素治疗。

(7)预防:及时治疗各种中耳疾病,预防感染扩散引起颅内并发症。

3.耳源性脑膜炎

耳源性脑膜炎是急慢性化脓性中耳炎、中耳胆脂瘤等感染灶侵及软脑膜、蛛网膜所形成的急性化脓性炎症。本病是常见的耳源性颅内并发症之一,应注意与流行性脑膜炎相鉴别。本病按病变范围可分局限性和弥散性两种,局限性脑膜炎系指局部蛛网膜与软脑膜之间的化脓性病变,即硬脑膜下脓肿。而弥散性脑膜炎即通常所说的耳源性脑膜炎。

(1)病因及发病机制:中耳感染可通过各种途径直接侵犯软脑膜和蛛网膜,亦可通过所引起的其他并发症,如化脓性迷路炎、岩锥炎、乙状窦血栓性静脉炎、脑脓肿等而引起耳源性脑膜炎。

(2)临床表现。①症状:中耳炎症状基础上伴发高热、头痛、呕吐,伴发精神及神经症状,如抽搐、谵妄或嗜睡等。②查体:脑膜刺激征、锥体束征阳性。

(3)辅助检查。①腰穿检查,脑脊液压力升高、混浊,白细胞数、蛋白含量升高,糖含量及氯化物下降;培养及涂片均呈阳性。②影像学检查,颞骨 CT 提示中耳病变及侧颅底骨质有破坏;MRI 提示脑膜炎性表现明显。

(4)诊断:根据中耳病史、查体及影像学检查可明确诊断。

(5)鉴别诊断:耳源性脑膜炎需要与流行性脑膜炎、结核性脑膜炎等鉴别。①流行性脑膜炎:常于流行季节发病,皮肤黏膜见瘀斑、瘀点,无中耳炎病史,脑脊液检查有助于鉴别。②结核性脑膜炎:起病缓慢,可有结核中毒表现,伴有其他组织器官结核病变,脑脊液检查、细菌培养有助于鉴别。

(6)治疗:①应用足量有效广谱抗生素或根据药敏试验选用合适的抗生素,酌情使用激素;②尽早手术彻底清除病灶,通畅引流;③全身对症支持,保持水及电解质平衡。

4.耳源性脑脓肿

耳源性脑脓肿是化脓性中耳炎及中耳胆脂瘤的严重并发症,可危及生命。耳源性脑脓肿多发生于大脑颞叶,其次为小脑及其他大脑各叶。耳源性脑脓肿致病菌主要是金黄色葡萄球菌、溶血性链球菌、铜绿假单胞菌、变形杆菌等,少数患者可有厌氧菌感染。

(1)病因及发病机制:中耳化脓性炎症或中耳胆脂瘤破坏鼓室天盖或乙状窦骨质、窦脑膜角骨板等,先于硬膜外形成感染灶,进一步扩散入脑后形成脑脓肿。耳源性脑脓肿主要分为颞叶脓肿及小脑脓肿两种类型。脑脓肿的形成一般分为3个阶段。

局限性脑炎期:脑组织充血、水肿,炎症细胞浸润,部分脑组织软化、坏死,形成许多小液化区。

化脓期:各小液化区融合形成脓腔。

包膜形成期:一般3~4周后,脓腔周围由肉芽组织、纤维结缔组织及神经胶质细胞等形成包膜。包膜周围的脑组织出现水肿。

(2)临床表现。

症状体征:脑脓肿的临床表现可分为以下4期。①起病期:持续数天,有畏寒、发热、头痛、呕吐及轻度脑膜刺激征等早期局限性脑炎或脑膜炎的表现。②潜伏期:持续10天至数周不等,多无明显症状或有不规则头痛、低热以及嗜睡、抑郁、烦躁、少语等精神症状。③显症期:持续时间长短不一,脑脓肿已形成,出现各种症状。④终期:常因脑疝形成或脑室炎、暴发弥散性脑膜炎死亡。

感染中毒性症状:发热或体温正常或低于正常,食欲缺乏、全身无力等。

颅内压增高症状:①头痛剧烈,多持续性,常于夜间加剧;②呕吐为喷射状,与饮食无关;③意识障碍,如表情淡漠、嗜睡甚至昏迷;④脉搏迟缓,与体温不一致;⑤视盘水肿,可出现视神经盘水肿;⑥其他如打呵欠、频繁的无意识动作、性格与行为改变等。

局灶性症状:局灶性症状出现可早可晚,亦可不明显。①颞叶脓肿:对侧偏瘫;对侧中枢性面瘫;同侧偏盲、失语症;对侧肢体强直性痉挛,同侧瞳孔散大或出现对侧锥体束征。②小脑脓肿:中枢性眼震;同侧肢体肌张力减弱或消失;辨距不良、共济失调,如指鼻不准、错指物位、轮替运动障碍、步态蹒跚等。

(3)辅助检查。

头颅CT和MRI:可显示脓肿大小、位置等,对脑脓肿早期定位诊断具有重要意义。

眼底检查:视神经盘水肿的程度反映了颅内压增高的严重程度。

腰椎穿刺及脓肿诊断性穿刺:除钻颅穿刺探查外,尚可经乳突术腔做诊断性穿刺。颅内压增高者,腰椎穿刺要慎重,以防诱发脑疝。

(4)诊断:慢性化脓性中耳炎急性发作或中耳胆脂瘤急性感染过程中,患者出现剧烈头痛、呕吐、神志迟钝、表情淡漠、嗜睡、脉缓等表现,应考虑到脑脓肿的可能,查体及影像学检查可确诊。

(5)鉴别诊断:耳源性脑脓肿应与脑积水、脑肿瘤等鉴别,后者无中耳炎病史,影像学检查中耳无明显病变。

(6)治疗。①手术治疗:乳突探查、脓肿穿刺、脓肿摘除等,及时清除病灶,通畅引流。②全身应用足量、敏感的抗生素。③对症支持治疗,维持水、电解质平衡。④颅内压增高时,可用脱水疗法以降低颅内压,酌情应用糖皮质激素类药物。⑤脑疝和脑疝前期:立即脱水、气管插管给氧、开颅、脓肿穿刺等。

5.耳源性脑积水

多数属于交通性脑积水,为脑室-蛛网膜下隙通路内脑脊液增多,又称"浆液性脑膜炎""脑膜积水""耳源性良性颅内压增高症"。临床上以颅内压增高综合征为主要表现,预后一般良好。

(1)病因及发病机制:乙状窦血栓性静脉炎时引起颅内静脉回流受阻,蛛网膜粒吸收功能障碍,产生交通性脑积水。脑膜炎、脑脓肿时可引起室间孔、正中孔、外侧孔或中脑导水管狭窄或阻塞,使脑脊液循环受阻引发本病。

(2)临床表现:主要表现为头痛、呕吐和视神经盘水肿等颅内压增高的症状,少数可出现头晕或眩晕、眼震、畏光、视力下降、复视、眼外肌麻痹、轻度的脑膜刺激征等,通常不出现感染症状。

(3)诊断:中耳疾病引发的上述表现,在排除了其他颅内并发症和颅内疾病后,应怀疑本病可能。腰穿及颅脑 CT、MRI 可有助于诊断。

(4)鉴别诊断:耳源性脑积水应与颅内病变引起的原发性脑积水相鉴别,病史、查体及辅助检查有助于明确诊断,询问有无中耳炎病史尤其重要。

(5)治疗:耳源性脑积水首先应采用手术方式彻底清除中耳内病变组织,同时予以抗生素控制感染,多能自愈。如颅内压增高明显,应予以脱水治疗。

第四节　内耳疾病

一、突发感音神经性聋(SSNHL)

突发感音神经性聋是耳鼻喉科的常见病,是指在数分钟、数小时或 3 天以内突然发生的、原因不明的感音神经性听力损失。全世界突聋发病率在 1/20 000~1/5000,近年来随着社会竞争的加剧,发生率逐年增加,而且发病年龄越来越趋向于年轻化,研究结果显示中国患者中位发病年龄为 41 岁。由于发病突然、原因目前不明,给患者带来的较大心理冲击,在很大程度上影响了他们的工作和生活。

(一)发病机制

目前 SSNHL 发病机制还不完全清楚,推测病毒感染、血管因素、耳蜗内膜破裂、外淋巴瘘、自身免疫性内耳病等可能与其发病有关。目前公认的是血管因素导致的内耳微循环障碍。有学者研究了单侧 SSNHL 患者增强核磁血管造影中后循环血管的变化情况,结果发现大多数患者都是左侧椎动脉优势和基底动脉向右侧弯曲,而且基底动脉弯曲的方向与耳聋的侧别呈显著负相关,进一步提示了 SSNHL 发病中血管因素的重要作用。

(二)分型

由于不同听力曲线的 SSNHL 发病原因可能不同,治疗效果也与此有关,因此我国

SSNHL 临床指南报告参照德国指南将其分为以下 4 种类型。

1.低频下降型

250~500Hz 处听力下降,可能的发病机制为膜迷路积水,建议采用激素＋脱水治疗或改善血液流变学治疗;预后最好。

2.高频下降型

4000Hz 以上听力下降,可能与毛细胞损伤有关,因耳蜗基底回高频区域毛细胞的离子通道明显多于顶回低频区域,故建议使用离子通道阻滞剂(如利多卡因)＋激素治疗;预后较差。

3.平坦型

所有频率听力都下降,可能是迷路血管痉挛所致,建议使用降低纤维蛋白原的药物＋激素治疗;预后较好。

4.全聋型

所有频率发生极重度以上听力损失,可能与内耳血管栓塞或血栓形成有关;此型常伴有眩晕,治疗原则同平坦型;预后最差。

(三)诊断标准

不同国家的临床指南对于 SSNHL 的定义不完全相同。例如我国的《突发性聋临床诊断和治疗指南》将其定义为在 72 小时内发生的、原因不明的感音神经性听力损失,至少在相邻的 2 个频率听力损失大于或等于 20dB HL。美国的临床指南则规定 SSNHL 为耳蜗、听神经、听觉中枢异常导致的感音神经性耳聋,相邻 3 个频率听力损失 30dB HL 以上。德国指南跟我们的基本一致,特别说明在 1000Hz 处,单频下降,也属于 SSNHL。在临床工作中,对于发病时间符合上述标准,患者症状明显的 SSNHL,即使单个频率下降也应给予积极治疗,以免延误病情。

(四)治疗进展

SSNHL 治疗措施名目繁多,目前被认为有效的治疗方法主要包括药物治疗和血浆置换治疗。

1.药物治疗

(1)激素治疗:目前公认的有效药物治疗方法就是激素,被认为是治疗 SSNHL 标准方案。动物实验和临床均证实使用糖皮质激素治疗内耳病变取得良好疗效。激素的用药途径包括全身给药和局部给药,其中全身给药又包括口服和静脉途径,局部用药又包括鼓室内注射给药和耳后注射给药。

口服激素:口服激素是激素治疗 SSNHL 常用的途径,对于其效果进行了首个随机对照研究,结果显示与安慰剂组相比,试验组听力提高率显著增高,达到 78%,提示了口服激素治疗 SSNHL 的有效性,但后续进行的类似临床试验并未获得相同结果,因此 Meta 分析的结果并不支持口服激素治疗 SSNHL 的效果显著好于安慰剂。

鼓室内注射激素:由于鼓室注射激素可以避免全身用药的不良反应,因此很多学者提倡这一治疗方法。动物实验证实鼓室内直接注射激素后可以使耳蜗血药浓度增加和供血改善。随机对照试验也证实鼓室内注射激素可以增加 SSNHL 患者听力恢复和提高的概率。但由于鼓室注射后药物可经咽鼓管很快排出,可能影响内耳药物的吸收,从而影响药物疗效,而且需要行鼓膜穿刺,很多患者不能接受,因此对临床应用造成一定影响。

耳后注射激素:动物实验结果发现耳后途径使用糖皮质激素,药物在内耳的浓度更高,出现波峰更早,药物浓度维持时间更长,药物浓度在乙状窦中较高,而在体循环中保持低水平,对于降低药物不良反应具有重要意义。因此治疗 SSNHL 不仅可以取得良好的临床疗,而且对血压、血糖影响很小,特别适用于合并高血压、糖尿病、胃溃疡的患者。中华医学会耳鼻咽喉头颈外科学分会在《突发性聋临床诊断和治疗指南》推荐耳后给药可以作为激素全身给药的补救治疗。

(2)银杏叶制剂(进口的商品名叫金纳多):银杏叶制剂是欧洲最常使用的用于治疗突发性聋和耳鸣的药物。它的主要作用包括:①清除机体内的自由基,抑制细胞膜的脂质发生过氧化反应,保护动脉和静脉血管的张力;②降低全血黏稠度,增进红细胞和白细胞的可塑性,改善血液循环,保护组织;③竞争性拮抗血小板活化因子(PAF)的膜受体而抑制 PAF,防止 PAF 诱发的血小板聚集和血栓形成,降低血液黏稠度,保持动脉和静脉血管的张力,从而改善组织缺血、缺氧;④增加葡萄糖的利用和限制电解质失衡,使缺血情况下的脑代谢正常,增强某些中枢胆碱能神经的功能促进脑细胞功能的恢复。应用金纳多治疗 SSNHL,结果发现使用大剂量金纳多治疗轻度的突发性聋和耳鸣时,其不良反应小应作为同类药物的首选。

(3)降解纤维蛋白原的药物:纤维蛋白原参与血液的调节、决定血液黏滞度,血浆纤维蛋白原水平的增加造成血液的高凝状态,可能与 SSNHL 的形成密切相关。由于对突发性聋发病机制研究的进一步深入,对血液流变学异常造成突发性聋的了解,使降纤治疗成为突发性聋治疗中除激素以外的另一种有效手段。巴曲酶有强效的降纤作用,10BU 即可将纤维蛋白原降低至 0.5～1.0g/L,有效地改善了血液流变状态,应用于心血管疾病、中风、血栓性疾病等,取得了较为满意的疗效。在 SSNHL 的 4 种听力曲线所对应的治疗中,巴曲酶加改善循环药物对全聋患者效果更明显,有学者认为对于严重的听力损失,巴曲酶的疗效和激素的疗效差异无显著性,然而前者的不良反应的发生率更低,建议对重度耳聋采用降纤治疗。这可能与全聋患者的内耳缺血较为严重,而巴曲酶可以强有力地降低纤维蛋白原,改善血液的流变状态,使听觉感受器的缺血缺氧状态快速改善有关。由于巴曲酶具有较多的不良反应,临床使用前应确认无凝血机制障碍、无严重肝肾功能异常、无严重胃十二指肠溃疡及严重糖尿病等全身疾患后方可使用,女性患者应该避开月经期,用药期间严密观察皮肤黏膜情况,如发现皮下淤血尽快停用。

2.血浆置换

血浆置换是将患者的血液通过血浆分离方法分离出血浆并弃除,然后再补充等量的新鲜冰冻血浆或含蛋白的置换液。血浆置换可以清除患者体内各种代谢毒素和致病因子,阻断有害物质进一步对肝的损害,同时还可以补充大量蛋白质等生理活性物质,使受损的肝有机会进行修复,给重型肝炎患者创造了良好的内环境,目前在我国主要用于重症肝炎患者的治疗,因而也被称为"人工肝"。人们将该项治疗措施也应用于对普通药物治疗无效的 SSNHL 患者治疗中,将患者外周血中纤维蛋白原和低密度脂蛋白应用血浆置换技术选择性清除,结果显示单次治疗即可使 61% 的难治性 SSNHL 患者完全或部分恢复听力,随机双盲对照试验也证实了该方法的有效性,上述研究结果为 SSNHL 的治疗又增添了一种新的方法。

（五）预后相关因素

SSNHL 的预后与多种因素有关，国内外许多学者针对突发性聋患者的预后因素进行多角度的分析，得出了很多有价值的结论，对临床诊疗工作起到了积极的指导作用。

普遍认为不同听力曲线类型的患者预后不同，分型治疗可以改善 SSNHL 预后。全国首次 SSHL 多中心研究采用前瞻性研究形式，对不同听力曲线类型的患者采用常规药物进行分型治疗，结果显示听力提高的总有效率为 78.61%，仍有 21.39% 的患者即使经过分型治疗听力也难以恢复，低频和中频下降型患者预后较好，而全频下降型和全聋型患者预后相对较差。

国内外研究结果普遍一致地认为就诊时间长短、听力曲线类型、听力损失程度、是否伴发眩晕与预后的相关性较为密切，其中合并眩晕是预后不良的因素之一。有学者提出合并良性阵发性位置性眩晕的 SSNHL 患者提示前庭功能存在损害，与不良预后密切相关，多因素分析结果也显示合并眩晕者预后差。多因素分析结果甚至提示甲状腺功能正常、春季发病是预后良好的指标。由于不同的研究侧重点不同、纳入的因素也不同，得到的结果具有一定的差异性，虽然对临床治疗具有一定的价值，但由于临床患者的多样性和复杂性，突发性聋预后不良患者的筛选指标还需要进一步研究。

二、良性阵发性位置性眩晕（BPPV）

良性阵发性位置性眩晕是头部运动到某一特定位置时诱发的短暂眩晕，是一种具有自限性的周围性前庭疾病。BPPV 是导致眩晕的常见疾病之一，好发于女性，是男性发生率的 2～3 倍，发病高峰年龄是 50～60 岁。研究表明，其终身患病率为 2.4%，年患病率为 1.6%，年发生率为 0.6%。周围性眩晕占眩晕疾病的 30%～50%，其中，BPPV 的发生率居周围性眩晕单病首位。BPPV 常可自行缓解，又易复发，其复发率为 20%～30%，10 年复发率高达 50%。

（一）病因

约 1/4 的 BPPV 继发于头部外伤、中内耳炎症或内耳迷路缺血性病变，称"继发性BPPV"，而大部分 BPPV 病因不明，称"原发性 BPPV"。原发性 BPPV 的病因尚无定论，中耳及内耳病变如慢性中耳炎、耳硬化症、梅尼埃病、耳部手术、内耳感染或内耳免疫性疾病等，均可致耳石自椭圆囊脱落进入半规管。也有学者研究表明，高血压、偏头痛和高脂血症是 BPPV的独立好发因素，代谢性疾病如维生素 D 缺乏症、1 型糖尿病、痛风、高龄等均是可能病因，骨质疏松由于钙代谢异常，导致耳石成分变异，易于脱落而成耳石症。

（二）发病机制

目前为止，BPPV 的发病机制至今不明，缺乏形态学和影像学资料支持，均为理论推测。目前获临床认可的主要有嵴帽结石假说和半规管结石假说 2 种学说。

嵴帽结石假说认为，脱落的耳石碎片沉积、集聚于半规管的嵴帽处，由于耳石沉积增加了壶腹嵴对重力的敏感性，当头部空间位置发生变化时，引起眩晕与眼震，此种耳石称为"嵴顶结石"。

半规管结石假说认为，耳石颗粒并非粘在壶腹嵴帽，而是沉积于半规管的内淋巴中，当头位变动时，耳石颗粒随体位移动，在狭窄处阻塞了内淋巴的正常循环或由于耳石滑行产生的液体拉力,导致前庭毛细胞偏斜,两侧前庭外周器官输入信号不平衡,引发眩晕,此种耳石称为"管结石症"。

(三)临床表现

患者多在翻身、低头、仰卧坐起、弯腰等体位变化时突然出现剧烈眩晕,潜伏期多小于30秒,持续时间不超过1分钟,伴眼震、恶心及呕吐。眩晕具有疲劳性,可在反复头位改变后减弱或消失。一般不合并听力丧失、耳鸣、耳闷塞感。整个病程为数小时、数天,极少数为数月、数年。有以下5个临床特征。

1.潜伏期

头位变化后1~4秒才出现眩晕。

2.旋转性

眩晕具明显的旋转感,患者视物旋转或闭目有自身旋转感。

3.短暂性

眩晕在1分钟内停止,眼震在30秒内停止。

4.转换性

当头运动到某一特定位置时诱发眩晕,头回到原来位置可再次诱发眩晕。

5.疲劳性多次头位变化后,眩晕症状逐渐减轻

尽管BPPV患者有时可表现为持续眩晕和平衡失调,但追问病史总能发现其症状恶化与头部位置变化有关。

根据受累半规管的部位,BPPV分为4种临床类型:后半规管BPPV(PC-BPPV)、水平半规管BPPV(HC-BPPV)、前半规管BPPV(AC-BPPV)和多管受累的混合型BPPV。因后半规管在人体直立位时,处于重力最低点,85%~90%的异位耳石位于后半规管,故PC-BPPV最为常见,其次是HC-BPPV,AC-BPPV较罕见。

(四)诊断

有头部运动到某一特定位置出现短暂眩晕的病史,一般无耳鸣、听力损失等耳蜗受损症状;变位性眼震试验显示特征性的眼震特点,且具有短潜伏期(<30秒)和疲劳性,即可诊断为BPPV。

1.后半规管BPPV

Dix-Hallpike试验被视为诊断后半规管BPPV的金标准,这一检查方法的敏感度和特异度分别可达82%和71%。该法主要由三步头位改变构成:患者坐于检查床上,头向一侧转动45°;医师协助患者迅速平卧,头后仰于床沿外,与水平面呈30°,观察眼震情况;患者恢复坐位。临床上约有1/4的患者变位试验虽可诱发明显的眩晕症状,却始终无法引出眼震或仅有不显著眼震,这类患者被称为"主观性BPPV(S-BPPV)",这类患者给予手法复位后可取得较好疗效,其近期治愈率与客观BPPV相比并无明显差异,但往往更易复发须多次进行复位,其3年复发率为21.2%。

2.外半规管BPPV(LC-BPPV,也称"水平半规管BPPV""HC-BPPV")

外半规管BPPV一般依靠翻滚试验(Roll-Test)诱发出的特征性眼震进行确诊。患者自然仰卧于检查床上,头部由正中位向左、右两侧旋转90°。其头部转向任意一侧时均可诱发出

向地性或背地性 2 种类型的眼震。向地性眼震一般较为常见,多被考虑为管结石,其潜伏期一般仅有 1~3 秒,眩晕和眼震的持续时间不超过 1 分钟。而壶腹嵴帽结石的患者则被诱发出背地性眼震,这类患者的眩晕症状相对更为强烈,且不易疲劳,持续时间多大于 1 分钟且与体位维持时间相一致,这一类型的 BPPV 复位往往更为复杂,需要多次进行复位。

3.前半规管 BPPV

由于其发病罕见,在我国临床诊疗指南中有关诊断则主要参考后半规管 BPPV 的诊断标准,通过 Dix-Hallpike 试验诱发出以眼球下极为标志向下扭转的眼震。但其扭转成分十分微弱不易被观察且双侧均能引出眼震,因此很难判断出哪侧半规管受累。

（五）治疗

BPPV 是一种自限性疾病,未经治疗也可痊愈,研究推测可能与耳石的自行复位或者耳石微粒被前庭暗细胞缓慢吸收有关。患者发作时间虽短暂但极为痛苦,因此,及时正确的治疗方法是有效控制眩晕发作,减轻患者痛苦,改善患者生活质量的关键。

1.手法复位

为 BPPV 的首选治疗方法。

（1）Epley 复位法:是目前治疗 PC-BPPV 的首选方法。具体操作为患者先端坐于治疗床上,然后在医生的协助下快速后倒,头悬于床沿外,与水平面呈 30°,头朝患侧旋转 45°,再转向健侧 90°,头部和身体再同时转向健侧 90°,呈健侧卧位,头偏离仰卧位 135°。恢复坐位后头须向前倾斜 30°,每一体位在眩晕或眼震消失后都须再维持 30 秒。

（2）Semont 管石解脱法:可作为替代法治疗 PC-BPPV,主要适用于老年、肥胖、头颈部疾病患者无法配合完成 Epley 法复位治疗。先让患者取坐位,头向健侧旋转 45°,然后迅速向患侧卧。保持头位不变,患者再快速由患侧卧位变为健侧卧位,此过程头位急速旋转了 180°,患者缓缓坐起后头向前倾斜 20°。每一体位维持到眩晕和眼震消失。大幅度和快速的头位变化是该法复位成功的关键。另外,本法还可用于检验 Epley 法的治疗效果,Semont 法向健侧转颈 45°并倒向患侧时,若出现朝向患侧的眼震,则证明 Epley 法复位成功。

（3）Barbecue 复位法:用于 HC-BPPV,主要针对 Roll-Test 诱发出向地性眼震的患者。患者呈仰平卧位,分别向健侧转体 3 次,每次旋转 90°,使患者呈患侧卧位。对于症状较严重且随体位变化症状加重者可尝试让患者保持健侧卧位 12 小时,无效则改为患侧卧位。

（4）Gufoni 法:用于向地性眼震的 HC-BPPV 的治疗,患者先由坐位快速向健侧侧卧,直至眼震消失,头部再快速向下旋转 45°,维持 2 分钟后恢复坐位。而针对背地性眼震 HC-BPPV 的 Gufoni 法则是向患侧耳倾倒,再快速向上旋转 45°,使眼震转换为向地性眼震,再按向地性眼震进行复位。Gufoni 法更易于操作,尤其适用于老人及成人。

（5）Yacovino 复位法:首先让患者由坐位迅速后仰呈平卧位后,头继续深度后仰,此时位于半规管前臂的耳石在重力的作用下背离壶腹移动,越过前臂和后臂的交接点,头位抬起并尽可能呈含胸位时,耳石会继续沿着前臂向总脚方向移动,直到患者坐起后耳石才回落入椭圆囊。

2.机器复位

机器复位的出现有效地克服了手法复位的复发率极高且有一部分颈腰部疾病的患者无法

配合医师完成转颈、伸颈动作的缺点。该系统集检查、复位及眼震观察为一体,能够通过电脑程序控制实现全身的定位、定量、定速的三维运动实现任意半规管的360°旋转复位。可同步通过红外线视频眼罩在屏幕上观察、记录眼震情况,并能使用量化分析软件对其深入分析研究,使患者获得更为精准的诊断和治疗。但由于该机器价格较为昂贵,治疗成本相对较高,所以在一些基层医院并未得到广泛普及。

3.手术治疗

仅可应用于少数长期反复发作且经多次复位仍无好转,并严重影响生活质量的患者。手术方法如后壶腹神经横断术、受累半规管填塞术等,因其难度较大,要求手术医师具有丰富经验和高超的手术技术,并且存在听力损失等风险,在临床应用较少,需要进一步继续深入研究。

4.药物治疗

抗眩晕、抗焦虑、止吐药等可用于治疗 BPPV,这类药物一般用于缓解耳石诊断及复位过程或急性发作时出现的较剧烈的眩晕、呕吐症状,由于其不良反应较多,不推荐长期应用。

5.康复治疗

目前临床上推荐 Brandt-Darof 体位康复法:首先让患者闭眼坐于床边,迅速向患侧侧卧,坐起后再迅速向健侧侧卧,最后恢复坐位,每个体位均须维持到眩晕消失 30 秒后。该法可使前庭功能的稳定性得到增强,从而改善患者的平衡功能。适用于任何病理类型及受累半规管,且简单易行,患者可自行在家练习,能够大大减轻患者的经济负担。

三、梅尼埃病

梅尼埃病是以膜迷路积水为基本病理学改变,以发作性眩晕、耳聋、耳鸣及耳胀满感为临床特征的特发性内耳疾病。中青年发病率较高,通常为单耳患病。累及双侧者常在 3 年内先后患病。男女发病率无显著差别。

(一)病因

迄今未明。可能与内淋巴代谢失调、变态反应、内分泌功能障碍、自主神经功能紊乱、病毒感染、疲劳及情绪波动等因素有关。

(二)病理

梅尼埃病的主要病理变化有以下几种。

1.膜迷路积水膨胀

球囊及蜗管因积水而膨胀,以致外淋巴间隙被压缩,前庭膜受压变位,重者可经蜗孔疝入鼓阶或与迷路骨壁相贴。椭圆囊及膜半规管很少膨大,但常被膨大的球囊挤向一边从而刺激前庭终器引起眩晕。

2.前庭膜破裂

因积水过多引起前庭膜破裂,内外淋巴液相互混合;裂口小者,可自行愈合;裂口大者可见前庭膜塌陷,裂口不能愈合而成永久通道。

3.前庭阶纤维化

病期长者可见前庭阶内发生纤维化,内淋巴囊亦出现纤维化,更妨碍了内淋巴的吸收。球囊膨大可充满前庭甚至与镫骨底板相接或粘连,故于外耳道加压时可出现类似瘘管征症状。

4.耳蜗蜕变

早期耳蜗顶周的感觉上皮可能有蜕变,神经纤维和神经节细胞数也减少,与早期出现的低频区听力损失相符。基底膜由于长期受压血供减少,晚期可出现螺旋器蜕变而出现感音性聋。

(三)临床表现

1.眩晕

为此病的主要症状。眩晕呈突发性、旋转性。患者感觉自身或周围物体在旋转或感到摇晃,似浮在空中,失去自控能力。眩晕发作高潮时伴有恶心、呕吐、出冷汗、面色苍白及血压下降等自主神经反射症状,但神志清楚,无意识障碍。因转头或睁眼可使眩晕加重,患者多闭目静卧。发作持续数十分钟至数小时不等,长者可达数周。症状缓解后进入间歇期,间歇期可为数周、数月或数年,亦有频繁发作或长期不能彻底缓解者。一般发作间歇期内所有症状完全消失。

2.耳鸣

患者大多有持续性耳鸣,少数为间歇性,初为低音调,反复发作后变为高音调。绝大多数病例在眩晕前已有耳鸣但往往未被注意,在眩晕发作时耳鸣加剧。间歇期耳鸣减轻或消失。

3.耳聋

常为感音神经性聋。初为低频,以后可影响高频听力。听力的损失程度与反复发作有关,发作期听力减退,间歇期内听力常可恢复,但当再次发作听力又有下降,即出现一种特殊的听力波动现象。随着病程的发展,听力呈下降趋势,乃至全聋。耳聋的同时,患者对高强度声音耐受性差,称为"重振";对同一频率的纯音,患耳和健耳感受成不同音调的声音,称为"复听"。

4.耳闷胀感

在仔细询问病史时,可知患者在发作时多有一侧耳内或头部有闷胀感,头内发闷或头重脚轻。病变解除后这种感觉消失。

(四)辅助检查

1.耳部检查

鼓膜无明显改变。发作期可见自发性水平性或水平旋转性眼球震颤,发作过后,眼震逐渐消失。

2.听力学检查

早期纯音听力曲线多为上升型,有时也表现为下降型或平坦型;多次反复检查可证明其波动性质。阈上功能检查证明有重振,如短增量敏感指数试验阳性等。语言测听的语言接受阈大致与纯音听阈相吻合,而言语识别率可以下降。耳蜗电图是诊断本病的较可靠的方法,表现为总和电位增大,总和电位与动作电位的比值增加。

3.前庭功能检查

眼震电图检查初次发作、间歇期各种自发或诱发试验结果可能正常,多次发作者前庭功能可减退或丧失或有向健侧的优势偏向。增减外耳道气压可能诱发眩晕与眼球震颤,称"安纳贝尔征",提示膨胀的球囊已达镫骨足板或与足板发生纤维粘连。

4.甘油试验

空腹顿服 50％甘油溶液 2.4～3.0mL/kg,服药前及服药后每小时查纯音测听 1 次,共 3 次。服药后若病耳听阈较服药前提高 15dB 以上者为阳性。

5.影像学检查

颞骨 X 射线片一般无明显异常发现,内听道及桥小脑角 CT 或 MRI 检查有助于本病的诊断。

(五)诊断

本病初发就诊者很难得出确切的诊断,且也不应轻易做出肯定的诊断,因为眩晕和发热一样是许多疾病的一个共有症状,膜迷路积水一定有眩晕,但不能认为,有眩晕的患者一定就是膜迷路积水。所以临床上对眩晕的患者,一时不能肯定诊断者,以"眩晕待查"为宜。但是眩晕患者如具备下列几个条件可做出梅尼埃病的诊断。

(1)具有典型的反复发作的眩晕,持续 20 分钟至数小时,有明显的缓解期,发作 2 次以上,伴恶心、呕吐、平衡障碍。可见水平性或水平旋转性眼震。

(2)发作时神智始终清晰,对外界感受能力正常,无意识丧失现象。

(3)至少 1 次纯音测听呈感音神经聋,早期低频下降,听力波动,随病情进展听力损伤逐渐加重,可出现重振现象。常为一侧。

(4)有间歇性或持续性耳鸣,高音调,常与耳聋同时发生,于眩晕发作之前加剧,眩晕发作之后减轻。

(5)甘油试验阳性。

(6)耳闷胀感,无头痛。

(7)要排除其他疾病引起的眩晕、耳聋和耳鸣。

(六)鉴别诊断

因发生眩晕的疾病较多,应注意与以下疾病相鉴别,切忌笼统称为"梅尼埃综合征"。

1.迷路炎

为化脓性中耳炎的并发症。

2.前庭神经元炎

系病毒感染所致,发病前多有上呼吸道感染史;眩晕渐起,数日达高峰,数周或数月后渐缓解;有自愈倾向,但可转为位置性眩晕;临床表现有眩晕、眼震、恶心、呕吐,但无耳鸣、耳聋;前庭功能检查显示双侧半规管功能低下,但不一定对称;预后极少复发。

3.椎-基底动脉供血不足

由颈椎及有关软组织的病变使椎动脉受压迫造成。发作时间短暂,一般数分钟,转头、弯腰向下或从卧位坐起时诱发或加重;耳鸣、耳聋较少;有颈肩部疼痛,肢体麻木等症状;X 射线颈椎拍片或颈椎 CT、MRI 有助于诊断。

4.药物中毒

有耳毒性药物使用史,如氨基糖苷类抗生素;一般起病缓慢,多在 1～2 周内达高潮,持续数月或更长,中间无缓解期。眩晕多为不稳感,少呈旋转性,步态蹒跚,平衡失调,卧床减轻,活动加重,有耳鸣及耳聋。

5.突发性聋

伴有眩晕者占一半,但无眩晕反复发作史,耳聋发生快而严重,常以高频下降为主。

6.听神经瘤

为小脑脑桥角处最常见的良性肿瘤。临床特点:一般增长缓慢,多单侧发病;因瘤体多起自前庭神经,眩晕是主要症状,阵发性发作,进行性加重,有缓解期,久之代偿而不典型。自发性眼震颤出现最早最多,可达95%,呈旋转或垂直,晚期逆转;继听神经损害后有第Ⅴ、Ⅶ对脑神经损害;前庭功能检查结果不一致,有优势偏向。X射线斯氏位照片示内耳道扩大,CT扫描能早期发现。

7.位置性眩晕

在特定的头位或变换头位时发生眩晕,伴位置性眼震,无耳鸣、耳聋。

(七)治疗

主要是通过应用药物降低前庭感觉阈,镇静中枢神经,调整自主神经功能,改善耳蜗微循环,解除膜迷路积水,以缓解发作期的症状或减少眩晕发作。

1.一般治疗

向患者耐心解释,消除对本病的恐惧;保持环境安静,卧床休息;饮食宜低盐少水,高蛋白、低脂肪,中等量糖类,高维生素;禁烟酒、茶及咖啡。

2.药物治疗

(1)利尿脱水药:乙酰唑胺250mg,口服,每天3次,首次剂量加倍。

(2)镇静药物:为发作期的对症用药。如安定片2.5~5mg,每日2~3次,对前庭神经冲动有抑制作用;茶苯海明50mg,每日3次。抗过敏药物如异丙嗪,具有镇静作用。口服谷维素可调节自主神经功能。

(3)血管扩张剂:增进耳蜗血流,改善内耳微循环。常用有5%~7%碳酸氢钠溶液40~60mL静脉注射或100~2000mL静脉滴注,每日一次,可解除小动脉痉挛;低分子右旋糖酐静脉滴注,可使血黏稠度变稀,增加血容量,防止血小板凝集,改善耳蜗微循环的血滞现象。口服药物常用的有倍他司汀、氟桂利嗪、尼莫地平等。抗胆碱能药物如东莨菪碱、山莨菪碱,有增加耳蜗血流量之效,可适量应用。

3.手术治疗

对频繁剧烈发作,严重影响工作和生活,而且患耳呈现重度感音性耳聋,各种保守治疗无效时,可考虑手术治疗。常用术式有以下几点。

(1)内淋巴囊引流减压术:内淋巴囊切开使内淋巴液流出,以降低内淋巴压力。

(2)内淋巴囊蛛网膜下分流术:通过镫骨足板将球囊刺破,使球囊内的内淋巴液与外淋巴液相混,以维持内外淋巴液压力的平衡或通过圆窗穿透骨螺旋板再穿通球囊,使内淋巴外流入外淋巴间隙。但穿通骨板不易愈合可形成永久性的内外淋巴瘘。

(3)高渗诱导减压术:手术将氯化钠晶体置于圆窗膜上而引起局部高渗,减轻了迷路的积水,同时破坏前庭感受器,消除病理性冲动,达到控制眩晕目的,方法简单效果良好,但只适用于实用听力丧失的患者。

(4)前庭神经切断术:选择性地切断前庭神经,并切断前庭神经节,使前庭性眩晕基本消除。

(5)迷路开放术:眩晕控制,但耳蜗也被破坏。故该类手术,仅限于对侧耳听力正常,患侧耳听力基本丧失,眩晕、耳鸣严重的患者。

四、耳硬化

耳硬化症是一种原因不明的原发于内耳骨迷路的局灶性病变,是以内耳骨迷路的密质骨出现灶性疏松,呈海绵状变性为特征的颞骨岩部病变,其以病理学为依据命名应称为"耳海绵症",临床上沿用习称。临床上以双耳不对称性进行性传导性聋为特征,晚期可合并感音神经性聋。

(一)发病率

临床耳硬化症的发病率随不同种族和地区而不同。据欧美文献报道,白种人发病率最高,为0.3%~0.5%,黄种人被认为是此病的低发种族。

关于患病年龄,20~40岁为高发年龄;性别差异各国报道不一致。国外报道白种人男女比例为1:2;而我国学者报道男女比例为2:1。

(二)病因

尚未明确,归纳有以下几种可能因素。

1.遗传学说

由于耳硬化症在不同种族及家系中发病率存在差异,因此被认为和遗传因素有关。有学者认为是常染色体显性或隐性遗传。近年来通过分子生物学研究发现,半数以上病例可以发现异常基因。

2.内分泌学说

本病多见于青春发育期,以女性发病率高,且妊娠、分娩与绝经都可使病情进展、加重,因此推测与内分泌代谢紊乱有关。

3.骨迷路成骨不全症

正常成人的骨迷路包裹存在窗前裂,它是前庭边缘的内生软骨层内遗留的发育和骨化过程中的缺陷,内有纤维结缔组织束及软骨组织。窗前裂作为一种正常结构可终身存在,而在某种因素的作用下,静止的前窗裂内的纤维结缔组织束及软骨组织可发生骨化而产生耳硬化病灶,临床及颞骨病理所见的耳硬化病灶,亦多由此处开始。

4.自身免疫因素及其他

有学者发现耳硬化症病灶与类风湿性关节炎等病理变化相似,属于结缔组织病或间质性疾病;还有学者发现,酶代谢紊乱是使镫骨固定形成的原因;还有学者认为与流行性腮腺炎病毒、麻疹病毒、风疹病毒感染有关。

(三)病理

骨迷路的骨壁由骨外膜层、内生软骨层和骨内膜层构成。耳硬化病灶常始于中间的内生软骨层,可波及内、外层。70%~90%发生于窗前裂,侵犯环韧带及镫骨足板致声音传导障碍,表现为传导性聋。40%病例在蜗窗或蜗管上有病灶,少数尚可见于内耳道壁中。

耳硬化症病理可人为划分为 3 个主要阶段。①充血阶段,内生软骨层内原有的正常骨质可能由于多种酶的作用,发生局灶性的分解和吸收,血管形成增多、充血。②海绵化阶段,为疾病的活动期,正常骨质被分解、吸收,代之以疏松的海绵状骨质,其特点为病灶内充满大量的血管腔隙,形成不成熟的网状骨。血管腔隙内含有大量的破骨细胞、成骨细胞和一些纤维组织;不成熟的网状骨为一种疏松的骨质,胶原纤维无规则地纵横交错穿行于其间,嗜碱性,在 HE 染色中呈深蓝色。③硬化阶段,血管间隙减少,骨质沉着,原纤维呈编织状结构;形成骨质致密、硬化的新骨。有学者将耳硬化症病灶的组织病理变化归纳为 4 种类型:活动型、中间型、静止型和混合型。

耳硬化症病变呈局灶性发展缓慢者多,也有进展较快者。临床上最常见的是镫骨性耳硬化症,病灶侵犯前庭窗龛、环韧带及镫骨,使镫骨活动受限至消失。耳蜗性或迷路性耳硬化症,是指病灶发生在蜗窗、蜗管、骨半规管及内耳道骨壁,病灶侵及内骨膜和骨层,可直接影响基底膜活动及内耳血液循环,并可向外淋巴液释放细胞毒酶等有毒物质,损伤血管纹及听觉毛细胞,产生眩晕及感音性听力下降。由于病灶有多发的可能,镫骨性耳硬化症与迷路性耳硬化症可以同时存在。

(四)临床表现

耳聋最常见,耳鸣次之,眩晕少见。

1.耳聋

无诱因双耳同时或先后出现缓慢进行性听力减退,起病隐袭,常不能说出明确的起病时间。

2.耳鸣

耳鸣常与耳聋同时存在,可呈持续性或间歇性;一般以低音调为主,高音调耳鸣常提示耳蜗受侵。

3.威利斯误听

耳硬化症患者威利斯误听出现率为 20%～80%。临床耳硬化症主要是传导性聋,在一般环境中听辨言语困难,在嘈杂环境中,患者的听觉反应较在安静环境中为佳,此现象称为"威利斯误听"。

4.眩晕

若病灶侵犯前庭神经,可发生眩晕,可能与膜半规管受累或迷路水肿有关。前庭功能检查正常,多数患者手术后眩晕可消失。

(五)检查

1.耳部检查

耳道较宽大,皮肤薄而毛稀。鼓膜完整,位置及活动良好,光泽正常或略显菲薄,部分患者可见后上象限透红区,为鼓岬活动病灶区黏膜充血的反应,称为"Schwartz 征"。

2.听功能检查

(1)音叉检查:呈 Bezold 三征,即低频听阈提高,骨导延长及 Rinne 试验阴性;现在临床上常用 256Hz 或 512Hz 音叉进行检查。Gelle 试验常被用来检查镫骨是否固定。

音叉检查结果如下。

Weber 试验：偏向听力较差侧。

Rinne 试验：阴性，骨导大于气导（B.C＞A.C）。

Schwabach 试验：骨导延长。

Gelle 试验：阴性，但须注意假阴性。

(2)纯音听力计检查：典型听力图可以分为上升型、平坦型和下降型。可出现特征性的卡哈切迹，表现为 $0.5\sim2kHz$ 不同程度下降，但 $4kHz$ 接近正常。

3.声导抗测试

(1)鼓室图：早期为 A 型，随着镫骨固定程度加重。可出现 As 型；有鼓膜萎缩者可表现为 Ad 型曲线。

(2)声顺值：正常。

(3)镫骨肌反射：早期病例，镫骨肌反射阈升高，可呈"起止"双曲线；而后即消失，不能引出。

4.影像学检查

颞骨 X 线片无中耳乳突病变；多排螺旋 CT（MDCT）及 MDCT 多平面重建（MPR）检查：在 $0.625mm$ 薄层 MDCT 扫描片上，可以观察到耳硬化症病灶，包括前庭窗、蜗窗、耳蜗骨迷路的影像学改变，表现为前庭窗扩大或缩小，耳蜗骨迷路边缘不整，呈条片状密度减低或双环状改变。MPR 可充分显示颞骨解剖及变异，有利于制订正确的手术方案。但是耳硬化症的 CT 表现并非特异性征象，还需与其他的疾病进行鉴别。前庭窗型耳硬化症须与耳囊内局限性低密度鉴别。后者是耳囊的先天性变异或耳囊骨化延迟所致，儿童常见，临床亦无耳硬化症表现。耳蜗型耳硬化症海绵化期要与其他累及双侧耳囊的对称性、弥散性脱钙疾病如成骨不全、Paget 病、梅毒累及颞骨、双侧颞骨溶骨性转移相鉴别。

（六）诊断与鉴别诊断

根据病史、家族史、症状及临床客观检查，对典型病例诊断不难。

病史中确认双耳原属正常，无诱因出现两耳不对称的进行性传导性聋及低频耳鸣，鼓膜正常，咽鼓管功能良好，音叉检查有 Bezold 三征，Gelle 试验阴性，纯音骨导听力曲线可有卡哈切迹，鼓室导抗图 A 型或 As 型，可诊断为镫骨性耳硬化症。

镫骨性耳硬化症需要与先天性中耳畸形、前庭窗闭锁、分泌性中耳炎、粘连性中耳炎、封闭型鼓室硬化症、后天原发性上鼓室胆脂瘤、成骨不全综合征、Paget 病等鉴别。

无明显原因出现与年龄不一致的双耳进行性感音神经性聋，鼓膜完整，有 Schwartz 征，听力图气、骨导均下降但部分频率（主要是低频）骨、气导听阈有＞$15\sim20dB$ HL 差距，鼓室导抗图 A 型，有家族性耳硬化症病史者，应考虑蜗性或晚期耳硬化症；经影像学检查，发现骨迷路或内耳道骨壁有骨质不均匀、骨腔变形等表现者，可确诊为迷路型耳硬化症。

迷路型耳硬化症需要与迟发性遗传性感音神经性聋、慢性耳中毒以及全身性疾病如糖尿病等因素所致的进行性耳聋相鉴别。

（七）治疗

1.保守治疗

(1)药物治疗：目前此方面的研究进展不大，主要试用于耳蜗型耳硬化症，氟化钠对耳硬化症的确切疗效尚需继续观察。具体方法如下：氟化钠 $8.3mg$、碳酸钠 $364mg$，口服，每日 3 次，持续半年后减量,维持量 2 年,同时使用维生素 D,据称可使病变停止。

(2)佩戴助听器:对有手术禁忌证或拒绝手术治疗患者,可佩戴助听器。

2.手术治疗

手术适应证是镫骨型耳硬化症,手术效果主要取决于临床分期、术式的选择。手术方式包括镫骨手术和内耳开窗术。

(1)镫骨手术:镫骨手术的原则是使固定的镫骨重新活动或使封闭的前庭窗重新开放,恢复前庭窗的传音功能;包括镫骨撼动术及各种类型镫骨切除术。①镫骨撼动术:适用于早期耳硬化症,硬化病灶局限于镫骨足板前缘。由 Rosen 倡导,分为直接撼动法和间接撼动法。近期有效率上升至 80% 以上,但远期疗效差,现已很少采用。②镫骨切除术。适应证为:a.耳硬化症患者,气导听力损失在 30dB HL 以上,骨气导间距在 15dB HL 以上,言语识别率在 60% 以上;b.先天性镫骨畸形或慢性中耳炎时出现镫骨固定。镫骨切除术术式繁多,根据处理镫骨的方式可以分为 3 类:a.底板全切除术;b.底板部分切除术;c.底板钻孔活塞术。目前,镫骨手术中在底板开小窗,用活塞法重建足弓传音功能的方法得到广泛应用。

(2)内耳开窗术:适用于镫骨手术困难的耳硬化症患者,包括中耳解剖畸形,影响镫骨手术者;前庭窗广泛硬化灶;人工镫骨手术术后前庭窗再度骨封者。此术式需要切除乳突气房,摒弃中耳传音结构,手术创伤大,不能消灭骨气导间距;骨导听阈大于 30dB 者不宜选用。因此,目前仅选择性地采用。

常见的手术并发症如下。①中耳炎:急性细菌感染发生在数天内,少见。术后可给予预防性抗生素预防中耳炎发生。②眩晕:术中或术后眩晕说明手术刺激反应较重,应对症治疗。③修复性肉芽肿:症状通常出现在术后 5~15 天,表现为不稳感、耳鸣及初期听力进步后又减退。检查见外耳道皮片水肿、充血,鼓膜后部发红。听力呈混合性聋,高频更重,语言辨别计分明显下降。应紧急切除肉芽肿,术后有一半患者听力恢复,另一半遗留不同程度感音神经性聋。④鼓膜穿孔:通常因手术直接损伤,术后中耳炎也是原因之一。病情稳定后可行鼓膜成形术。⑤迟发性面瘫:数天后发生,可能是反应性面神经水肿所致,用激素及神经营养剂可望在一至数周内痊愈。⑥感音神经性聋。术后立即发生的原因有:a.直接损伤膜迷路;b.组织移植片退化,退变产物污染外淋巴;c.修复性肉芽肿。⑦传导性聋。原因为:a.假体功能不好;b.纤维粘连;c.未查出的锤骨固定;d.未查出的圆窗闭塞。应行鼓室探查术。⑧外淋巴瘘:是镫骨手术潜在的严重并发症,典型症状为轻至中度的波动性感音神经性聋和发作性不稳感,也可表现为突发性聋和严重眩晕,但少见。处理是组织修复和重换假体。⑨砧骨吸收性骨炎。原因:a.对假体的异物反应;b.钢丝过紧导致吸收性骨炎,破坏连接远端的长突。长突完全中断可发生在打喷嚏、擤鼻及撞击头部时,也可逐渐缓慢发生,导致大的骨气导间距,应行鼓室探查,更换假体连接于砧骨长突残端或锤骨柄。

(八)预后

耳硬化症为缓慢进行性侵犯骨迷路壁的内耳病变,可致传导性聋和(或)感音神经性聋。目前尚无有效药物,手术只能改善中耳的传音功能,不能阻止病灶的发展,部分进展较快、多病灶者,最后有成为重度感音神经性聋的可能。

第四章 鼻部疾病

第一节 外鼻及鼻前庭疾病

一、酒渣鼻

酒渣鼻,又称"玫瑰痤疮",是一种主要发生于面部中央的红斑和毛细血管扩张的慢性炎症性皮肤病。此病好发油脂分泌较多部位。毛囊虫及局部反复感染是发病重要因素。烟酒、刺激性饮食、消化道功能紊乱、内分泌功能失调(尤其绝经期)等可诱发或加重本病。

(一)诊断

皮肤表现可分为 3 期。

1.红斑与毛细血管扩张期

初为暂时性红斑,反复发作后患处出现浅表树枝状毛细血管扩张,可伴有鼻部毛囊孔扩大和皮脂溢出。

2.丘疹期

在红斑与毛细血管扩张基础上反复出现痤疮样毛囊样丘疹,脓疱。

3.肥大期

肥大期又称"鼻赘期"。仅见于男性为主的少数患者,鼻部结缔组织增生,皮脂腺异常增大,鼻端肥大暗红,甚至形成鼻赘。

(二)治疗

由于病因不明,治疗多为对症。

1.系统治疗

甲硝唑、四环素、克拉霉素等抗生素口服。

2.局部治疗

克林霉素凝胶、莫匹罗星软膏、甲硝唑凝胶、低浓度维 A 酸制剂等。维持用药可减少复发。

3.物理和手术治疗

毛细血管扩张者可采用激光治疗。鼻赘期可采用手术达到美容效果。

二、鼻前庭炎与鼻疖

鼻前庭炎是鼻前庭皮肤的弥散性炎症,可分为急性和慢性两种。鼻疖是鼻腔前半部皮肤的毛囊,皮脂腺或汗腺局限性的急性化脓性炎症,致病菌多为金黄色葡萄球菌。由于鼻疖位于鼻部危险三角区内,面部的静脉没有静脉瓣膜,三角区的静脉血可通过内眦静脉,眼静脉汇入颅内海绵窦。若挤压疖肿,使细菌、脓栓循血流逆向流动直入海绵窦,可引发严重的颅内并发症——海绵窦栓塞性静脉炎,此病病死率高。所以,鼻疖一旦形成,严禁挤压,对未成熟者忌行切开,以免炎症扩散。

(一)病因

鼻前庭炎是鼻腔内分泌物尤其是脓性分泌物经常刺激鼻前庭皮肤所致。鼻腔内任何急性或慢性、特异性或非特异性炎症,肿瘤等都可以并发鼻前庭炎。长期有害粉尘(如烟草、皮毛、水泥、石棉等)的刺激,挖鼻或摩擦致鼻前庭皮肤损伤继发感染也是本病病因之一。

鼻疖是鼻腔前半部皮肤的毛囊,皮脂腺或汗腺局限性的急性化脓性炎症,致病菌多为金黄色葡萄球菌。它常由于慢性鼻前庭炎或因不良习惯如挖鼻、拔鼻毛造成皮肤损伤发炎或因患糖尿病抵抗力弱而引发。尤其是对长期迁延不愈、反复发作的鼻前庭炎、鼻疖患者,一定要警惕是否存在糖尿病的情况。

(二)临床表现

急性鼻前庭炎表现为鼻前庭处疼痛,检查见鼻前庭内及其与上唇交界处皮肤弥散性红肿或有皲裂及浅表糜烂,鼻毛上附有黏脓块。慢性鼻前庭炎表现为鼻前庭发热、干燥、痒以及触痛,检查见鼻前庭鼻毛稀少,局部皮肤增厚,有痂皮形成,清除痂皮后可有小出血创面。

鼻疖的鼻内或鼻外出现小疖肿,局部发热红肿疼痛,疖肿成熟后顶口出现脓头。同时,可出现唇颊部红肿和全身不适症状。严重者可引发海绵窦栓塞性静脉炎,临床上表现为高热、寒战、剧烈头痛、患侧眼睑及结膜水肿、眼球突出固定甚至失明,如不及时治疗可累及对侧,严重的可危及生命或留下眼和脑的后遗症。

(三)检查及诊断

检查急性者鼻前庭皮肤红肿疼痛,严重者可扩及上唇交界处有压痛表皮糜烂并盖有痂皮。慢性者鼻前庭部发痒灼热和结痂,鼻毛脱落皮肤增厚皲裂或盖有鳞屑样痂皮。

鼻疖检查可见外鼻皮肤充血肿胀,丘状隆起,周围浸润发硬、发红、颌下淋巴结常肿胀疼痛。疖肿成熟后可见黄色脓栓。白细胞计数可增高。

(四)治疗

1.鼻前庭炎的治疗

鼻前庭炎的治疗:①消除鼻腔内刺激性分泌物,避免有害粉尘的刺激,改正挖鼻的不良习惯;②急性者可用抗生素治疗,促使炎症消退;③慢性者可用3%过氧化氢清洗,局部涂1%～2%黄降汞软膏或抗生素软膏。

2.鼻疖的治疗

(1)一般治疗。①注意忌食辛辣、厚腻、刺激食物,多食蔬菜、水果,保持大便通畅。②戒除挖鼻的不良习惯,积极治疗各种鼻病,保持鼻部清洁。③鼻部、上唇、颊部发现疖肿,禁止挤压、挑刺、灸法及早期切开引流,以免脓毒扩散。④反复发作者,应注意寻找病因,如糖尿病、肾炎等,给予治疗。

(2)局部治疗。①鼻疖肿未形成脓头者,可涂用抗生素油膏。②鼻疖肿已形成脓栓而未溃破者,可使用50%硝酸银烧灼促使破溃出脓。③注意该部位不做切开引流,禁止挤压排脓。

　　(3)全身治疗。①有全身症状者,给予抗生素或磺胺类药物治疗。②并发海绵窦血栓性静脉炎,必须使用大剂量抗生素积极治疗。③中药治疗。

　　(4)其他治疗:鼻疖肿初期未形成脓头者,可给予热敷、理疗、激光照射治疗。

三、鼻前庭湿疹

　　鼻前庭湿疹是发生在鼻前庭皮肤的过敏性损害。鼻前庭湿疹为过敏性皮肤病,属于Ⅳ型变态反应。也可能是面部或全身湿疹的局部表现。鼻炎、鼻-鼻窦炎分泌物的经常刺激、浸渍是鼻前庭湿疹的主要诱发原因,搔抓、摩擦、局部刺激亦可诱发本病。胃肠功能紊乱、新陈代谢障碍和内分泌失调等均可产生或加重湿疹病情。

(一)诊断

　　(1)急性期具有明显渗出倾向的皮肤炎症反应,瘙痒较剧,皮疹多样性。慢性期则主要表现为局部皮肤渗液和肥厚。

　　(2)皮肤损害可蔓延至鼻翼、鼻尖及上唇等处皮肤。

　　(3)检查可见:局部渗液、皮疹、瘙痒及烧灼感为主要症状。合并有感染时可形成脓疱,表面结痂。反复发作不愈可转为慢性,局部表现为鼻前庭部皮肤增厚、浸润或皲裂,表面粗糙,覆以少许糠秕样鳞屑或因抓破而结痂,自觉症状主要为明显瘙痒。

(二)治疗

1.全身治疗

　　抗组胺药在早期使用效果较好。常用的有苯海拉明、赛庚啶、氯苯那敏、氯雷他定、西替利嗪等。抗组胺药对疾病的过程大多没有明显的影响,但能缓解瘙痒,减少因搔抓而造成的刺激和损害。积极治疗急、慢性鼻炎及鼻-鼻窦炎及其他病因明确的诱发疾病。

2.局部治疗

　　类固醇皮质激素霜剂,如复方醋酸地塞米松霜、氟轻松霜等,酌情交替使用抗生素软膏。可用炉甘石洗剂局部处理。

3.注意要点

　　局部用药前先洗净皮肤表面的结痂,使药物更好的接触患病皮肤。该病常与过敏有关,所以极易反复,维持治疗时间应适当延长。治疗期间尽可能减少进食辛辣食物,避免搔抓。

第二节　鼻腔炎性疾病

一、急性鼻炎

　　急性鼻炎是鼻黏膜的急性炎症。由病毒感染引起,传染性强,是上呼吸道感染的一部分,俗称"伤风""感冒"。常波及鼻窦及咽喉部,并发急性鼻窦炎、急性中耳炎、气管及支气管炎和肺炎。此病多发于秋、冬季及季节交替时。各年龄组均可发病,以儿童为主。

(一)病因

　　各种呼吸道病毒均可致本病。最常见的有鼻病毒、腺病毒、冠状病毒、流感病毒及副流感病毒。传染源主要为患者。传播途径以飞沫传播及粪-口途径为主。最常见的致病病毒鼻病毒,以手为最主要的传播媒介。

在鼻腔黏膜受到病毒感染后,局部原细菌趁机活跃、繁殖,造成继发细菌感染。脓性卡他表示病毒性鼻炎继发细菌感染。主要致病菌为链球菌、葡萄球菌、肺炎球菌、流感杆菌及卡他球菌等。

(二)临床表现

1.初期(前驱期)

1~2 天,多表现为全身酸疼,鼻及鼻咽部发干灼热,鼻黏膜充血、干燥。

2.急性期

2~7 天,渐有鼻塞,鼻分泌物增多,打喷嚏和鼻腔发痒,说话呈闭塞性鼻音,嗅觉减退。鼻黏膜明显充血肿胀,鼻腔内充满黏液性或黏脓性分泌物,可转为脓样。全身有不同程度的发热、头胀、头痛等。

3.恢复期

鼻塞逐渐减轻,脓涕也减少,若不发生并发症,则数日后可自愈。

(三)诊断

根据病史、症状和局部检查,一般容易诊断。急性鼻炎的症状与鼻腔黏膜高反应疾病及其他急性呼吸道传染病相似,故须鉴别。

1.变应性鼻炎

患者有接触变应原病史,有反复发作病史。症状以鼻痒、阵发性喷嚏、大量清水样涕和鼻塞为主,一般无发热等全身症状。局部检查以鼻黏膜苍白水肿、水性分泌物为主,可伴有钩突、筛泡息肉样变。皮肤点刺试验、鼻腔分泌物细胞学检查、激发试验及血清特异性 IgE 抗体测定可做鉴别。

2.血管运动性鼻炎

本病病因不明,患者多有精神紧张、焦虑及环境温度变化而引起内分泌功能紊乱。症状以鼻塞、鼻漏、喷嚏某一症状为主。发作突然,消失迅速。有明显的诱因,可反复出现。一般无发热等全身症状。局部检查鼻腔黏膜颜色及形态无特征性改变。抗组胺药一般有效。

3.流感病毒引起的上呼吸道感染

与急性鼻炎相比,全身症状较重。主要为突然起病的高热、寒战、头痛、肌痛、全身不适。鼻腔症状较轻或不明显。诊断上较难与普通感冒区分,病毒的分离鉴定是唯一可靠的方法。

4.其他呼吸道传染病

包括风疹、猩红热、百日咳等,通过详细的体格检查和观察可鉴别。

(四)治疗

以支持和对症治疗为主,并注意防止并发症。鼻腔通气引流,以促进恢复。

1.全身治疗

卧床休息,宜多喝水,患者应予以隔离以免传染他人。发热者可内服解热发汗药,中药以疏风解表祛邪为主,如桑菊感冒片和银翘解毒片等。合并细菌感染或有并发症时,可使用抗生素类药物。

2.局部治疗

(1)必要时 1‰麻黄碱液滴鼻,通气引流。

(2)针刺迎香、鼻通穴或做穴位按摩。

二、慢性鼻炎

慢性鼻炎是指鼻黏膜及黏膜下的慢性炎症,主要症状常表现为鼻腔分泌物增多、鼻塞、头痛。一般分为慢性单纯性鼻炎和慢性肥厚性鼻炎。常伴有不同程度的鼻-鼻窦炎。主要是由于急性鼻炎反复发作,鼻腔解剖异常,鼻腔异物等局部因素以及全身免疫系统疾病所致免疫功能低下和各种污染,尤其是粉尘挥发性农药等污染所致。

(一)慢性单纯性鼻炎

慢性单纯性鼻炎是一种以鼻黏膜肿胀、分泌物增多为主要症状的鼻腔慢性炎症。

1.诊断要点

(1)表现为间歇性和(或)交替性鼻塞。①间歇性鼻塞特点:白天、运动后及温度高时鼻塞症状轻;夜晚、静卧、寒冷时加重。②交替性鼻塞特点:两侧鼻腔交替鼻塞,侧卧时尤其明显。常常侧卧时上侧鼻腔通气好,下侧鼻塞明显。

(2)鼻腔分泌物增多,主要是黏液性分泌物,伴有细菌感染时可呈黏脓性或脓性分泌物。可伴有不同程度的鼻后滴漏,引起咽部不适及咳痰。

(3)前鼻镜检查可见双侧下鼻甲肿胀,鼻黏膜呈淡红色,黏膜表面光滑,有弹性。如伴有细菌感染,黏膜可有明显充血表现。鼻黏膜对血管收缩药反应敏感,下鼻甲可快速收缩变小。鼻底总鼻道可见不同程度黏液性分泌物或黏脓性分泌物。

2.鉴别诊断

与慢性肥厚性鼻炎相鉴别,后者对麻黄素等鼻黏膜收缩剂反应不良。

3.治疗

(1)去除病因,提高免疫系统功能,去除环境污染因素。

(2)局部可短期使用血管收缩药,如:0.05%羟甲唑啉 2 次/天,5～7 天。

(3)类固醇皮质激素类鼻喷剂:糠酸莫米松、丙酸氟替卡松、布地奈德鼻喷剂。每侧鼻腔 1～2 喷,1 次/天。2～3 周后评估。

(4)局部还可以鼻腔冲洗治疗及物理治疗。

(二)慢性肥厚性鼻炎

慢性肥厚性鼻炎是以黏膜、黏膜下,甚至骨质局限性或弥散性增生肥厚为特点的鼻腔慢性炎症。

1.诊断要点

(1)多以持续性鼻塞为主要症状,可有少量黏液性或黏脓性分泌物。多有头痛、嗅觉减退等症状。

(2)前鼻镜检查下鼻甲肿大肥厚,表面不平,触之质地韧,对血管收缩药收缩效果不明显。鼻腔可见黏脓性分泌物。

2.鉴别诊断

(1)药物性鼻炎：与慢性肥厚性鼻炎症状相似，但有长期使用血管收缩药病史。

(2)结构性鼻炎：由于鼻中隔偏曲、反向中鼻甲等鼻腔解剖结构异常，引起的通气功能障碍。但下鼻甲黏膜对血管收缩药敏感。

3.治疗

(1)早期治疗方法主要包括类固醇皮质激素类鼻喷剂、鼻腔冲洗、物理治疗等保守治疗方法。

(2)保守治疗无效时采用手术治疗，原则是改善通气，保护鼻腔黏膜。可采用下鼻甲低温等离子射频黏膜下消融术，下鼻甲黏膜下组织切除，切除包括增生肥厚的黏膜下软组织和（或）下鼻甲骨。

三、非变应性鼻炎伴嗜酸细胞增多综合征（NARES）

非变应性鼻炎伴嗜酸细胞增多综合征是一类在临床上与变应性鼻炎症状相似，但变应原检查为阴性，同时鼻腔局部嗜酸粒细胞显著增高的鼻炎。该疾病发病机制不明，一般认为与阿司匹林三联征（鼻息肉、哮喘、阿司匹林敏感）有关，被认为是其前期阶段。流行病学调查表明，NARES占非变应性鼻炎的13%～33%。

（一）诊断

NARES在临床上以中年发病者居多，多为常年性发作且无特定诱发因素，其诊断要点如下。

(1)症状亦以鼻高反应性如喷嚏、清涕、鼻塞、鼻痒为主，可伴嗅觉减退。其症状程度常较变应性鼻炎和血管运动性鼻炎更为严重。部分患者亦可伴有下呼吸道症状如咳嗽、胸闷、喘息等。

(2)行鼻腔局部检查，可见鼻黏膜表现与变应性鼻炎相似，亦呈苍白或淡白水肿，多有较多透明黏性分泌物。

(3)行鼻分泌物涂片检查，可见嗜酸性粒细胞大量聚集，一般以计数大于20%白细胞总数作为标准。

(4)行变应原皮肤试验或血清特异性IgE检测多为阴性。

（二）鉴别诊断

1.变应性鼻炎

症状、局部检查及鼻分泌物检查均与NARES相似。但变应性鼻炎日常生活中可能对某些变应原物质较为敏感，且变应原检查为阳性。如受变应原检查种类所限未能查出明确变应原，血清总IgE增高亦可有一定辅助诊断价值。

2.血管运动性鼻炎

病史与症状与NARES亦较为相似，但鼻分泌物检查无明显嗜酸粒细胞浸润。

3.急性鼻炎

病程较短，一般有较为明确的受凉等诱因。在发病数天后，鼻分泌物可转为黏性或黏白性。

其他如慢性鼻炎、鼻-鼻窦炎及鼻息肉等,亦可根据相应临床表现及检查进行鉴别。

(三)治疗

NARES 在使用对症药物治疗后,患者症状通常可得以显著改善,但须注意持续治疗,使局部炎症尽可能减至最低,以减少或减轻复发程度。一般 1 个月左右复诊,必要时可重复进行鼻分泌物涂片检查,通过鼻分泌物中嗜酸粒细胞改变,辅助药物调整。

(1)鼻内糖皮质激素为首选药物。其可显著减轻局部嗜酸性粒细胞反应及相关症状。

(2)如局部症状较重,同时亦可配合使用抗组胺类及白三烯受体拮抗剂类药物。

(3)非特异性治疗包括避免接触诱发性刺激和鼻腔冲洗,如合并鼻息肉可手术切除。

(4)注意要点:典型的 NARES 根据典型的症状,局部嗜酸粒细胞浸润以及阴性的变应原检查结果诊断不难。但临床上亦存在部分患者症状和局部表现不典型或变应原检查显示为弱阳性,但病史追述该阳性变应原与症状无关者。在诊断上可与变应性鼻炎和血管运动性鼻炎相混淆。但治疗原则上,只要局部嗜酸粒细胞显著增高,鼻喷激素通常可以取得较好疗效。

(四)预后及预防

该疾病虽可控制,但一般不能完全治愈或自愈。因此,需要定期复查,有效控制局部炎症,提高生命质量。同时,需要监测局部鼻息肉产生以及下呼吸道的症状迹象,如出现相关表现,亦应及时处理。

四、血管运动性鼻炎(VMR)

血管运动性鼻炎是非变应性鼻炎中最常见的类型,37%～61%的鼻炎患者属于 VMR,多见于中青年,且女性患者居多。美国报道 VMR 的患病率约为 4%,国内尚无流行病学资料。其发病机制尚不十分清楚,一般认为 VMR 属非免疫性和非感染性因素,通常与鼻嗜酸粒细胞无关。近年来的研究提出可能与鼻黏膜上皮渗透性增加、神经源性反应(交感神经和(或)副交感神经功能障碍引起的一种高反应性鼻病和鼻腔黏膜局部炎性反应密切相关。

(一)诊断

由于没有确切的病因以及缺乏特异性诊断方法,VMR 主要是通过病史和排除其他已知原因而进行诊断。

1.症状与体征

(1)鼻塞、流涕、喷嚏等症状反复发作,交替存在,每天累计持续 1 小时以上。

(2)物理、化学(温度、湿度、气压、刺激性气味等环境因素)或精神心理因素可以诱导症状发作,其中干冷空气被认为是血管运动性鼻炎的一个典型诱发因素。

(3)体征:鼻黏膜一般呈充血状态,也可表现为苍白;下鼻甲肿胀或肥大,可以伴有清水样或白色黏性分泌物。

2.特殊检查

(1)变应原皮肤点刺试验和(或)变应原血清特异性 IgE 检测阴性。

(2)血常规检查嗜酸粒细胞比例＜5%,鼻分泌物涂片(瑞氏染色)嗜酸粒细胞计数比例<5%。

（二）鉴别诊断

主要与变应性鼻炎鉴别，VMR 与季节无关且变应原检测均为阴性、外周血及鼻分泌物中嗜酸粒细胞计数不升高。此外还应除外感染性、职业性、妊娠性、激素性、药物性及非变应性鼻炎伴嗜酸粒细胞增多综合征等其他类型的鼻炎。

（三）治疗

1.规避诱发因素

血管运动性鼻炎发病可有多种诱发因素，应仔细询问病史，关注环境温度和湿度的变化、患者的精神状态、其他疾病治疗及现在服用的药物等对病情的影响，避免诱发因素，制订合理的个体化治疗方案。

2.药物治疗

（1）鼻用糖皮质激素：首选，具有显著的局部抗炎、减轻鼻黏膜水肿的作用，可有效改善鼻部症状，对缓解鼻塞效果较好。治疗血管运动性鼻炎的用药剂量可参考其治疗变应性鼻炎的剂量。

（2）抗组胺药：具有一定的抗炎作用，鼻用或口服抗组胺药物有助于缓解部分临床症状，对缓解喷嚏、流涕效果较好。可与鼻用糖皮质激素联合应用。

（3）鼻用抗胆碱能药：主要用于缓解严重的流涕症状，但对鼻塞无显著改善作用。

（4）减充血剂：鼻用减充血剂可减轻鼻塞症状，但长期使用会导致药物性鼻炎，建议连续用药不超过 7 天。禁用萘甲唑林。口服减充血剂可引起全身不良反应，不推荐使用。

3.外科治疗

伴有鼻腔结构异常的（鼻中隔偏曲、鼻甲肥大等）VMR，并经规范化药物治疗，主要症状无明显缓解，可考虑外科干预，纠正引起鼻腔阻塞的异常结构。下鼻甲黏膜下部分切除或减容术对改善鼻腔通气和降低鼻腔黏膜反应性有一定效果。慎重选择翼管神经切断术等以阻断神经传导为主的手术方式。

4.其他治疗

中医中药、理疗等方法，临床疗效有待进一步观察。

五、萎缩性鼻炎

萎缩性鼻炎是一种发展非常缓慢、弥散性、进行性鼻腔疾病，鼻黏膜、黏膜下腺体、血管，甚至鼻甲骨均可出现萎缩。本病分为原发性与继发性两类，原发性者病因不明，继发性者病因多与长期鼻炎、鼻腔治疗不当有关。女性多见，男女比例约为 1∶3。

（一）诊断要点

1.症状与体征

（1）鼻及鼻咽干燥感：由于鼻黏膜腺体萎缩，分泌物减少和长期张口呼吸所致。

（2）鼻塞：鼻腔内脓痂阻塞，空气不能通过或因鼻黏膜萎缩，神经感觉迟钝，虽有空气通过，但不能感知。

（3）鼻出血：出血量少，多由于鼻黏膜萎缩变薄和干燥或因挖鼻和用力擤鼻致毛细血管损伤所致。

（4）头昏、头痛：因鼻黏膜萎缩，鼻腔过度宽大，鼻腔的加温加湿功能减退，鼻黏膜受吸入冷空气刺激；亦可因鼻腔内大量脓性结痂压迫鼻黏膜所致。疼痛部位常位于前额、颞侧或枕部。

（5）嗅觉障碍：鼻腔内脓痂堆积、空气中含有气味的分子不能到达嗅区或因嗅区黏膜/嗅神经萎缩而致嗅觉丧失。

（6）恶臭：患者呼气带有特殊的腐烂臭味，是由于臭鼻杆菌等细菌使鼻内分泌物和结痂内的蛋白质分解产生吲哚所致。在耳鼻咽喉科疾病中，常见有三种有臭气性疾病：①萎缩性鼻炎，患者自己闻不到臭味，他人能闻到。②鼻-鼻窦炎，患者自己闻到臭味，他人闻不到。③胆脂瘤型中耳炎，患者自己和他人均能闻到臭味。

（7）其他症状：萎缩性鼻炎患者病变累及鼻咽部和咽喉部时，患者常有咽喉干燥不适，声嘶和刺激性干咳；经咽鼓管累及中耳时，可导致分泌性中耳炎，患者常有耳鸣、听力减退等。

（8）体征。

外鼻：自幼发生者，外鼻发育受影响，呈鞍鼻——鼻梁宽平，少数患者鼻尖上方轻度凹陷，前鼻孔扁圆、鼻翼上翻。

鼻腔：鼻腔宽敞、鼻甲缩小，可自前鼻孔窥及鼻咽部。轻者下鼻甲和中鼻甲的前端或嗅裂处可见少许痂皮，鼻黏膜轻度萎缩。重者鼻黏膜覆盖一层灰绿色脓痂，可闻及恶臭味，痂下见少许积脓，黏膜色红或苍白，发干。

鼻咽与咽喉部：鼻咽部或口咽部黏膜干燥、萎缩、表面有脓痂附着。

（二）鉴别诊断

1.干燥性鼻炎

患者可有鼻腔干燥、鼻出血等症状，鼻黏膜干燥；但无嗅觉减退，无鼻黏膜和鼻甲的萎缩及鼻腔内恶臭味的结痂。

2.鼻硬结病

本病无臭味，鼻分泌物或组织可培养出鼻硬结杆菌，组织病理学检查有泡沫细胞和品红小体的特征性改变。

（三）治疗要点

目前尚无特效治疗方法。

1.全身治疗

加强营养，改善生活环境，提高生命质量。

（1）维生素疗法：补充维生素 A、维生素 B、维生素 C、维生素 D、维生素 E，尤其是维生素 B_2、维生素 C 和维生素 E。

（2）微量元素疗法：适当补充铁、锌等微量元素。

2.局部治疗

（1）鼻腔冲洗：生理盐水冲洗鼻腔，清除鼻腔内痂皮及臭味。

（2）鼻内用药：①复方薄荷油滴鼻剂、植物油、鱼肝油、液状石蜡等滴鼻，润滑鼻黏膜，软化干痂，便于清除痂皮，改善鼻干症状；②50％葡萄糖滴鼻，可能具有刺激黏膜腺体分泌的作用；

③复方雌二醇滴鼻剂,有抑制鼻分泌物分解的作用。

(3)手术治疗:手术的目的是缩小鼻腔,减少鼻腔通气量,降低鼻黏膜水分蒸发,减轻黏膜干燥及结痂形成。主要方法有:①鼻腔缩窄术,于鼻内孔后方的黏膜下埋藏人工生物陶瓷、人工骨、自体骨或软骨、硅橡胶等,缩窄鼻腔;②前鼻孔闭合术,分为前鼻孔部分闭合或完全闭合术,可分期或同期进行,待鼻黏膜基本恢复后,可重新开放前鼻孔;③鼻腔外侧壁内移固定术,手术破坏性较大,目前临床较少应用。

第三节 变应性鼻炎

变应性鼻炎是指特应性个体接触变应原后,主要由 IgE 介导的递质(主要是组胺)释放,并有多种免疫活性细胞和细胞因子等参与的鼻黏膜非感染性炎性疾病。其发生的必要条件有 3 个:特异性抗原即引起机体免疫反应的物质;特应性个体即所谓个体差异、过敏体质;特异性抗原与特应性个体二者相遇。变应性鼻炎是一个全球性健康问题,可导致许多疾病和劳动力丧失。

一、病因

变应性鼻炎是一种由基因与环境互相作用而诱发的多因素疾病。变应性鼻炎的危险因素可能存在于所有年龄段。

(一)遗传因素

变应性鼻炎患者具有特应性体质,通常显示出家族聚集性,已有研究发现某些基因与变应性鼻炎相关联。

(二)变应原暴露

变应原是诱导特异性 IgE 抗体并与之发生反应的抗原。它们多来源动物、植物、昆虫、真菌或职业性物质。其成分是蛋白质或糖蛋白,极少数是多聚糖。变应原主要分为吸入性变应原和食物性变应原。吸入性变应原是变应性鼻炎的主要原因。

1.螨

在亚热带和热带地区最主要的螨为屋尘螨、粉尘螨等。屋尘螨以人类皮屑为食,并主要生活在床垫、床底、枕头、地毯、家具及绒毛玩具中。在热(20℃以上)且潮湿(相对湿度大于80%)的环境中繁殖最快。屋尘螨变应原包含在其排泄物颗粒中,当沾染的织物被碰动后,这些颗粒便暴露于空气中并能够很快再次沉积下来。空气中的螨变应原浓度与变应性鼻炎的发病有关。

2.花粉

风媒花粉由于飘散量巨大且能远距离传输,因而可影响远离花粉数百千米的人群。虫媒花粉只有直接接触才会致敏,如农艺师和花店店员。花粉的致敏能力随季节、地理位置、温度和植物种类而变化。大多数花粉致敏者会患有结膜炎。

3.动物皮屑

动物的皮屑及分泌物携带致敏原。猫、狗变应原在室内尘土和家具装饰中广泛存在。

4.真菌

霉菌向室内外环境中释放变应原性孢子,湿热环境生长迅速。

5.蟑螂

变应原见于其粪便及甲壳中,颗粒较大,不在空气中播散。

6.食物

一方面,在变应性鼻炎不伴有其他系统症状时,食物变态反应少见。另一方面,在患者多个器官受累的情况下,食物变态反应常见。对婴儿来说,多数是由牛奶和大豆引起的;对成人来说常见食物变应原包括花生、坚果、鱼、鸡蛋、牛奶、大豆、苹果、梨等。

二、临床表现

(一)详细采集病史

详细询问病史对 AR 的诊断及鉴别诊断有重要的意义。询问和采集病史的正确性和可靠性,首先取决于医师对 AR 的正确认识。

首先要询问是否有打喷嚏、鼻痒、鼻阻塞、水样涕等主要症状,是否同时有眼痒、耳痒、咽痒的症状以及症状发作的时间、程度和一日内的变化。一般而言,AR 一日内症状表现有两个高峰,即症状较重的时间分别是晨起时和黄昏前。其次,还要询问既往是否有同样症状出现过,患者的工作、生活环境是否有变化,例如家居处近期是否装修,是否豢养宠物。对儿童则要问是否患过湿疹、荨麻疹、特应性皮炎和药物过敏史等。了解儿童是否常常揉鼻、做"鬼脸"或全身痒、非大量鼻出血。另外,非常重要的是了解和评价有无咳喘或哮喘等下呼吸道症状。询问是否曾经接受过何种检查,如变应原皮肤试验、血清 IgE 检测、鼻内镜检查、鼻窦 CT 及结果如何等。还要了解以往是否接受过治疗、何种治疗及效果如何等。

(二)临床症状及体征

1.临床症状

AR 不仅有恼人的临床症状,还影响患者的日常生活、工作和学习。表现为睡眠障碍和情绪不安、学习成绩下降、工作效率减低以及影响社会活动。

典型临床症状是鼻痒、喷嚏、浆液性鼻涕和鼻阻塞。

(1)鼻痒:目前尚未发现人体特殊的痒觉感受器,也没有一种专门的感觉神经末梢感受痒觉。人痒觉和痛觉关系密切,由此推测痒和痛可能是由同一种神经传导的,可能是痛觉的阈下刺激或不完全传导所致,也可能是通过游离神经末梢或毛囊周围末梢神经网传导的。

鼻痒产生的机制可能是和喷嚏相互关联,都是通过三叉神经传入,先有鼻痒,进而发生喷嚏。因此推测,外界刺激物刺激鼻黏膜后,冲动通过鼻黏膜中来自三叉神经分支的极丰富的感觉神经纤维末梢和半月节,传至脑桥和延髓,从延髓分出节前纤维,经蝶腭神经节刺激鼻黏膜的腺体和血管,导致黏膜水肿和黏液腺分泌增加,后者产生大量的浆液性涕以及一种特殊的感觉和喷嚏,这种特殊感觉称"清流滴漏样"感觉,即为鼻痒感。另外,三叉神经也可以将刺激冲动传至大脑皮质后中央区产生痒觉。

此外,AR 产生的组胺、缓激肽和蛋白酶等也可刺激鼻黏膜引起鼻痒,其中最主要的是组胺。这可由组胺喷入鼻腔后立即出现鼻痒来证实。可能是由于组胺直接刺激鼻黏膜感觉神经末梢引起。因此,应用抗组胺药物对鼻痒有很好的疗效。

(2)喷嚏:喷嚏实质上是一种机体保护性反射动作。其动作是先有深吸气,继之以强呼气,气流自下呼吸道经鼻咽部自口腔和鼻腔喷出,同时伴闭眼和面部肌肉运动,伴一过性鼻分泌物增加、鼻黏膜充血,严重者还伴有溢泪。

喷嚏的发生机制十分复杂,多种刺激均可诱发。其中炎性递质的作用是很重要的。参与喷嚏的炎性递质主要是组胺,还有激肽和一些蛋白酶。递质释放可以是免疫学性的,也可以是非免疫学性的。免疫学性者是特应性个体吸入变应原,在鼻腔引起一系列免疫学过程和复杂的生物化学改变时释放的,其中主要是组胺。非免疫学性者诸如寒冷,有研究以冷、干空气(温度 -6℃,相对湿度 10%)刺激鼻黏膜,可诱发包括喷嚏在内的鼻症状,且鼻分泌物中递质释放增加,包括组胺、缓激肽、TAME 酯酶(甲苯磺酰精氨甲酯)和前列腺素 D_2 等。用组胺作用于家鼠鼻黏膜,可在上颌神经记录到动作电位增强,此反射能被组胺 H_1 受体拮抗剂阻断,说明组胺可以激活鼻黏膜三叉神经末梢,引起三叉神经的动作电位增强。

近年来的研究证实空气污染,特别是柴油机燃烧排放的微粒是导致全球性 AR 流行增加的原因之一。观察鼻黏膜暴露于污染空气中是否引起鼻黏膜对变应原-抗体反应的化学递质高水平。采用豚鼠 AR 模型短期(3 小时)暴露于不同浓度($1mg/m^3$ 和 $3.2mg/m^3$)柴油机排出的微粒中,发现在高浓度组激发产生的喷嚏和鼻溢液明显增加,说明空气污染可增加 AR 患者喷嚏及严重程度。

喷嚏是 AR 重要而常见的症状,几乎出现于所有的 AR 患者。喷嚏发作时喷出的气流最大强度相当于六级风,只因为时间极度短暂,故不至于引起危害。然有报道喷嚏引起舌骨、镫骨等骨折。也有报道倘若喷嚏发生在行车中,有发生车祸的可能,因为喷嚏发作的瞬间患者会一过性闭眼。

(3)浆液性鼻涕:肥大细胞脱颗粒释放的递质(主要是组胺)作用于鼻黏膜神经末梢,通过中枢神经和外周神经使副交感神经兴奋,引起血管扩张、血管通透性增加和腺体分泌亢进。AR 浆液性鼻涕的量依病情而异。浆液性鼻涕应与脑脊液鼻漏鉴别。

(4)鼻阻塞:可出现在单侧或双侧鼻腔,可为持续性、间歇性、交替性或进行性。鼻阻塞可由于鼻黏膜肿胀引起,也可以合并鼻腔结构改变或感染等引起。AR 发作期鼻阻塞加重,病程较长可引起鼻甲肥大或并发鼻息肉,使鼻阻塞持续性加重。因鼻阻塞出现张口呼吸、打鼾、不断搓揉鼻部(以求通气)和闭塞性鼻音。

2.体征

(1)前鼻镜及鼻内镜检查:症状发作期鼻黏膜苍白、暗红或肿胀,浆液性或浆液黏液性涕。一项调查表明鼻黏膜苍白占 62.9%、下鼻甲肿胀占 56.8%。然而 20%~30% 的鼻黏膜不表现苍白,而是充血、肿胀。无症状发作期鼻黏膜可以正常。倘若合并感染,则表现鼻甲充血、肿胀,鼻腔可见黏脓涕。病程长、症状重者,下鼻甲、中鼻甲明显肥大或增生,中鼻道黏膜可有肿胀,然中鼻道息肉样变或下鼻甲后端桑葚样改变并不常见。一般而言,鼻内镜检查对 AR 并非必需,多合并其他鼻病或诊断有困难时才进行鼻内镜检查,例如严重鼻阻塞者和脓性鼻涕者,注意是否合并慢性鼻窦炎、鼻息肉、鼻中隔偏曲、腺样体肥大、慢性鼻炎等以及排除鼻腔鼻窦肿瘤等。

（2）面部特征性表现：这在儿童 PAR 尤其明显。这些面部特征性体征是因为长期持续性鼻阻塞而导致的。

腺样体面容：通常是指腺样体肥大所致的长期鼻阻塞、张口呼吸，进而引起的颜面骨发育障碍。然而，长期鼻黏膜肿胀所致的鼻阻塞也可引起腺样体面容。表现上颌骨变长、硬腭高拱、唇厚、上唇上翘、下唇悬挂以及磨牙前移、下颌后退、上切牙突出和牙齿咬合错位，且常表现精神萎靡或面无表情。

变应性黑眼圈：下眼睑皮肤深染的蓝黑色，是翼丛静脉血回流障碍所致。若对 AR 不予治疗，变应性黑眼圈将长期存在。

Dennie-Morgan 线：下眼睑皮肤新月形褶痕，可和变应性黑眼圈同时出现，皆是翼丛静脉血回流障碍所致。

鼻尖痕迹：即鼻尖部的摩擦痕迹。因鼻痒、鼻阻，患者经常手掌用力向上推移鼻前庭，使充血的下鼻甲稍稍偏离以改善鼻腔通气，并一定程度缓解鼻痒症状。该动作若持续两年或更长时间，即在鼻尖部形成了摩擦痕迹。

鼻皱褶：即鼻背部的横形皱褶，形成的道理同鼻尖痕迹。如若手掌用力向上推移鼻尖的动作持续18～24 个月，即可形成鼻皱褶。

三、实验室检查

（一）鼻分泌物嗜酸性粒细胞检查

AR 患者鼻分泌物中嗜酸性粒细胞增加，因此进行鼻分泌物嗜酸性粒细胞检查对诊断有一定参考价值。但不是绝对依据，因为非 AR 和 NARES 的鼻分泌物中嗜酸性粒细胞也为阳性。此外，嗜酸性粒细胞检查阴性也不能断然排除 AR，因为患者在没有接触致敏原、没有临床症状的情况下和鼻、鼻窦致病菌感染时也可能出现阴性结果。因此必要时应重复检查。目前不少医师不重视此项检查，我们郑重提醒应予重视和开展。鼻分泌物嗜酸性粒细胞检查采用伊红-亚甲蓝染色较之 Wright 染色理想。

（二）变应原皮肤点刺试验

变应原皮肤点刺试验是一种体内检查方法。与血清特异性 IgE 检测的符合率可达80%～90%。方法简单易行、经济实用、敏感性强、重复性良好。但也受检测试剂的质量、检查人员的操作水平和被检查者在检查前是否用过 H_1 抗组胺药物等的影响，而可能出现假阳性或假阴性结果。对高敏反应的患者，皮肤点刺试验可能会发生较强烈的局部反应，极个别患者会出现全身过敏反应。所以应由专业医护人士操作，并应配备 1∶1000 肾上腺素、氧泵及抢救过敏休克的急救设备。

皮肤点刺试验的试验部位取前臂掌侧皮肤。操作时嘱患者手臂放松、平放，用乙醇消毒试验部位皮肤，标记皮肤试验部位，每个标记相距 4cm，在每个标记处滴一滴待测变应原浸液。用特制点刺针尖垂直刺入试液中，轻轻下压，刺破表皮，1 秒钟将针提起，此刻约 3/10 000mL浸液进入表皮屏障带以下，15 分钟后观察皮肤反应结果。阴性对照用生理盐水，阳性对照用组胺。假如点刺处出现淡黄的皮丘，其周围有红晕，为阳性反应。反应强度与组胺相似标以

（＋＋＋），反应较组胺更强时，标以（＋＋＋＋），较弱时则标以（＋＋）或（＋）。目前国内点刺液主要用阿罗格专用点刺试验液。点刺试验液分别含有下列变应原活化提取物：花粉、尘螨、动物皮毛上皮、羽毛、真菌、食物等。

皮肤点刺试验是目前临床上最常用的一种特异性诊断方法。然而，近年来有些文献报道临床上皮肤点刺试验阴性反应，但病史和症状却明确提示 AR。有学者认为这些患者虽无全身的系统性反应，但鼻黏膜局部存在变态反应，称为"entopy"，这些患者最终可能发展为系统性变应性炎症反应。

（三）血清总 IgE 和特异性 IgE 检测

血清总 IgE 和特异性 IgE 检测是体外检查方法。常用的检测方法有以下 2 种。①CAP变应原检测系统，这套系统采用的是 ELISA 法，可同时检测血清总 IgE 和特异性 IgE。是目前国内常用的方法。该方法敏感性和特异性很高，特别是对花粉、螨类、宠物皮屑、牛奶、鸡蛋、坚果等变应原的特异性 IgE 测定，敏感性和特异性都可达 90% 以上，有的可接近 100%。②Phadiatop是近年推出的变态反应性疾病的新过筛试验。CAP 系统（UniCAP）进行Phadiatop 检测，操作自动化，具有快速、灵敏、特异、准确等特点。有多种特异性检测试剂，检测项目包括总 IgE、Phadiatop 吸入过敏原过筛、食物过敏原过筛、嗜酸性粒细胞阳离子蛋白、类胰蛋白酶等。便于临床医师根据实际需要灵活选择。

（四）鼻阻测压计和鼻声测量

以量化鼻阻塞的程度。

（五）变应原激发试验

变应原激发试验是一种有控制地用少量可疑变应原激发临床症状，以观察测试变应原与变应性疾病相关性的诊断方法。一般是在疑诊 AR，但皮肤试验无肯定结果时采用。常用方法有鼻黏膜激发试验（NPT）和眼结膜激发试验（CPT）两种。变应原激发试验虽然是研究 AR临床和动物试验模型良好的手段，但试验引发症状的机制与患者或动物症状发作的机制并非完全相同，因为被试验的患者或动物只是接触单——次变应原，没有包含环境因素和复杂的非免疫学因素。

1.NPT

常用滤纸法。用两张 0.5cm×1.0cm 滤纸，一张纸吸足抗原浸液原液（约1.6μL），置于一侧下鼻甲前端；另一张纸吸足生理盐水置于对侧下鼻甲前端为对照。1 分钟后出现鼻痒、喷嚏、鼻阻塞为阳性结果，激发后 5 分钟不出现反应者为阴性。通常对阳性者进而收集鼻分泌物或鼻腔灌洗液行递质测定、细胞因子测定或细胞学检查等，以更具诊断价值。须指出，NPT 主要在实验研究中应用，极少用于临床。

另外，NPT 亦可采用非特异性物质激发，例如醋甲胆碱和组胺。用以观察非特异性鼻黏膜高反应性，表现为鼻分泌物增加，并呈剂量依赖性，目前已被广泛应用。组胺可引起对侧鼻腔反应，醋甲胆碱则不能。但重复组胺激发可导致快速耐药，但醋甲胆碱则不。

2.CPT

CPT 方法有两种。一是将稀释的变应原浸液按 10 倍递增浓度滴入眼内，一般以 1∶1000或 1∶100 的浓度为宜。另一是取最佳浓度变应原浸液滴眼（即一次激发法），一般取变应原的浓度是 1/10,敏感者是 1/100。15 分钟后观察结果,任何浓度的变应原浸液均无症状和体征为(-);巩膜和睑结膜轻度充血、泪阜水肿、发痒和(或)流泪为(+);较弥漫和强烈的巩膜充血,并伴有血管明显突起、眼结膜轻度水肿和眼轻痒为(++);巩膜及结膜全部充血,结膜、泪阜明显水肿,奇痒、流泪、或伴喷嚏、流清涕、鼻痒等,或伴接触性荨麻疹为(+++);在(+++)的基础上出现结膜出血、眼睑水肿等或伴咽痒、咳嗽等为(++++)。

应注意事项:①实验室应备有抢救药物及设备,以备万一出现全身症状可及时抢救。②观察反应后可用生理盐水或 3%硼酸液冲洗眼,一般反应在测试后 0.5～1 小时消退,反应重者可滴入 1:1000 肾上腺素(窄角青光眼患者禁用)或 0.5%醋酸可的松,有全身症状者口服 H_1 抗组胺药。③激发后仅出现鼻部症状者不能视为阳性反应。④有眼病和支气管哮喘者暂不宜进行。CPT 操作简便,诱发症状易于观察,临床较为多用,也适用于较年幼的儿童。但每次只能进行一种变应原测试。

(六)"变应原环境暴露单元"试验

重复性和安全性良好。主要用于花粉症治疗效果观察和药物治疗起效时间评价。方法主要有公园暴露和"维也纳暴露室"。也有职业性变应性环境暴露单元,用于评价乳胶过敏等。

(七)CT 扫描

对 AR 诊断本身并无太大意义。但在下列情况下可考虑应用:①排除其他疾病。②排除慢性鼻窦炎。③排除并发症。④药物治疗无效者。⑤单侧鼻炎者。

(八)严重程度客观测试

虽然轻度和中-重度可以反映 AR 的严重程度,但较笼统。ARIA 提出 6 点意见可用于评定 AR 的严重程度,可资参考:①参见兰州鼻科学会议的评分标准行症状评分;②用视觉模拟量表(VAS)行症状评分;③行吸气峰值流量测定、声反射鼻测量法或鼻阻测压法检测以评价鼻塞程度;④一氧化氮测定以及鼻分泌物或鼻腔灌洗液炎性细胞、递质、细胞学检查和鼻黏膜活组织检查等以评价鼻黏膜炎症;⑤用组胺、醋甲胆碱、变应原、辣椒辣素或冷、干空气等行激发试验评价气道高反应性;⑥嗅觉测试。其中①、②、③和⑥用于临床诊疗,④和⑤用于临床研究。

四、鉴别诊断

(一)AR 与 Churg-Strauss 综合征鉴别

Churg-Strauss 综合征又名变应性肉芽肿性血管炎,为主要累及中、小动脉和静脉的系统性坏死性血管炎。其特点是早期有 AR 和哮喘的病史,伴末梢血嗜酸性粒细胞增高。数年后出现多系统病变,如肺部、皮肤、心脏。部分患者血清中可检测到抗中性粒细胞胞质抗体(AN-CA)。AR 主要与本病的早期鉴别,病情进展出现系统性病变时,则不难鉴别。

(二)PAR 与常年性非变应性鼻炎鉴别

1.非变应性鼻炎伴嗜酸性粒细胞增多综合征

本病没有吸入致敏物诱发症状的病史,变应原皮肤试验阴性,血清和鼻分泌物中查不到特异性 IgE 抗体。鼻分泌物中可查到嗜酸性粒细胞增多是本病的特点。

病因不明,可能与Ⅲ型样变态反应有关,也可能是由于补体系统非特异性活化,导致肥大细胞脱颗粒所致。绝非 IgE 介导的 I 型特应性疾病。症状为发作性、间歇性,部分患者在一段时间内几乎全天有症状,持续数周至数月后又继之以较长时期的无症状期。发病常在早晨起床后,持续数十分钟至数小时后自然减轻。治疗以糖皮质激素药物为主。

2.自主神经性常年性鼻炎

因副交感神经活性相对过高,引起鼻黏膜充血、肿胀和腺体分泌亢进所致。因此是自主神经失衡引起的非变应性常年性鼻炎。本病各项免疫学检查均正常,变应原皮肤试验阴性,鼻分泌物中查不到嗜酸性粒细胞。治疗以阿托品类药物为主,第一代抗组胺药由于具有类阿托品的作用,可收到一定的治疗效果。

3.血管运动性鼻炎

非免疫性和非感染性鼻炎。鼻黏膜血管反应性过高所致,副交感神经活性占优势可能也是原因之一。寒冷、气候变化、饮食、气味、尘土、香烟烟雾和情绪变化等都可以诱发发病。

临床表现鼻黏膜充血,但多无明显水肿,有后鼻滴涕,鼻阻塞和喷嚏较轻、较少见,一般眼部无症状。鼻分泌物中查不到嗜酸性粒细胞,变应原皮肤试验呈阴性反应,也查不到特异性IgE 抗体。治疗主要是口服或鼻腔局部应用充血药,也有学者报道高渗生理盐水冲洗鼻腔有一定的疗效或用死海盐水滴鼻,也可应用自主神经稳定剂。

4.非 IgE 介导的内因性支气管哮喘伴常年性鼻炎

本病特点是常年性鼻炎与内因性哮喘同时存在。症状为常年性,多于夜间加重,以鼻黏膜充血所致的鼻阻塞为主要症状,并有喷嚏、鼻痒和流涕。变应原皮肤试验和特异性 IgE 检测均为阴性。治疗可用减充血药,口服或鼻腔局部应用糖皮质激素药物有一定疗效。

另外,高反应性鼻炎、药物性鼻炎、结构性鼻炎、感染性鼻炎和阿司匹林耐受不良性鼻炎等亦表现为常年性特征,因此临床上亦应注意鉴别。

五、预防及治疗

ARIA 提出应重视 AR 的预防和治疗。并首次建议采用"推荐分级的评估、制订与评价(GRADE)"工作组制订的评价体系。此系统对 AR 各项治疗的证据质量分为高质量、中等质量、低质量和极低质量 4 个等级,并将推荐意见分为"强"和"弱"两个等级。GRADE 评价体系严谨,使用方便,目前已被包括 WHO 在内 25 个以上的学术机构或组织广泛采纳。

(一)预防

ARIA 提出的预防措施包括:①婴幼儿出生后至少纯母乳喂养 3 个月,对妊娠期和哺乳期妇女饮食无特殊要求,但其作用尚不确定;②创造无烟雾环境,患者应戒烟或避免被动吸烟,此点极重要;③建议婴幼儿和学龄前儿童应采用多方面干预措施以避免暴露于尘螨和接触宠物;④强力建议采用多方面预防措施消除或减少职业性变应原的暴露。

(二)避免接触变应原

避免接触变应原是 AR 的基础治疗。避免接触变应原的前提是必须明确患者的致敏变应原。但完全避免接触变应原,对大多数患者是非常困难的,甚至是不可能的,只能尽量减少接触。尘螨过敏患者应经常开窗通风,保持室内干燥,定期清洗床上用品、家具。移走地毯、悬挂物、柔软的绒毛玩具等,以控制尘螨的增长。

飘散在空气中的花粉、真菌难以避免,但可在花粉飘散传播期关闭窗户、空调增加特别滤过膜、外出时戴眼镜和口罩以减少与花粉接触。宠物变应原可移走(狗、猫等)。少在地下室逗留,清除霉烂食物,以减少真菌接触。

(三)药物治疗

AR 药物治疗原则有两个基本特征,一是序贯性,二是阶梯性。前者指依照 AR 的分型分别采取相应的治疗方案;后者指针对持续性者坚持临床随访,每 2~4 周评价治疗效果,并据此调整治疗方案,增减治疗的药物和剂量。

由于 AR 的黏膜最轻持续炎症反应对鼻黏膜的预激效应,使鼻黏膜处于高反应状态,使阈值下的低剂量变应原或非特异性刺激均可引起鼻部症状,因此对 AR 应坚持持续用药,即在症状控制后仍持续用药,但剂量可减或隔日给药。持续用药不仅可以持续控制病情,且减少医疗费用。

糖皮质激素制剂和 H_1 抗组胺药是目前治疗 AR 的首选和一线药物。对轻度间歇性者,可考虑应鼻腔局部用或口服 H_1 抗组胺药和鼻用减充血剂,后者每次不超过 10 天,每月不重复治疗 2 次以上。

对中-重度间歇性者和轻度持续性者,除鼻腔局部用或口服 H_1 抗组胺药外,可联合应用口服减充血剂或鼻腔局部用糖皮质激素。但口服减充血剂一般不用于儿童。对中-重度持续性者,首先选择鼻腔局部用糖皮质激素治疗,治疗 2~4 周疗效不佳时可根据主诉增加剂量或加用 H_1 抗组胺药,鼻分泌物多者可鼻腔局部用溴化异丙托品,鼻阻塞重者可加用鼻用减充血剂。

选择药物应考虑疗效、安全性、效价比以及患者的选择和治疗目的等因素,并注意疾病的严重程度和控制情况以及有无并发症等。

药物治疗能有效地控制 AR 的症状。临床上主要是 6 类药物,即 H_1 抗组胺药、糖皮质激素药物、减充血药、抗胆碱药、肥大细胞稳定剂和白三烯受体拮抗剂。

1. H_1 抗组胺药

H_1 抗组胺药的发现是治疗组胺介导的变应性疾病的一个重大的突破。目前,全世界有40 余种不同的 H_1 抗组胺药用于临床,但普遍应用的不过十数种。第一代 H_1 抗组胺药物具有较多的不良反应,这是因为药物通过血-脑屏障所致,与镇静作用有关的主要的不良反应有:嗜睡、困倦、认知能力下降、反应缓慢、警觉程度下降、定向力减退、头晕、耳鸣、畏食、恶心、呕吐、腹泻和便秘;与药物抗胆碱作用相关的不良反应包括口干、视力模糊和尿潴留等。第二代 H_1 抗组胺药没有抗胆碱作用,镇静作用极轻或无,第一代 H_1 抗组胺药相关的镇静作用在第二代 H_1 抗组胺药中虽然也可见到(如西替利嗪),但极轻微和少见,与安慰剂比并无明显差异。特非那定和阿司咪唑严重过量或与酮康唑、伊曲康唑、大环内酯类抗生素合用时可能出现少见的心脏毒性,如心电图 QT 间期延长、尖端扭转型室性心律不齐,重者可导致心搏骤停,甚至死亡,因此先天性 QT 间期延长的患者服用时应特别注意。

氯雷他定和非索非那定等未见心脏毒性的报道。西替利嗪被认为是具有轻度镇静作用的第二代抗组胺药,但绝大多数患者均可耐受。有抗炎作用的第二代抗组胺药主要有西替利嗪、氯雷他定、依巴斯汀、氮䓬斯汀、非索非那定、地氯雷他定和左西替利嗪等,其抗组胺活性不亚于第一代抗组胺药,有利于治疗呼吸道的变应性炎症性疾病。到目前 H_1 抗组胺药已经历了半个多世纪,但仍在不断的研究和发展中,可以预测更加理想的抗组胺药将继续问世。

H_1 抗组胺药经研究还没有证实其具有耐药性,在 $10 \sim 20$ 年前,曾对第二代 H_1 抗组胺药治疗 $6 \sim 8$ 周后的耐药性进行过评估,并没有发现疗效的变化。在进行第二代 H_1 抗组胺药治疗 12 周后的疗效评估中,也没有发现耐药现象。因此应用这类药物治疗 AR 时,临床疗效并不因长期应用而有所下降。

H_1 抗组胺药有意的或意外的过量服用并不多见。成人药物过量常表现为中枢神经系统抑制,儿童则表现为兴奋。老年患者或肝肾功能不全的患者对药物过量反应敏感,这是由于药物的清除率降低的缘故。有些 H_1 抗组胺药可经乳汁分泌,故哺乳妇女应慎用。有些 H_1 抗组胺药可致胎儿畸形,特别是在妊娠早期,孕妇应慎用。

部分第二代 H_1 抗组胺药除拮抗组胺 H_1 受体外,还具有抗炎作用,例如,氯雷他定和西替利嗪具有拮抗细胞间黏附分子-1(ICAM-1)的作用,已知在Ⅰ型变应性疾病中由于组胺等递质的释放和细胞因子的产生,导致 ICAM-1 表达增强。ICAM-1 可分为 3 型,即黏膜上皮 ICAM-1、血管内皮 ICAM-1 和血细胞表面 ICAM-1。导致病变部位炎性细胞自血管内渗出以及病变部位明显组织水肿和慢性炎症形成,这都是由于 ICAM-1 表达增强,细胞与细胞黏附的结果。应用氯雷他定和西替利嗪能一定程度地封闭 ICAM-1,达到减轻变应性炎症反应的目的。

由于 H_1 抗组胺药对鼻阻塞无作用,因此有 H_1 抗组胺药与口服减充血药联合制成的复方制剂或复方缓释制剂问世。例如马来酸氯苯那敏和伪麻黄碱、去氧肾上腺素或苯丙醇胺联合,氯雷他定和伪麻黄碱联合等。这类复方制剂在冠心病、高血压、甲状腺功能亢进、充血性青光眼、萎缩性鼻炎和糖尿病等器质性和代谢性疾病患者中应慎用,孕妇和儿童则应禁用。由于具有不良反应,加之效果良好的鼻用减充血剂(如异吡唑类衍生物等)不断问世,这类复方制剂始终没有在临床上得到推广。

H_1 抗组胺药的鼻腔局部用制剂主要有氮䓬斯汀和左旋卡巴斯汀。鼻腔局部应用后与鼻黏膜上皮表面的 H_1 组胺受体结合,产生减轻症状的作用。与口服抗组胺药一样,对鼻痒、喷嚏、流涕有效,而对鼻阻塞疗效较差。长期应用也不产生不良反应。适用于轻、中度变应性鼻炎的治疗。

目前尚无第三代 H_1 抗组胺药问世。

临床和实验研究已经明确表明,新的第二代 H_1 抗组胺药具有更重要的抗炎作用,能部分调节变应性炎症反应,减少递质释放、黏附分子表达,调节细胞因子、趋化因子的释放和其后的炎性细胞移行、趋化和聚集。目前临床上使用的新的第二代 H_1 抗组胺药是左西替利嗪、地氯雷他定和非索非那定,特为介绍如下。

(1)左西替利嗪:抗组胺效果显著。18 名健康男性志愿者评定左西替利嗪 5mg 和 10mg、非索非那定 180mg、氯雷他定 10mg、咪唑斯汀 10mg 和安慰剂对皮肤组胺产生风团和红晕表面积的大小、个体差异性、起效时间和持续时间,评定方法是每一药物的曲线下面积。结果显示在抑制风团和红晕的表面积上,左西替利嗪最强效和用量最小,且所有 18 名志愿者 95%风团抑制反应的强度在一个时间点上。表明左西替利嗪抗组胺效果明显，且个体差异性小。

研究发现左西替利嗪在培养的人类微血管内皮细胞中，可明显抑制组胺和细胞因子产生的嗜酸性粒细胞亲和素 mRNA 和蛋白，且呈剂量依赖性。在培养的人类角质细胞中，呈剂量依赖性抑制 RANTES、GM-CSF 和 ICAM-1 表达。在培养的人类内皮细胞中，则呈剂量依赖性抑制核因子 κB 和 VCAM-1 表达，同时呈剂量依赖性抑制 eotaxin 产生的嗜酸性粒细胞趋化和通过微血管内皮细胞间隙的迁徙。在变应原活化的 T 淋巴细胞中，能明显抑制转换因子 GATA-3 和 ICAM-1 表达。

另外，左西替利嗪可抑制血管内皮细胞和组胺一起培养所出现 eotaxin mRNA 和蛋白产物。取健康志愿者末梢血，分离嗜酸性粒细胞，分别与左西替利嗪（$10^{-10}\sim10^{-6}$ mol/L）和安慰剂培养，GM-CSF 刺激嗜酸性粒细胞通过重组人类 VCAM-1（10μg/mL）由微型液体注射器泵出，其游出和黏附的影像通过视频显微镜显示。结果发现左西替利嗪能抑制嗜酸性粒细胞黏附于 VCAM-1，最大抑制剂量是 10^{-8} mol/L；同时发现左西替利嗪呈剂量依赖性抑制 GM-CSF 增加嗜酸性粒细胞的黏附。

（2）地氯雷他定：抗炎作用是多重性的。可减少人嗜碱性粒细胞、肥大细胞释放组胺、类胰蛋白酶、PGD2、LTC$_4$，减少嗜碱性粒细胞释放细胞因子 IL-3、IL-4、IL-6、IL-8、IL-13、GM-CSF、TNF-α，减少嗜碱性粒细胞的趋化性和 TNF-α 诱导的嗜碱性粒细胞与血管内皮细胞的黏附作用，减少人支气管上皮细胞释放 RENTES。抑制人呼吸道细胞表达 ICAM-1 或鼻病毒感染后的 ICAM-1 表达，从而下调呼吸道黏膜的变应性炎症反应。减少人支气管上皮细胞释放可溶性 ICAM-1，减少人血管内皮细胞表达 P-选择素和过氧化物的生成，对 NF-κB 有拮抗作用。SAR 患者体外研究显示可显著下调 GM-CSF 作用下的外周血嗜酸/嗜碱前体细胞水平。研究者研究证实地氯雷他定能抑制阿司匹林耐受不良性慢性鼻窦炎患者鼻息肉组织中的肥大细胞和嗜酸性粒细胞的活化。1mmol/L、10mmol/L 和 50mmol/L 三种浓度的氯雷他定可分别 29%、50% 和 63% 抑制 LTC$_4$ 释放，3%、47% 和 66% 抑制类胰蛋白酶释放，45% 和 48% 抑制 ECP 释放（仅做了 10mmol/L、50mmol/L 两个浓度）。

地氯雷他定与白三烯拮抗剂联合治疗 SAR 和轻度、间歇性哮喘，显示鼻部症状、鼻灌洗液中嗜酸性粒细胞和中性粒细胞数目以及 IL-5 水平均明显下调，两者联合较单一应用地氯雷他定有附加的抗炎作用，减轻炎性细胞浸润和降低细胞因子水平。

（3）非索非那定：研究发现在临床相关浓度（10^{-6} mol/L）可抑制培养人单核细胞释放 LTC$_4$、D$_4$、E$_4$，与对照组相比抑制率为 24%；当浓度增加至 10^{-4} mol/L 和 10^{-3} mol/L 时能抑制 LTB$_4$，也能抑制 PGD2；高浓度时则可抑制 PGF2α。另一研究显示非索非那定在低浓度时可抑制环氧合酶-2（COX-2）的活性，高浓度时则无作用，但不能抑制环氧合酶-1 的活性。

有学者取健康供血者的末梢血，观察到非索非那定（10^{-3} mol/L 和 10^{-4} mol/L）可抑制 ICAM-1，也可诱导嗜酸性粒细胞凋亡增加，但对表达黏附分子的白细胞功能相关抗原-1（LFA-1）则无作用。非索非那定也能降低豚鼠 AR 模型增高的鼻气道反应性。基质金属蛋白酶（MMP）中 MMP-2 和 MMP-9 是最主要的，其可诱导气道重塑，对炎性细胞通过基底膜也具重要性，取鼻息肉和鼻黏膜中的成纤维细胞在 TNF-α 刺激下观察到非索非那定浓度超过 350ng/mL 可抑制 MMP-2 和 MMP-9 产物，也能抑制 MMP mRNA 表达和 NF-κB 活化。

2.鼻腔局部用糖皮质激素药物

鼻腔局部糖皮质激素治疗的目的是期望取得疗效而又不产生全身应用的不良反应,但由于当时应用的是天然糖皮质激素药物,这一目的没能达到,故未能正式在临床应用。通过报道应用小剂量倍他米松气雾剂喷鼻治疗PAR有效,且未见肾上腺皮质功能抑制,但未能被推广。其后,人工合成用于皮肤炎症性疾病的局部用糖皮质激素问世,最先合成的是氟尼缩松和二丙酸倍氯米松(BDP)。此后布地奈德、丁基氟皮质醇等人工合成的糖皮质激素相继合成。人工合成的糖皮质激素鼻和口喷雾剂应用于鼻部、支气管,治疗AR、支气管哮喘,均取得良好的治疗效果。人工合成的糖皮质激素较天然糖皮质激素有更强的活性,血管收缩试验测定表明,人工合成的糖皮质激素的局部抗炎作用是氢化可的松的数百倍至10000倍。

研究证实鼻腔局部用糖皮质激素药物对变应原激发试验后的速发反应和迟发相反应均有抑制作用。其机制是:①减少鼻黏膜组织中嗜碱性粒细胞、嗜酸性粒细胞数目;②减轻炎症性鼻黏膜水肿和血管扩张;③稳定鼻黏膜上皮和血管内皮屏障;④降低受体对刺激的敏感性;⑤降低腺体对胆碱能受体的敏感性;⑥干扰花生四烯酸代谢,减少白三烯和前列腺素的合成。可见,鼻腔局部用糖皮质激素药物的治疗作用可在不同免疫反应水平阻断鼻黏膜变应性炎症反应,从而达到良好的治疗效果。

鼻腔局部用糖皮质激素药物因为研究证据质量高,ARIA为成人AR的首选治疗药物。丙酸氟替卡松(FP)和糠酸莫米松(MF)是新一代局部应用糖皮质激素药物,这两种鼻喷制剂是根据结构-活性相关性(如局部抗炎作用、皮肤变白试验和对下丘脑-垂体-肾上腺轴的抑制作用),并在类固醇的分子结构式的基础上进行筛选而确定的。

FP是在基础结构式上的9a和6a位上加入氟基、17a和b位上分别加入丙酸基和巯基,以增强局部抗炎作用,16a位上加入甲基以降低全身不良反应;MF是在16a位上加入甲基,21位上加入氯原子,增强其抗炎活性,并使之易于代谢,17a位的糠酸酯可降低其全身不良反应,并增强其局部抗炎活性。新一代鼻腔局部用糖皮质激素药物对糖皮质激素受体具有绝对亲和力,其相对亲和力较二丙酸倍氯米松、氟尼缩松和布得松等高出1.5～20倍,且与受体亲和速度快而亲和力高,解离速度慢,半衰期长(>10小时),故仅每天用药1次。对糖皮质激素受体以外的其他激素(盐皮质激素、雌激素、孕激素和雄激素)受体几乎无活性。此外,口服生物利用度亦较老一代糖皮质激素药物明显低(<1%)。在抗炎方面,新一代鼻腔局部用糖皮质激素药物在抑制细胞因子和递质的产生和释放、减少黏附分子表达、促进以嗜酸性粒细胞为主的炎性细胞凋亡和导致抗蛋白酶的释放等方面都强于老一代糖皮质激素药物。因此较老一代糖皮质激素药物起效快、效果好,且耐受性良好,未见全身不良反应,可长期应用于治疗包括AR在内的多种呼吸道炎症性疾病。

新一代鼻腔局部用糖皮质激素药物局部不良反应包括长期鼻内用药后偶有鼻干燥感、烧灼感、非大量鼻出血,罕见鼻中隔穿孔,与无活性安慰剂无差别。

3.减充血剂

鼻黏膜减充血剂有鼻腔局部用和全身用两类制剂,各有其利弊。鼻腔局部用起效快,但不能长期应用,一般说来不应超过4天,最长7～10天。由于其具有血管扩张后作用,反致鼻阻塞症状加重,长期应用可导致药物性鼻炎。口服减充血剂的血管扩张后作用很小,故可较长期应用,但严重高血压、心血管疾病患者应慎用或禁用。鼻腔局部用减充血剂主要有两类:一类是儿茶酚胺类,包括麻黄碱和去氧肾上腺素等;另一类是异吡唑类的衍生物,如羟甲唑啉、四氢唑啉、赛洛唑啉等,已摒弃不用的萘甲唑啉也包括在这一类中。鼻黏膜容量血管有两种受体,一是 α_1 受体,对儿茶酚胺类药物敏感;二是 α_2 受体,对异吡唑类衍生物敏感。羟甲唑啉是较理想的鼻腔局部用减充血剂,主要兴奋 α_2 受体,使小血管收缩。目前,作为非处方用药广泛应用于临床的浓度是 0.05%,起效快、减充血作用显著、药效持续时间长、对鼻黏膜纤毛运动无明显影响和血管扩张后作用极小或无。但不推荐学龄前儿童使用。

4.肥大细胞稳定剂

肥大细胞稳定剂的最终功能是阻止肥大细胞脱颗粒,对脱颗粒释放的组胺和 5-羟色胺等递质则不具拮抗作用。故应在发病前或接触致敏变应原前用药。肥大细胞稳定剂的药理机制是通过抑制细胞内环磷酸二酯酶,致使细胞内环磷腺苷(cAMP)浓度增加,阻止钙离子转运入肥大细胞内,从而稳定肥大细胞膜和阻止肥大细胞脱颗粒。目前主要的制剂有以下 2 种。①色甘酸钠喷雾剂或吸入干粉:主要应用于轻、中度 AR,制成滴眼液对变应性结膜炎有效。②尼多克罗:与色甘酸钠结构不同,口服吸收好,作用较色甘酸钠强数倍。

5.抗胆碱药

通过拮抗迷走神经释放的递质乙酰胆碱,阻止乙酰胆碱和毒蕈碱受体相互作用,从而抑制迷走神经的反射,达到减少腺体分泌的目的。第四代抗胆碱药溴化异丙托品喷雾剂,每日喷鼻 2~3 次,对缓解 AR 流涕症状效果良好。使用 0.03%喷鼻剂或滴鼻剂,可在一日内流涕明显减少,如使用 0.06%者,1 小时内即症状改善。抗胆碱药与糖皮质激素联合应用,还可迅速有效缓解鼻阻塞。长期应用无全身不良反应,主要的不良反应是鼻干涩感和鼻出血。本药国内尚无鼻用制剂。

6.白三烯受体拮抗剂

白三烯受体拮抗剂是对速发反应和迟发相反应、系统性炎症和局部性炎症都有效的药物。是唯一能通过其作用同时改善肺功能和哮喘症状的药物。数年前已开始应用半胱氨酰白三烯受体拮抗剂(孟鲁司特、扎鲁司特)治疗哮喘,取得良好效果。近年来才注意到这类药物在 AR 的临床治疗价值。系统性评价和荟萃分析表明,白三烯受体拮抗剂对改善 SAR 的症状和生活质量优于安慰剂,与 H_1 抗组胺的疗效相似,因此 ARIA 推荐用于治疗成人和儿童 SAR。用于治疗间歇性 AR 伴哮喘,鼻部症状和支气管症状均有改善,但对 AR 的效果不如哮喘。有学者提出与 H_1 抗组胺药合用,疗效超过应用单一任一药物。但亦有相反的报道。

7.中药和针刺治疗

报道对临床症状有一定的改善。目前仅见小样本与其他药物同时应用的效果报道,且疗效评定主要依靠医师的经验。

(四)免疫治疗

最早的变应原特异性免疫治疗(SIT)是应用草类花粉浸液治疗草类 SAR。当时设想的机制是,反复注射花粉浸液可能产生花粉抗毒素,从而发挥对抗"花粉毒素"的作用而达到治疗目的。近年又有了舌下给药途径。采用 SIT 必须明确致敏的变应原。

1.治疗机制

SIT 诱导患者体内免疫反应改变,被认为是唯一可以影响 I 型变应性疾病自然过程的治疗方法。因此,SIT 是立足于改变 AR 的免疫反应以达到临床治愈的治疗手段。后有学者提出"封闭抗体"理论,研究发现 SIT 期间变应原特异性 IgG4 水平稳定增加,而未 SIT 者在 3~10 年期间血清特异性 IgE 和 IgG4 皆无波动性变化。因而认为变应原特异性 IgG4 抗体可能作为封闭抗体和肥大细胞表面的 IgE 抗体竞争,在变应原黏附于肥大细胞表面的 IgE 之前中和变应原,从而阻止了 IgE 介导的免疫反应。因此,SIT 的疗效取决于"有害的"特异性 IgE 和"保护性"的特异性 IgG4 之间平衡的变化。然近十多年来的研究发现,SIT 可调节 Th 细胞分化,接受 SIT 者 $CD4^+$ T 细胞重新向 Th1 型分化,使 Th1 和 Th2 重新恢复至正常的平衡状态。由此提出 SIT 可能通过 3 种机制达到治疗目的,一是使 Th2 反应减轻;二是使 Th1 的反应加强;三是使 Th2 反应减轻和 Th1 反应加强相结合。

2.方法、适应证及疗效

根据给药途径不同可分为皮下注射免疫治疗(SCIT)和非注射免疫治疗,也称"局部免疫治疗"。后者又分为舌下免疫治疗(SLIT)、口服免疫治疗、鼻内免疫治疗和气管免疫治疗。

(1)SCIT:使用有明确效价和有效期的标准化疫苗进行皮下注射,是目前临床的主要方法。临床疗效一般在治疗开始后 6 个月前后显效,因此在治疗开始阶段尚须配合药物治疗以控制症状和改善生活质量。研究已经表明远期疗效是肯定的,治疗停止后疗效仍能维持数年,且能预防对新的致敏原发生过敏。

由于药物,特别是鼻腔局部用糖皮质激素治疗,对绝大多数患者都能取得良好的效果,并有良好的安全性,因此 SCIT 通常被作为药物治疗无效后的选择。然而由于 SIT 可使 $CD4^+$ T 细胞重新向 Th1 型分化的理论,表明在疾病早期阶段,甚至在临床症状出现之前采取 SCIT,是改变 I 型变应性疾病自然过程的最佳时机。

ARIA 提出 SCIT 的适应证意见:①接触吸入物变应原引起症状者;②季节性迁延或因连续的花粉季节引起症状者;③在接触变应原的高峰期,AR 合并下呼吸道症状;④H_1 抗组胺药和中等剂量鼻腔局部用糖皮质激素治疗不能有效控制症状者;⑤拒绝持续、长期药物治疗者;⑥药物治疗不良反应较大者。ARIA 提出不伴哮喘的成人 SAR 和尘螨过敏的持续性 AR 适宜 SCIT。

有学者提出 SCIT 成功治疗 PAR 者应达到的条件是:①治疗持续超过 6 年;②持续 1 年无鼻部症状;③鼻激发试验阴性;④IgE 水平低于正常。

以下情况不宜采取 SCIT:①正在使用 β 受体阻断剂治疗;②患有其他免疫性疾病;③治疗依从性差;④妊娠期。此外,恶性肿瘤者、严重心理障碍者、严重哮喘者和(或)伴有不可逆气道阻塞者(适当用药后 FEV1 仍低于预测值的 70%)以及严重心血管疾病患者和 6 岁以下儿童也不适宜 SCIT。

(2)SLIT:WHO 推荐应用于成人及儿童。将一定剂量的特异性变应原浸液置于舌下,1~2 分钟后吞咽,因此又称为"舌下-吞咽免疫治疗"。剂量逐渐递增至维持量。治疗时间 1~3 年。由于 SLIT 的剂量是 SCIT 的 100 倍以上,因此药品费用更高。然而因可在家自己执行,减少了专业医疗服务等费用,故最终总费用可能不比 SCIT 高。

ARIA 提出 SLIT 宜用于不伴哮喘的成人 SAR 和尘螨过敏的持续性 AR。也可用于不伴哮喘的儿童 SAR。

3.SCIT 全身反应

SCIT 的安全性较好,但也有引起全身反应的危险性。用于治疗哮喘比治疗 AR 危险性要多见,即使是使用标准化疫苗、类变应原或重组变应原也不能完全避免。

全身反应通常分为速发性和迟发性两种,前者于注射 30 分钟内发生,后者则在 30 分钟后。全身反应程度分 4 级。Ⅰ级:轻度全身反应,局部荨麻疹、AR 或轻度哮喘(峰值流速自基线下降<20%)。Ⅱ级:中度全身反应,缓慢发生(>15 分钟)全身荨麻疹和(或)中度哮喘(峰值流速自基线下降<40%)。Ⅲ级:非致命性重度全身反应,快速发生(<15 分钟)全身荨麻疹、血管性水肿或重度哮喘(峰值流速自基线下降>40%)。Ⅳ级:过敏性休克,即刻发生瘙痒反应、面部潮红、红斑、全身荨麻疹、哮吼(血管性水肿)、速发型哮喘、低血压等。曾有报道注射前口服 H_1 抗组胺药可减少全身反应的发生。

总体来说,SCIT 发生全身反应见于报道的极少,有也是Ⅰ、Ⅱ级。有学者报道较为特殊的一例,该患者在治疗数年后出现坏死性血管炎,但在此前 7 个月曾 4 次在注射后立即发生过敏性反应。坏死性血管炎突然发病,右手中指皮肤变白、变蓝和小面积坏死,血沉和 C 反应蛋白水平升高,血清补体水平降低。

4.修饰变应原

为了避免 SIT 严重过敏反应的发生,学者们研究将变应原进行修饰。

(1)以甲醛处理:使变应原浸液变成类变应原,类变应原具有与未修饰的变应原几乎同等的免疫原性,但变应原性下降。

(2)以戊二醛作为变应原修饰物:经此修饰的变应原能使 IFN-γ 增多,继而使 Th1 和 Th2 平衡向以 Th1 反应为主转化,并下调 IgE 抗体。

类变应原和戊二醛修饰变应原比未修饰的变应原更安全,且可以较大剂量作为开始剂量,从而缩短递增期疗程。然而采用类变应原和戊二醛修饰变应原进行 SIT 的长期疗效还不能肯定。

(3)聚合变应原:是将变应原制成高分子量聚合体,此种浸液的免疫原性仍保留,但变应原性减低。免疫原性保留使变应原在体内被巨噬细胞吞噬后仍可向 B 细胞传递变应原信息;变应原性减低则降低了变应原与肥大细胞相结合的能力,因此即使使用较高剂量、递增速度较快也不至于发生局部和全身反应。

(4)其他:例如尿素变性变应原、聚乙二醇变应原等,虽有一定优点,但均未广泛用于临床。

5.重组变应原

通过 DNA 重组技术,以编码变应原 DNA 为模板,可获得重组变应原。然后将多种重组变应原组合制备成 component-resolved(CR)。将各种变应原均以编码 DNA 重组并用于临床,尚需大量的工作,但现有的研究成果提示,重组变应原有潜在应用前景。

6.新的免疫治疗研究前景

目前尚在动物实验或临床实验研究中。①肽免疫疗法:T 细胞抗原表位肽,是变应原在 MHCⅡ级分子参与下,经抗原提呈细胞处理后,呈递给 T 细胞的一种短、线性氨基酸序列。

临床实验已经证实,肽免疫治疗安全有效,但一种抗原 T 细胞表位肽尚不能足以保护所有患者。②DNA 疫苗:是将编码某种变应原的质粒 DNA 注入肌肉或皮下。虽然初步证实质粒 DNA 疫苗有潜在应用前景,但克隆所有目的基因以及寻找适宜载体和确立可控调基序尚需较长时间。

(五)手术治疗

1.手术治疗的依据

虽然 AR 的发病机制是免疫反应,但临床症状的发生与鼻腔自主神经支配和神经反射密切相关。因此选择性阻断鼻腔副交感神经支配、降低副交感神经的兴奋性或降低鼻黏膜的敏感性,可阻断感觉-副交感神经反射,破坏喷嚏反射弧传入通路,使鼻黏膜血管扩张减轻,腺体分泌减少和对外界刺激敏感性下降,从而使鼻痒、喷嚏、鼻阻塞、流涕等症状得到缓解或消除。

2.适应证

外科干预的适应证是:①药物抵抗性下鼻甲肥大;②鼻中隔解剖变异有功能障碍;③鼻骨锥形结构解剖变异伴功能障碍或影响美观;④合并继发的或孤立的慢性鼻窦炎;⑤合并单侧鼻息肉或对治疗抵抗的双侧鼻息肉;⑥某些与 AR 无关但同时发生的鼻和鼻窦疾病。

3.手术种类

(1)下鼻甲部分开放术:下鼻甲黏膜深层存在独立的副交感微神经节,手术可破坏这些微神经节。对肥大影响鼻通气者还可缩小其体积。

(2)鼻中隔矫正术:改善鼻腔通气功能。有报道意欲采用 SIT 者,应先矫正较严重的鼻中隔偏曲以改善鼻腔通气功能,将有助于获得 SIT 良好疗效。

(3)功能性内镜鼻窦手术:合并慢性鼻窦炎和鼻息肉等。

(4)其他手术。①冷冻、激光、微波、射频治疗:原理是通过冷、光热化、机械、电磁及生物刺激作用切除肥大或病变组织和阻断神经。②聚焦超声治疗:原理是将体外发射的超声波聚焦到体内病变组织,通过超声的机械效应、热效应和孔化效应达到治疗目的。③神经切断术:翼管神经切断术、岩浅大神经切断术、筛前神经切断术用于治疗 PAR。前两者由于手术操作复杂,并有并发症,临床上已不推荐应用。

AR 的外科治疗近期疗效是较肯定的,但不能从根本上改变特应性体质,随术后时间的延长,疗效逐渐减低,直到完全无效。各种手术治疗方法的疗效评定主要是依靠医师的经验,尚缺乏荟萃资料分析。

第四节　鼻中隔疾病

一、鼻中隔偏曲

鼻中隔偏曲是指各种原因导致鼻中隔的上下或前后径偏离矢状面,向一侧或者两侧偏曲或者局部形成突起并引起鼻功能障碍的一种鼻中隔疾病。偏曲的鼻中隔可以呈现各种形状如"C"形、"S"形偏曲,如呈尖锥样突起,则称"棘突",若呈由前向后的条形山峰样突起,则称"嵴突"。鼻中隔偏曲也可以呈多种复杂的混合形态,鼻中隔偏曲可以对鼻生理和鼻病理产生严重的影响,并产生一系列临床症状,如鼻塞、鼻分泌物增多、头痛、头晕、嗅觉障碍、鼻出血、耳鸣和重听、咽痒等。

(一)病因与发病机制

鼻中隔偏曲的病因往往很难确定,大概有以下几种可能。

1.鼻腔局部发育不平衡

如鼻中隔的骨性或者软骨性支架与鼻腔侧壁骨的发育速度不一样。

2.外伤

如新生儿的挤压伤,儿童和成年期的外伤都可导致鼻中隔偏曲。

3.鼻腔、鼻窦肿瘤

如巨大的鼻息肉或其他鼻腔、鼻窦占位性病变可推压鼻中隔,导致鼻中隔偏曲。

(二)诊断要点

鼻中隔偏曲的诊断并不困难,诊断要点有以下两点。

1.前鼻镜或者鼻内窥镜检查

发现鼻中隔的上下或前后径偏离矢状面,向一侧或者两侧偏曲或者局部形成突起,两侧鼻腔大小不等。

2.伴有一个或者多个相应的临床症状

如鼻塞、头痛、头晕、嗅觉障碍、鼻出血、耳鸣等。但要注意鉴别鼻中隔黏膜增厚(鼻中隔剥离子触及质软)和是否同时存在鼻内其他疾病,如肿瘤、异物或继发病变如鼻窦炎、鼻息肉等。

(三)治疗

鼻中隔偏曲的治疗原则:鼻中隔偏曲诊断明确,且患者有明显的鼻塞、头痛或鼻出血的症状,应予手术治疗。

1.鼻风镜下鼻中隔重建术

比较传统的手术方法为鼻中隔黏膜下切除术,但鼻中隔黏膜下切除术具有很多缺点,易发生鼻中隔穿孔、鼻梁塌陷、鼻中隔扇动、鼻呼吸功能不良等并发症,故已逐渐被"鼻中隔重建术"所取代。随着鼻内镜手术操作技术的成熟,鼻内镜下鼻中隔重建术具有手术并发症少、适用范围广、手术疗效高等优点已成为鼻中隔矫正手术的经典手术。鼻中隔重建术的原则是以成形的方法消除软骨张力及矫正骨板形态,以不切除或少切除组织使鼻中隔恢复正常形态和功能并保持支架完整。由于鼻中隔偏曲的种类和形态各异,因此鼻内镜下鼻中隔重建术的手术方法也不尽相同,术前要仔细进行鼻内镜检查,明确偏曲的类型和部位,制订手术方案并根据术中所见灵活加以运用。

(1)手术方法。①切口:根据术者习惯采用左或右侧的 Killan 切口,单纯骨性棘突可采用棘突前黏膜切口。②剥离同侧黏骨膜,充分暴露上颌鼻嵴,筛骨垂直板和犁骨后部,分离方形软骨与筛骨垂直板、犁骨及上颌鼻嵴的连接,骨质偏曲者可再于筛骨垂直板前缘向后剥离对侧筛骨垂直板及犁骨之黏骨膜,将偏曲的骨质咬除或骨折复位,软骨部偏曲可根据偏曲的情况采用纵行、横行切开方形软骨或切除若干细软骨条,使之减压变直,切除方形软骨下缘多余的软骨,并复位方形软骨于上颌鼻嵴中固定,可不予缝合切口,鼻腔填塞凡士林纱条或者鼻腔膨胀止血海绵,术后 2~3 天取出。

(2)手术要点。①分离方形软骨与筛骨垂直板和犁骨连接要彻底,分离方形软骨与筛骨垂直板的连接要高达与鼻骨连接处,否则高位偏曲无法完全矫正。②筛骨垂直板前缘骨质切除要适当,以使其与成形后的方形软骨良好对接。③方形软骨下缘多余软骨的切除要适量,切除过少,软骨不能充分减压,切除过多,则方形软骨不能充分与上颌鼻嵴良好连接,减弱其支架作用,同样,上颌鼻嵴的凿除也要适中。④方形软骨的成形减压要依据软骨的偏曲情况,采取不同的方法,先在偏曲四周的起始部切断软骨,再根据软骨偏曲的形态加以成形,其一是在软骨凹侧切割软骨,力求切透软骨而不损伤对侧黏软骨膜,其二是在凸侧切除若干细软骨条,也可采用并行切割或切除。

2.鼻内镜下鼻中隔黏膜下切除术

鼻内镜下鼻中隔重建术并不适用于所有的鼻中隔偏曲的患者,尤其是鼻中隔偏曲呈多种复杂的混合形态的患者,往往需要在鼻内镜下行鼻中隔黏膜下切除术。

(1)手术方法。①患者仰卧位于手术台上,70%乙醇消毒鼻及面部,铺消毒单。②鼻腔黏膜用 2%丁卡因 15mL+1:1000 肾上腺素 3mL,两种药液混合后的棉片放于中鼻道后端,嗅沟及中隔表面,以麻醉筛前筛后神经和蝶腭神经节,鼻中隔切口处黏膜注射 1%利多卡因 5mL+1:1000 肾上腺素 5 滴,以利于分离黏膜及止血。③在鼻中隔左侧皮肤与黏膜交界处,靠近皮肤行"L"形切口,切口上起自鼻中隔前端顶部,下至鼻中隔底部,切口宜长,便于以后操作。黏膜与软骨膜的切口应在同一切面上,切透黏膜与软骨膜,切勿划出多处创面,若软骨膜已分开,则呈闪光白色的表面。④用鼻中隔剥离子分离切口侧鼻中隔软骨膜及骨膜、偏曲面向软骨及筛骨垂直板,分离时自上而下并与鼻梁平行分离黏软骨膜直至犁骨,此部位软骨膜常有粘连,须用小刀切开。分离黏软骨膜时应超出须去除的偏曲骨约 1cm,否则,在切除鼻中隔偏曲部时易损伤黏膜。分离时应用宽钝器械,不要用小而锐的器械,以避免穿孔。⑤于黏膜切口上端放一浸有肾上腺素的小棉球,使软骨暴露并止血,视野清楚利于切开软骨。软骨切口在黏膜切口后约 1mm,用小圆球刀边切边向上撬起软骨,勿切伤对侧软骨膜,软骨只须切开一小口,能进入鼻中隔剥离子即可。用剥离子向上下拉动分开软骨,再与对侧软骨膜及骨膜分离,保持该侧黏软骨膜的完整。分离时也可用鼻内镜观察对侧鼻腔,以免黏膜发生破裂或穿孔,两侧黏软骨膜及骨膜均充分分离后用中隔回旋刀将鼻中隔大部软骨切除,并将切下的软骨片保留,以备修补双侧鼻中隔黏软骨膜穿孔。⑥中隔软骨切除后,可开始切除鼻中隔偏曲的骨质部分,对筛骨正中板及犁骨的畸形骨质可用鼻中隔咬骨切钳咬除。对靠近鼻腔底的骨质嵴突,可用锤及鼻中隔凿凿除。用鼻中隔咬骨切钳切除偏曲的筛骨垂直板时严禁向下扭拉及左右摆动,以防损伤筛板。若骨嵴过低而厚,可用燕尾凿凿除骨嵴,但须注意勿伤及腭大动脉分支。若损伤并引起出血时可用咬骨钳将骨壁夹紧止血或者用双极电凝处理出血动脉,避免出血影响手术操作。⑦全部偏曲骨切除后,检查鼻中隔是否平直,有无出血点,吸净血液、血块,并取出碎骨片,然后将两侧鼻中隔黏膜对合,如尚有弯曲可再咬除。鼻中隔完全平直后可缝合 1~2 针,也可不缝合。⑧若中隔矫正后对侧中、下鼻甲肥大,可切除部分中、下鼻甲,以便鼻通气。

(2)手术要点.①第一黏膜切口要在一直线上,不要做多个切口,以免使黏膜撕裂。切口不能过深,避免一刀切至软骨甚至损伤对侧软骨膜。②软骨切口应在黏膜切口后 1mm,做软骨切口时要边切边往上撬,勿损伤对侧软骨膜或导致对侧软骨膜与粘连之间分离。③分离至软骨与骨交界处,有时纤维粘连较紧或对侧软骨膜与骨嵴相连,此时分离应仔细,必要时用球刀切开黏膜处再分离,以免损伤黏骨膜。④放入中隔扩张器,尤其在骨嵴处过于扩大可损伤骨膜,有时可不用扩张器,用剥离子分开黏膜再用咬钳看清骨嵴后咬除。⑤分离骨嵴时可先分别在骨嵴上下方分离,在尖锐嵴突处会合。这样可减少黏骨膜的撕裂。⑥分离时剥离弯凹面须紧贴软骨及骨,避免黏膜损伤。

3.鼻-鼻中隔整形术

歪鼻畸形伴有鼻中隔偏曲,术中将鼻中隔矫正术和鼻整形术一次同时完成以达到恢复鼻功能和美容的双重效果。

(1)手术方法。①手术切口可用鼻外径路,鼻小柱基部"V"形切口,在前鼻孔前缘沿软骨缘做弧形切口,并与鼻小柱切口连接,沿切口在大翼软骨内侧角软骨膜上剥离,用血管钳或剥离子插入向上进入鼻侧软骨和鼻肌之间,做全鼻梁的广泛分离,其范围上达鼻根,两侧至上颌骨额突。②先矫正偏曲的鼻中隔。对软骨部偏曲的鼻中隔可行"摇门"术,使鼻中隔软骨复位,有些病例则须暴露出软骨锥后,由鼻中隔背缘切开隔背软骨,分离两侧黏骨膜和骨膜,然后切断与筛骨垂直板和犁骨连接处,但须保留筛犁角的连接,使鼻中隔软骨呈半游离状。再根据鼻中隔软骨的情况,在鼻中隔软骨板的两面做减张性切除,使鼻中隔软骨部得到矫正。③合并有鼻骨歪斜的患者,应再行骨部矫正。经切口放入鼻踞,在双侧鼻骨侧方锯开与上颌骨额突的连接,由正中线伸入骨凿,分开鼻骨,用骨钳扭动鼻骨,使其上端发生骨折,然后使其移位后并将鼻侧软骨向正中挤压,恢复鼻梁的正中位。④合并有驼峰鼻、低鼻、塌鼻、鼻尖下垂、鼻尖上翘等鼻尖畸形均可同时手术。

(2)手术要点。①注意鼻的各部与面部其他器官、脸形、体形相匀称,鼻的形态须从正侧面2个方位观察和判断,既要对称又必须与面部其他特征呈比例。②若鼻骨不偏斜,可只做软骨矫正术。尽量不切除软骨,以防止发生鼻梁鼻尖变位和下塌。手术时若骨锥和软骨锥交接处被破坏,则须修复重建。应避免各连接处断塌,导致鼻梁阶梯状畸形。③严格无菌操作,术中注意止血。④在手术设计方面,伴有驼峰鼻或其他鼻畸形时,应同时进行矫正。⑤术后注意新位置的固定、缝合,防止移位变形。鼻腔内最好用碘仿纱条填塞固定,防止发生鼻中隔血肿或感染等并发症。

(四)手术治疗过程中应注意的几个事项

1.少年儿童鼻中隔偏曲手术注意事项

近年来的教科书中,已经不把18岁以下列为鼻中隔手术的禁忌证了,所以不会把年龄作为适应证掌握不当的因素,但要注意手术方法选择,而10岁以下患者,要从严掌握手术指征,一般不做鼻中隔矫正手术。少年患者(11~17岁)以鼻塞或头痛为主要症状,伴或不伴有流涕,经门诊系统的药物治疗(酌情选用局部激素、黏液促排剂、抗生素及抗变态反应药物等)3个月以上无效,前鼻镜、鼻内镜检查或者鼻窦CT提示有明显鼻中隔偏曲或有明显的嵴突或棘突,考虑鼻中隔矫正手术,但应注意以下几点。

(1)对年龄较小(11~14岁)的少年患者:应全部保留软骨部分,在鼻内镜下做常规切口,自骨与软骨交界处剥开后分离对侧黏骨膜,切除鼻中隔嵴突和骨性偏曲部分,然后再对软骨部分进行修正。

（2）年龄较大（15～17岁）的少年患者：因其鼻中隔基本发育完成，可将软骨前段大部分保留，经鼻内镜分离对侧黏软骨膜及黏骨膜，切除鼻中隔软骨后部一小部分、嵴突和骨性偏曲部分，对软骨部做划痕减张后放回使之平复。

（3）对儿童患者：鼻中隔骨质的取舍，应掌握局部切除、成形为主的原则，重点去除嵴突或棘突，对鼻中隔软骨于鼻底嵴脱位处可条状切除后复位。避免大块切除后影响其鼻中隔的发育或支撑力，从而导致鼻外形的改变。

2.老年鼻中隔偏曲手术注意事项

很多鼻中隔偏曲的老年患者愿意接受手术治疗，但由于个体的老化，手术风险比年轻人高得多，这就需要医师做好围手术期的准备，尤其注意以下几点。

（1）对伴有内科疾病的老年患者，均请相关科室会诊，共同制订治疗方案。一般要求将血压控制在140/90mmHg以下，空腹血糖控制在6.7～10.0mmol/L。

（2）慢性支气管炎、肺气肿感染期患者，先抗感染治疗，待感染控制后，肺功能基本正常的前提下再考虑手术治疗。

（3）所有老年患者均建议采用全身麻醉。即使局部麻醉术中也建议进行心电监护，密切观察生命体征。

（4）局部麻醉患者，服降压药、降糖药者按常规使用。对全身麻醉患者，术晨用少量的水送服降压药，对糖尿病患者则根据血糖情况决定用药。

3.鼻内镜下行鼻中隔手术时手术切口、手术方法选择的注意事项

（1）鼻中隔棘突或嵴突：鼻内镜下在骨嵴或棘的前方做切口，分离偏曲侧的黏软骨膜和骨膜，保持对侧的黏软骨膜与软骨的连接，凿除棘突或嵴，尽可能切除偏曲的软骨和骨，再将黏骨膜复位。

（2）鼻中隔软骨引起的偏曲：在内镜下选择Hajek切口，分离黏软骨膜，取出偏曲的鼻中隔软骨划痕减张后放回，使鼻中隔平直。

（3）骨性鼻中隔偏曲者：选择Killan切口，分离左侧黏软骨膜和黏膜骨膜，沿软骨与筛骨垂直板交界处轻压鼻中隔软骨，离断鼻中隔软骨与筛骨垂直板的连接，再分离对侧黏骨膜，切除偏曲的筛骨垂直板和犁骨。

（4）软骨和骨部联合型鼻中隔偏曲：选择Hajek切口，剥离切口侧并分离黏软骨膜及黏骨膜，分离超过要切除的软骨和骨的后方，在切口后1～2mm处切开鼻中隔软骨，分离对侧。切除鼻中隔软骨，再用咬切钳咬除偏曲的筛骨垂直板和犁骨，凿除偏曲的上颌骨和腭骨鼻嵴。

（5）软骨与鼻小柱联合型鼻中隔偏曲：手术切口要前移，至少要超过鼻内孔（鼻阈），分离皮下至鼻小柱软骨，保留部分鼻小柱软骨，切除偏曲鼻中隔软骨和部分鼻小柱。

（6）鼻中隔术后再次鼻中隔矫正：一般在鼻内镜下找到残留鼻中隔的边缘，沿边缘的后方做切口，常规分离后矫正残留的偏曲鼻中隔。

（五）主要并发症的预防

1.鼻中隔血肿

术中尽量在黏软骨膜和黏骨膜下分离，减少术中出血，如果损伤腭大动脉分支出血，用咬

骨钳将骨壁夹紧止血或者用双极电凝彻底止血。

2.鼻中隔穿孔

术中一侧鼻中隔黏膜穿孔,一般不需特殊处理;发生两侧都穿孔,如果穿孔小,可将黏膜对位缝合,如果穿孔大,可在穿孔的前方或后方做一黏膜松解切口,使黏膜前移或后移,覆盖穿孔,再缝合穿孔缘,必要时将鼻中隔软骨放回,夹在穿孔的双侧鼻中隔黏骨膜中间,使穿孔的鼻中隔黏骨膜快速愈合。

3.脑脊液鼻漏

术中在切除筛骨垂直板和高位鼻中隔软骨时一定要用鼻中隔咬切钳,否则,使用暴力向下扭拉及左右摆动可能导致脑脊液鼻漏。

4.鼻梁塌陷与鼻中隔扇动

鼻内镜下行鼻中隔手术,如果术中只切除鼻中隔偏曲部分,不完全切除鼻中隔软骨、筛骨垂直板或犁骨的绝大部分即可预防这类并发症的发生。

(六)术后处理

1.鼻内镜下鼻中隔偏曲手术后的处理

(1)术后患者取半坐位,鼻部冷敷 6 小时。

(2)鼻腔填塞者应在术后 24～48 小时内(行鼻甲部分切除术的患者可适当延长至 48～72 小时)取出纱条或者鼻腔止血海绵,术后每天换药,以免鼻中隔与下鼻甲粘连。

(3)密切观察鼻部渗血情况,如有出血,检查切口,若怀疑鼻中隔内部出血,必要时重新填塞。

(4)术后应用抗生素预防感染,必要时给予镇痛、镇静对症治疗。

2.鼻-鼻中隔整形术后的处理

(1)术后患者取半坐位,鼻部冷敷 6 小时。

(2)术后加强应用抗生素预防感染,4 天内面部、鼻部可发生肿胀。

(3)术后鼻部固定 1～2 周,术后 2～3 天取出鼻内填塞物,1 周拆线。

(4)术后鼻部避免暴力和暴晒。

(5)若出现继发畸形,必须在术后 2 周内再行必要的矫正。

(6)必要时给予镇痛、镇静对症治疗。

二、鼻中隔血肿和脓肿

鼻中隔血肿是指鼻中隔软骨膜或骨膜下的积血,可发生在一侧或两侧。当血肿发生感染时可导致鼻中隔脓肿,原发性鼻中隔脓肿较少见。常见病因是以下 2 点。①外伤,包括鼻中隔手术、跌伤、击伤等都可产生黏膜下出血。鼻中隔手术后血肿多与术中止血不充分或术后填塞不当有关。②血液病:各种出血性疾病,如血液病、血友病、血管性紫癜可引起原发性鼻中隔血肿,但在临床上较少见。鼻中隔血肿内一旦有化脓性细菌侵入,则易形成脓肿。

(一)诊断

1.鼻中隔血肿

(1)患者常有单侧或双侧持续性鼻塞,逐渐加重,前额部痛伴鼻梁部发胀。如鼻中隔黏膜有裂口常出现血性分泌物流出。

（2）前鼻镜和鼻内镜检查鼻中隔一侧或者两侧有半圆形隆起,黏膜颜色暗红或正常,表面光滑触之柔软,穿刺回吸时有血抽出。

2.鼻中隔脓肿

（1）患者有鼻塞,还有畏寒、发热、全身不适,鼻梁及鼻尖部压痛,如黏膜破裂,会有脓液流出。

（2）查体:外鼻红肿、鼻梁压痛。

（3）前鼻镜和鼻内镜检查:鼻中隔两侧对称性膨隆,色暗红,触之柔软有波动感,穿刺抽吸有脓性分泌物。

（二）鉴别诊断

根据手术及外伤等病史、典型临床表现,一般诊断不难,二者的区别主要靠鼻中隔穿刺证实。若用呋麻滴鼻剂进行鼻黏膜收缩时,则可见其膨隆处的黏膜几乎无变化,可与鼻中隔黏膜肿胀鉴别。

（三）治疗

1.鼻中隔血肿

小血肿可穿刺抽出积血,双侧局部填塞压迫止血。面对较大的血肿或已形成血凝块时,须行血肿下部切开黏软骨膜或黏骨膜,吸除血液及血凝块。鼻中隔手术后发生的血肿可经手术切口处进入术腔清除积血及血块,充分止血。双侧对称性填塞压迫止血,填塞物48小时后取出。鼻中隔处理后应用止血药物及抗生素预防再出血和感染。

2.鼻中隔脓肿

应及时切开排脓引流,防止鼻中隔软骨坏死出现塌鼻畸形及鼻中隔穿孔。在脓肿最突出的一侧下部做一横切口,充分清除脓液及坏死的碎骨片,用过氧化氢、含有抗生素的生理盐水反复冲洗术腔,须放置橡胶引流条,每日换药一次,同时全身应用足量广谱抗生素控制感染,防止感染加重及扩散。

三、鼻中隔穿孔

鼻中隔穿孔指各种原因导致的鼻中隔贯穿两侧鼻腔的永久性穿孔,其中医源性因素最为常见。鼻中隔穿孔病因的多样性决定了它既可表现为一独立疾病,也可作为某一疾病的局部表现。常见病因为:①外伤,如鼻面部外伤、鼻中隔手术及鼻出血或鼻腔、鼻窦手术后;②理化因素,如腐蚀性或刺激性物质、激素使用不当;③感染,如鼻中隔脓肿处理不当及特殊感染(其中梅毒最多见);④其他,如原发于鼻中隔肿瘤、恶性肉芽肿、鼻腔异物或鼻石。

（一）诊断

1.症状与体征

根据穿孔的病因、大小和部位而不同。

（1）小穿孔:若在鼻中隔前段,呼吸时常发生吹哨声;若位于鼻中隔后段,则无吹哨声。

（2）穿孔过大:可伴有鼻塞、鼻内异物感、干燥感及鼻出血等鼻腔黏膜萎缩表现。结核和梅毒等引起脓痂有臭味。

（3）前鼻镜检查：可见鼻中隔贯穿性穿孔，穿孔处结痂，穿孔边缘糜烂、易出血。有时较小的穿孔常被结痂覆盖而忽略，应除去结痂仔细检查其穿孔大小、位置、形状。

2.特殊检查

必要时可加做鼻内镜检查，对于鼻中隔后端小穿孔可观察更清楚。

（二）治疗

1.保守治疗

针对穿孔的病因，尽可能去除，如避免接触、吸入有害化学物质，治疗全身性疾病如抗结核、抗梅毒治疗等。保持鼻腔湿润清洁，每日用温盐水冲洗鼻腔。穿孔边缘有肉芽组织者，可用10％硝酸银烧灼，然后每日涂以2％黄氧化汞或10％硼酸软膏，直到穿孔愈合为止。

2.手术治疗

在上述感染因素已除外或已治愈的基础上或鼻中隔黏膜健康的情况下可进行鼻中隔穿孔修补术，常用方法有以下几种。

（1）黏膜移位缝合修补术：又名减张缝合法，适用于发生在鼻中隔前下方的穿孔，方法如下：用尖刀切除穿孔边缘少许黏膜，以形成新鲜创缘，用剥离子剥离两侧穿孔周围的软骨膜。在穿孔之上（距穿孔前缘1～2cm）做一弧形切口，切开一侧黏-软骨膜，将此黏膜瓣向下拉，与穿孔的下缘黏膜缝合；再于鼻中隔之另一侧穿孔下方1～2cm处，做一同样长弧形切口，将黏膜瓣向上拉，与穿孔的上缘黏膜缝合。

（2）带蒂鼻黏膜瓣修补术：先切除穿孔四周边缘形成新鲜创面，然后在同侧做相应的带蒂鼻黏膜瓣（可取自鼻中隔本身，也可取自鼻底、中鼻甲或下鼻甲），如取下鼻甲黏膜瓣，须将下鼻甲向内上翻转骨折，下鼻甲原外侧面制成带蒂黏-骨膜瓣，并向下翻转遮盖穿孔，妥善填塞两侧鼻腔，固定黏-骨膜瓣。1周后，黏-骨膜与鼻中隔穿孔完全粘连后，再将黏-骨膜瓣蒂部从平齐鼻中隔处切断，最后将下鼻甲回位。

（3）黏膜片修补法：在穿孔的边缘做一梭形切口，切去穿孔周围瘢痕组织，形成新的创面。游离穿孔周围黏骨膜，在穿孔后方，大于穿孔的距离，取一大于穿孔的菱形黏骨膜瓣，取下后缝合于穿孔周围。

（4）鼻中隔骨性支架回置或颞肌筋膜支架：可将鼻中隔软骨或筛骨垂直板修整处理后，回插入鼻中隔黏膜穿孔之间，也取颞肌筋膜做支架，封闭穿孔。

第五章　咽部疾病

第一节　先天性喉蹼

胚胎早期,在喉腔间的膜状物,名为"喉蹼",大者可占喉腔之大部称为"喉隔"。喉蹼厚薄不一,为结缔组织,有少数毛细血管,覆有喉部黏膜上皮质。喉蹼分声门上、声门及声门下三型,以发生于声门区者多见,发生于声门上、下及喉后部者极少,偶有近于完全闭锁的。在喉先天性疾病中发病率较高。

一、病因

其发生原因与胚胎发育异常有关,当胚胎发育至第 10 周左右,胚胎 30mm 时,原声门杓间的封闭上皮开始吸收,重新建立管道,若吸收不全,则可形成声门处先天性喉蹼。

二、临床表现

根据患者年龄,喉蹼处于不同的部位和累及的范围不同,症状也不同。婴幼儿喉蹼与儿童或成人喉蹼的症状不同,症状亦随喉蹼的大小而异。范围较大的喉蹼婴幼患儿,于出生后无哭声,呼吸困难或窒息,有呼噜样喉鸣音,吸气时有喉阻塞现象,常有口唇发绀及不能吮乳的症状。喉蹼中等度大者,喉腔尚可通气,但声音嘶哑,伴吸气性呼吸困难。喉蹼较小者,则哭声低哑,无明显呼吸困难。成人和儿童喉蹼一般皆无明显症状,偶有声嘶或发音易感疲倦,在剧烈活动时有呼吸不畅感。

三、检查

新生儿和婴幼儿必须用直接喉镜检查诊断。儿童或成人喉蹼可行间接喉镜检查或电子喉镜等检查诊断。在喉镜下可见喉腔有膜样蹼或隔,呈白色或淡红色,其后缘整齐,多呈弧形,少数呈三角形。当发音时此膜折皱,被挤于声带之上部或下部,吸气时蹼扯平,但在哭或发音声门关闭时,蹼向下隐藏或向上突起如声门肿物。

喉蹼长度和厚度各不相同,声门型喉蹼较薄,为一透明"U"形膜覆盖于真声带前 2/3 表面,外侧端附着声带突,中间呈拱形。这种变化包括声带表面一层很薄的膜及声带前面一半的融合,甲状软骨畸形通常伴有声门下喉蹼。

四、诊断

喉蹼呈现为蹼样突起,色泽淡红。成人行间接喉镜即可观察到,小儿不能配合者须行直接喉镜检查,硬质喉内镜、纤维或电子喉镜检查对确定喉蹼具体部位、累及范围很有帮助。影像学 CT 扫描、MRI 对确定喉蹼的厚度,尤其是声门下和少见的双喉蹼有一定的作用。

五、鉴别诊断

婴幼儿先天性喉蹼应与其他先天性喉发育异常,如先天性声门下梗阻及先天性喉鸣等相鉴别。对儿童或成人,还应根据病史鉴别喉蹼为先天性或后天性。先天性喉蹼患者常伴有其他部位先天性异常,诊断时应注意。

六、治疗

(1)喉蹼较小,无明显症状可不予处理。

(2)新生儿患喉蹼若发生窒息时,应立即在直接喉镜下将婴儿型硬式气管镜插入气管,吸出分泌物,给氧和人工呼吸,以挽救患儿生命。

(3)手术主要目的为通畅气道及改善音质,目前对于喉蹼的手术方式主要包括以下几种。

喉内喉蹼切除、反复粘连松解术:此种术式最早由 Jackson 和 Coates 在 1930 年提出,由于切除喉蹼后,创面上皮化瘢痕形成导致前部再粘连,需反复多次手术。

喉裂开喉蹼切除,喉模植入:卖克诺于 1950 年对其进行了系统描述。有报道使用钽膜、硅胶膜、银板等材料作为支撑物,术后发音功能得到提高,塔克使用硅胶和上端封闭的 T 形管,作为声门下扩张和声门模。此种术式缺点在于:a.需要二次手术取出喉模;b.需要行气管切开防止气道阻塞;c.喉模一般放置 3~4 周,延迟移除,有可能导致前部切口处肉芽形成。

喉内喉蹼切除,喉板、喉模植入或声带内侧缘成形术:为目前最受欢迎的手术方式。喉显微镜下切除或激光切除喉蹼,放置扩张管。

喉内黏膜翻瓣或移植:分离喉蹼后使用黏膜瓣或游离组织覆盖单侧或双侧声带暴露的上皮表面。

术中使用药物预防粘连:丝裂霉素为一种抗肿瘤药物。它可以抑制 RNA 和蛋白合成,但目前还没有明确丝裂霉素使用的浓度、持续时间或使用频率。

第二节　咽部常见急症

一、咽异物

咽部异物是咽部常见病,多见于口咽部及喉咽部,鼻咽部异物较少见。因症状明显和暴露较好,临床上较易发现,异物种类常见的有鱼刺、骨片、细竹签等。多不会产生严重并发症,但是,当异物特殊或处理不当,也会出现较严重并发症。

（一）诊断

1.症状

因异物种类、刺入部位、停留时间及有无迁徙而有不同症状。

（1）咽部有异物刺痛感,吞咽时明显,部位较固定。

（2）刺破黏膜则可见唾液中混有血液。

（3）下咽部较大异物可致吞咽困难及呼吸困难。

（4）口咽部及喉咽部尖锐异物刺入周围组织,常继发感染,引起颈部蜂窝织炎及脓肿形成。

（5）鼻咽部异物可有鼻阻塞、鼻涕带臭味、鼻涕带血等症状。

2.体征

（1）异物大多数存留于扁桃体窝内、舌根、会厌谷、梨状窝等处,有时也可发现鼻咽部有异物存留。

（2）当异物位于深部时或发生迁徙时,则往往局部未见异物,但局部或远处部位可见包块等。

3.实验室检查

（1）咽喉部异物多存留于会厌谷及梨状窝,可用间接喉镜及纤维鼻咽镜检查确诊。

（2）不透光的咽部深部异物,应做 X 线片检查,以明确异物位置及形态和大小。

（3）继发感染时可有白细胞增高等征象。

（二）鉴别诊断

咽部异物根据其病史及症状,一般不易误诊,但在并发症出现时,应与咽部炎症及脓肿相鉴别。

（三）治疗

（1）一旦诊断明确,宜及时取出,喉咽部较深异物可在直达喉镜或纤维鼻咽喉镜下取出。

（2）有感染者应用抗生素治疗后再行异物取出。

（3）异物穿入咽壁而并发咽后或咽旁脓肿者,酌情选择经口或颈侧切开排脓,同时取出异物。

（4）感染严重者需要置胃管进食以利咽部休息,促使创面早日愈合。

（5）对于游走性异物,则根据其游走到的位置不同,采用不同的手术径路,但是要注意避开周围的血管及神经,以免损伤。

二、咽部灼伤

咽部为吞咽和呼吸的必经之路,咽部灼伤多同时累及喉,进入食管则出现食管灼伤,除局部症状外,还可引起全身复杂的病理变化和中毒症状,应早期诊断,及时处理。

（一）病因学

咽喉灼伤可分热灼伤和化学灼伤两类。咽部烫伤绝大多数发生于儿童,多因对小儿顾不周,误饮沸水或进食烫热的食物而致,成人多见于火焰、高热蒸气或其他高温液体致伤,故常伴有头、面、颈部的严重灼伤。化学灼伤多因误服苛性化学物质如强酸、强碱,重金属盐、稀氨溶液等物质引起,同时常有口腔及食管的灼伤、黏膜接触碱性腐蚀剂后,使脂肪皂化,蛋白质溶解,引起组织液化坏死,病变穿透性强,易向深层发展。黏膜接触酸性腐蚀剂后,其病理改变主要是水分吸收、蛋白质凝固,局部组织呈凝固性坏死改变,穿透力稍弱,高浓度者也可引起严重损伤。

(二)病理改变

咽喉组织损伤的程度,视致伤物的温度(热灼度)和腐蚀剂的性质、进入的容量以及停留的时间而定。致伤物在咽喉生理狭窄区停留时间较长,所以在舌腭弓、腭垂、会厌舌面、杓状软骨及其皱襞、咽食管交界处的损害多较严重。咽喉灼伤按其损伤程度轻重分为三度。一度灼伤较多见,表现为咽黏膜弥散性充血,然后出现水肿,发生于喉部者多较严重,创面愈合后无瘢痕形成。二度灼伤病变累及黏膜层及肌层,黏膜水肿更为显著,黏膜表面覆有坏死性假膜或痂皮,因其致病原因不同可为白色、黄色或灰色等。三度灼伤最为严重。常见于化学性灼伤(如稀氨溶液、苛性钠)。苛性钠灼伤可致黏膜深度坏死,炎症持久,坏死性假膜需经 3～4 周才消失。轻者可恢复,但重度灼伤,继脱痂和坏死组织形成之后,后遗瘢痕性结缔组织增生,致并发各种畸形。

(三)临床表现

伤后的主要症状为口腔、咽喉疼痛,吞咽痛,咽下困难,流口水等。继有高热、流涎、咳嗽、发音障碍、喘鸣或呼吸困难等症状。化学伤由于化合物的毒性,可有昏睡、失水、高热、休克等,可导致死亡。在儿童伴有吸吮困难及烦躁不安等,此外,可有精神不振、嗜睡、食欲很差、体温增高,并有轻重不等的中毒症状。呼吸困难为喉水肿及咽喉部分泌物潴留,堵塞呼吸道所致,为咽喉灼伤致死的主要原因。呼吸困难多数见于伤后 5～10 小时,在此期间应密切观察,24 小时后未出现呼吸困难,即可认为脱离呼吸困难的危险期。

(四)检查

可见软腭、腭垂、咽后壁、会厌舌面等处黏膜起泡、糜烂或覆有白膜。化学灼伤后的黏膜有比较典型的表现,误咽碱性物,其呕吐物为黏性、油腻样,含有黏膜碎片。苛性碱作用于组织,溶解和破坏蛋白质,成为凝胶状的肿块,痂皮软而深,为混浊的灰色膜。硝酸灼伤的结痂常呈黄色、褐色或棕色,硫酸致伤则为黑色痂,醋酸和碳酸的痂为白色。碘、稀氨溶液、醋酸中毒时患者常呼出明显的气味。

许多毒物可导致肾脏、肝脏、中枢神经系统的损害及电解质紊乱,表现有肾功能减退、衰竭、出血倾向等。咽灼伤严重的患者,在晚期可引起相应器官的瘢痕狭窄、粘连,出现呼吸和吞咽障碍。

(五)诊断

根据病史、临床表现及口腔、咽喉检查诊断多无困难。小儿咽喉烫伤有时病史不详,容易误诊,在诊断上应与咽喉部挫伤、白喉、喉气管异物、急性喉梗阻等相鉴别。呼吸道灼伤病死率很高,应早期诊断,及时治疗,密切注意有无呼吸困难的表现,化学物腐蚀伤余下的毒物和容器应保存送检,有时必须检测呕吐物及尿、粪便中的毒物,以协助诊断。合并食管灼伤者,应早期确诊、治疗,以防食管瘢痕狭窄或闭锁。

(六)并发症

受伤后的主要症状为疼痛、吞咽痛、咽下困难、流口水等,如伴有喉水肿,将出现呼吸困难。重度灼伤常有发热或中毒症状。许多毒物可导致肾脏、肝脏、中枢神经系统的损害及电解质紊乱,表现有肾功能减退、衰竭、出血倾向等。咽灼伤严重患者,在晚期可引起相应器官的瘢痕狭窄、粘连,出现呼吸和吞咽障碍。

(七)治疗

局限于口腔和咽部的一度灼伤,无继发感染,3～5日后白膜可自行消退,伤口愈合。如二、三度灼伤或有喉咽、喉部灼伤,应根据具体情况,由有关科室密切协作,采取相应的救治措施。

1.急性期的处理

(1)呼吸困难的处理:并发喉水肿及喉阻塞者,将危及患者生命,因此,应密切注意有无呼吸困难,以免延误抢救时机。广泛性头、面、颈部三度灼伤,呼吸道有明显灼伤的病例,应在呼吸道梗阻症状出现之前,先行气管切开术。二度以内灼伤,无呼吸阻塞表现者可暂时观察。咽喉烫伤者呼吸困难发生有一定的规律。据报道烫伤愈重,呼吸困难出现愈早。呼吸困难出现在烫伤12小时以内的病例,就诊时呼吸困难虽轻,但多属进行性,应早期施行气管切开术。呼吸困难发生在烫伤12小时以上者多不至于发展到严重程度,可暂时严密观察。

(2)中和治疗:强酸、强碱所致的咽喉灼伤,在伤后3～4小时内就诊者,应视其所服毒物的不同给予中和剂。服强碱者可用食醋、橘子汁、柠檬汁、牛乳、蛋清等中和。对酸类用氢氧化铝凝胶、肥皂水或稀氧化镁乳剂等中和。但忌用碳酸氢钠、碳酸钙中和,防止其产生的二氧化碳使受伤的食管和胃发生破裂。口服毒物较多者,可慎用洗胃,许多学者认为酸碱腐蚀伤洗胃应为禁忌。

(3)抗生素的应用:选用足量广谱抗生素,以预防和控制感染。

(4)肾上腺皮质激素类药物的应用:激素具有抗休克、消除水肿、避免气管切开以及抑制肉芽及结缔组织生长的作用,减少瘢痕性狭窄,其缺点则为易致食管穿孔及使感染扩散。咽喉灼伤宜早期使用,量要足,如口服有困难时可静脉应用。

(5)全身疗法:如保暖、输血、输液抗休克、纠正电解质紊乱等,给予镇静止痛药物、维生素等。

(6)局部治疗:保持口腔清洁。伤口表面喷撒碱式碳酸铋或涂布甲紫等或吞服橄榄油、液状石蜡油,使伤口干燥,并具有防腐、润滑和保护作用。饭前口服1%普鲁卡因15mL可以缓解吞咽困难,对增加营养、水分及改善全身情况有利。

2.瘢痕狭窄期的处理

伤后1～3周的急性期过后,对咽食管损伤较重者,应继续应用抗生素、激素,并应用阿托品、地巴唑预防痉挛或行预防性扩张,以避免瘢痕狭窄的出现。轻度瘢痕狭窄可以用扩张术治疗,对扩张无效或多发的、范围广泛的狭窄或闭锁可手术整复。

第三节　咽炎性疾病

一、急性鼻咽炎

急性鼻咽炎是鼻咽部黏膜、黏膜下组织和淋巴组织的急性感染性炎症。本病多为病毒感染，也可由细菌感染引发。在成人与较大儿童多表现为上呼吸道感染的前驱症状，也可继发于急性鼻炎或鼻窦炎。

(一)诊断

1.症状与体征

(1)常有发热、畏寒等上呼吸道感染症状，多呈自限性。

(2)同时可伴有鼻塞、咽痛、鼻咽部干燥和灼热感等症状。

(3)颈部淋巴结肿大并有压痛。

(4)炎症如累及咽鼓管，可并发急性中耳炎，伴有不同程度的耳痛、耳闷胀感以及听力减退。

2.特殊检查

电子鼻咽喉镜检查见鼻咽部黏膜弥散性充血肿胀，黏(脓)性分泌物增多，并可流入口咽部，附着于咽后壁。儿童常伴有腺样体组织充血肿大，表面附着炎性渗出物。

(二)鉴别诊断

须与流行性感冒、急性鼻窦炎、急性咽炎以及麻疹、猩红热、百日咳等呼吸道急性传染病等鉴别。

(三)治疗

(1)如为病毒感染，属于上呼吸道感染的一部分，以对症治疗为主。注意休息，多饮水。鼻塞严重者，可短期应用局部减充血药滴鼻或鼻腔喷雾，疗程不超过5天。对高热者酌情予以解热药，辅以物理降温。

(2)如合并细菌感染，给予口服或静脉应用足量、敏感的广谱抗菌药物进行治疗，疗程一般为5～7天。

(3)如有急性鼻窦炎、急性中耳炎等并发症，应按相关疾病的治疗原则进行处理。

二、慢性鼻咽炎

慢性鼻咽炎是鼻咽部黏膜、黏膜下组织和淋巴组织的慢性炎症。本病发展缓慢，多为急性鼻咽炎反复发作、鼻腔鼻窦炎性分泌物刺激，以及粉尘、烟雾和刺激性气体等引起。机体抵抗力下降、内分泌功能障碍、胃肠功能失调等因素也可诱发。

(一)诊断

1.症状与体征

主要症状为鼻咽部干燥、不适感，有黏稠分泌物不易咳出，表现为经常清嗓、咳嗽、吸痰，多伴有恶心和作呕,严重者有声嘶、咽痛、头痛、头晕、乏力、消化不良、低热等局部或全身症状。可伴下颌下淋巴结肿大、压痛。

2.特殊检查

电子鼻咽喉镜检查见鼻咽部黏膜慢性充血、增生、肥厚,覆以黏稠分泌物或干痂。并可见咽侧索红肿,咽后壁淋巴滤泡增生,有黏(脓)性分泌物自鼻咽部流下。

(二)鉴别诊断

可与咽囊炎(鼻咽脓肿)相鉴别,后者鼻内镜检查可见咽囊开口,部分患者可有脓性分泌物。

(三)治疗

(1)找出致病原因或诱因,进行病因治疗最为重要。

(2)增强体质,营养均衡,提高机体抵抗力。

(3)鼻咽部干燥者可应用生理盐水鼻腔冲洗,有助于缓解症状。也可酌情选用中药治疗。

三、急性咽炎

急性咽炎是咽黏膜、黏膜下组织的急性炎症,多累及咽部淋巴组织。常见于秋冬及冬春之交,可以单发,常继发于急性鼻炎或急性扁桃体炎。

(一)病因

1.病毒感染

以柯萨奇病毒、腺病毒、副流感病毒多见,鼻病毒及流感病毒次之,通过飞沫和密切接触而传染。

2.细菌感染

以链球菌、葡萄球菌及肺炎双球菌多见,其中以 A 组乙型链球菌感染者最为严重,可导致远处器官的化脓性病变,称为"急性脓毒性咽炎"。

3.环境因素

如高温、粉尘、烟雾、刺激性气体等均可引起本病。

(二)临床表现

(1)咽部干燥、灼热,有明显咽痛,可放射至耳部。全身症状一般较轻,可有发热、头痛、食欲缺乏和四肢酸痛等。若无并发症,病程一般在 1 周左右。

(2)检查可见咽黏膜急性充血、肿胀,咽后壁淋巴滤泡肿大,有黄白色点状渗出物,腭垂及软腭水肿。

(3)常有下颌角淋巴结肿大、压痛。

(三)诊断

根据病史、症状及体征,急性咽炎诊断并不困难。

(1)通过临床症状较难区分致病原因为细菌或病毒感染,细菌感染全身症状较为明显,病毒感染症状一般较轻,常伴有流涕和声嘶。

(2)咽拭子检查有助于明确病因,A 组链球菌的检出率高达 90%。连续咽拭子培养未见细菌生长,可能为病毒及其他病原性微生物感染。

(3)血常规等实验室检查。

(4)注意是否为麻疹、猩红热、流行性感冒、百日咳、脊髓灰质炎、脑炎等急性传染病的前驱症状或伴随症状。

(四)治疗

1.病因治疗

清除邻近病灶,治疗全身疾病,戒除烟酒,预防急性咽炎发作等。加强身体锻炼、增强体质至关重要。

2.局部治疗

局部喷雾,复方替硝唑漱口水含漱,含服度米芬含片、碘含片及银黄含片等,另外,还可用1%～3%碘甘油、2%硝酸银涂抹咽后壁肿胀的淋巴滤泡。对于咽痛明显的患者,可于饭前含漱双氯芬酸钠含漱液等,减轻吞咽疼痛。

3.全身治疗

全身症状较重伴有高热者,除上述治疗外,应卧床休息,多饮水及进食流质食物,抗病毒药物可经静脉途径给药:如阿昔洛韦注射液和板蓝根注射液等。同时应用抗生素。

腺样体肥大系咽扁桃体增生。儿童腺样体肥大常属生理性,婴儿出生时鼻咽部即有淋巴组织,并随年龄而增生,一般6岁时即达最大程度,若其影响全身健康或邻近器官者,才称"腺样体肥大"。

四、慢性咽炎

慢性咽炎是咽部黏膜、黏膜下组织及淋巴组织的弥散性炎症。常为上呼吸道慢性炎症的一部分,多见于成年人。病程长,症状顽固。

(一)病因

1.局部因素

(1)急性咽炎反复发作。

(2)患有各种鼻病时来自鼻部的炎性分泌物反复刺激咽部以及鼻通气不畅时,睡眠往往是张口呼吸,吸入的空气未经鼻部的加温、加湿、过滤,从而造成慢性咽炎。

(3)呼吸道慢性炎症、慢性扁桃体炎、牙周炎等炎症直接蔓延或炎性分泌物直接刺激咽部黏膜。

2.全身因素

如风湿病、糖尿病、贫血、肝硬化、肾炎、消化不良、下呼吸道慢性炎症、心血管疾病、内分泌功能紊乱、维生素缺乏及免疫功能低下等。

3.物理化学因素

如过度清嗓或滥用嗓音、吸入粉尘或有害气体、颈部放疗、烟酒过度及吃辛辣食物等。来自自身的理化因素刺激也是导致慢性咽炎的重要原因。事实上,胃里有很多的消化酶、胃酸,对消化、营养吸收很重要,但是如果其离开原本的位置——胃,就会带来麻烦。胃咽喉反流作为慢性咽炎的病因越来越受到重视,其中酗酒是重要原因。酒后食管括约肌松弛或者存在胃病时频繁打嗝、反酸,甚至很多是无意识的,胃内容物在体位变化或胃肠气体外溢时反流,把大量的消化酶、胃酸带入咽腔,刺激咽部黏膜,久而久之,出现咽炎的症状。

(二)临床表现

慢性咽炎一般无明显全身症状。咽部不适、异物感、吞咽梗阻感、刺激性咳嗽、痒感、干燥感或微痛等常见。

(三)诊断与鉴别诊断

1.诊断

主要依据是症状,查体所见可轻可重。检查可有少许黏稠分泌物附着于咽后壁,常见咽部黏膜暗红色,充血、轻度水肿,咽后壁淋巴滤泡增生,咽侧索肥厚。也可见咽黏膜干燥、菲薄。

2.鉴别诊断

鼻、咽、喉、食管和颈部的早期恶性病变与慢性咽炎的症状类似,应做全面仔细的检查,尤其是比较隐蔽的一些部位,以免漏诊、误诊。电子鼻咽喉镜以及胃镜检查往往是非常必要的措施,同时注意甲状腺包块、结节也可能会导致咽喉部异物感。

(四)治疗

慢性咽炎的治疗如下。

1.分析、寻找病因,对因治疗

如戒烟酒,改善工作环境,规范作息时间,治疗胃、鼻及咽周围器官疾病以及有关全身性疾病。

2.心理治疗

仔细专科检查,排除癌症,消除疑虑,抚慰心理。

3.抗生素

一般不使用抗生素。

4.注意口腔清洁卫生

可用复方硼砂溶液、呋喃西林溶液、2%硼酸液含漱,应用各种口含片、开喉剑喷喉剂等。

5.咽部局部涂药

如碘甘油、13%硝酸银溶液或10%弱蛋白银溶液等。

6.理疗

如超短波,药物离子导入。

7.电烙、激光治疗

仅适用于少数淋巴组织增生过度的患者。一般不建议使用。

8.中医中药治疗

临床上有很多相关的中成药。也可以尝试中医辨证施治。

(五)预防

(1)加强锻炼,增强体质。生活要有规律,劳逸结合,多进行户外活动,呼吸新鲜空气。

(2)预防上呼吸道感染,防止急性咽炎发作。

(3)注意口腔的清洁卫生和鼻腔卫生,及时治疗胃病及咽周围器官疾病。

（4）加强劳动防护，对生产过程中的有害气体、粉尘等妥善处理。避免粉尘、有害气体刺激，纠正张口呼吸的不良习惯。

（5）勿饮烈性酒或酗酒，少食辛辣、过酸食品。

（6）多喝水，多吃绿叶食物，保持大便通畅，及时治疗各种慢性病。

（7）药茶，如玄麦甘桔颗粒、胖大海泡水喝。

五、咽囊炎

咽囊炎，又名咽黏液囊炎或鼻咽囊肿。咽囊乃胚胎脊索退缩时咽上皮内陷而成，可深达枕骨骨膜。囊管向咽黏膜扩展，位于咽扁桃体或其残余下缘。若囊管阻塞，则形成囊肿、鼻咽囊肿、鼻咽脓肿及鼻咽中部瘘管。

（一）病因

咽囊感染或化脓即形成咽囊炎。咽囊脓肿自行破裂可形成脓性瘘管。多发生于腺样体切除术后，可能与手术后瘢痕封闭隐窝口有关。

（二）临床表现

（1）鼻后孔可见分泌物、结痂，易感冒，有喷嚏、声嘶、口臭、清嗓、咳嗽等症状。

（2）头痛或头颈多部位疼痛，尤其是枕部。

（3）鼻塞、咽痛、鼻音重、颈淋巴结肿大。

（4）可有眩晕、耳鸣、耳痛、听力下降。

（5）鼻咽顶囊管开口肿胀、隆起或积脓。

（三）诊断

鼻咽镜下可见鼻咽顶部正中有表面光滑的息肉样肿物，有时上覆有脓痂，除去脓痂可见咽囊开口或瘘口，探针探入囊腔，有分泌物外溢。

（四）治疗

彻底切除或破坏咽囊内壁黏膜，以防复发。咽囊较小者可穿刺后用 $10\% \sim 20\%$ 硝酸银或 50% 三氯醋酸烧灼咽囊黏膜。咽囊大者可将软腭拉开或切开，显露咽囊，用细长剪剪除咽囊前壁，刮除后壁，去除干净囊壁，若有腺样体肥大，可予以切除。鼻内镜下咽囊切除视野清晰，操作方便。

第四节　腺样体疾病

腺样体也称"咽扁桃体""增殖体"，位于鼻咽部顶部与咽后壁交界处，属于淋巴组织，表面呈橘瓣样。腺样体和扁桃体一样，出生后随着年龄的增长而逐渐长大，2～6 岁时为增殖旺盛的时期，10 岁以后逐渐萎缩。腺样体肥大系腺样体因炎症的反复刺激而发生病理性增生，从而引起鼻塞、张口呼吸的症状，尤以夜间加重，出现睡眠打鼾、睡眠不安，患儿常不时翻身，仰卧时更明显，严重时可出现呼吸暂停等。本病最多见于儿童，常与慢性扁桃体炎、扁桃体肥大合并存在。

一、急性腺样体炎

急性腺样体炎为儿童常见疾病,男女没有区别,成年人腺样体多消失,故极少患急性腺样体炎。

(一)病因

多发于儿童,季节变化时易发病,常因细菌或病毒感染而起病。

(二)临床表现

常突起高热,体温可高达40℃,鼻塞严重,如并发咽炎则有吞咽痛。炎症若延向两侧咽鼓管咽口,可有耳内闷胀、耳痛、听力减退等;感染严重者,可引起化脓性中耳炎。腺样体所在部位与耳鼻咽喉相通,故其症状呈多样化,但仍以呼吸道症状为主。

(三)诊断

(1)视诊:腺样体面容,口咽部常见黏液从鼻咽部流下,扁桃体肥大。

(2)触诊:鼻咽顶后壁处有软组织团块。

(3)可使用纤维鼻咽镜或鼻内镜检查,可见腺样体充血肥大,表面覆盖有渗出物,咽喉壁有炎性分泌物潴留。

(四)治疗

(1)患者应卧床休息,对症治疗,及时使用解热药。对于症状比较重的患者可以适量使用抗生素,以控制感染,防止并发症发生。

(2)如果短时间内腺样体反复感染,则应提倡手术切除腺样体以防止继发性的损害如自身免疫性肾炎等。

二、腺样体肥大

(一)病因

鼻咽部及其相邻组织或者腺样体自身受到炎症反复刺激,引起腺样体异常肥大增生。

(二)临床表现

腺样体肥大最主要的症状为鼻塞,主要是由于腺样体肥大堵塞鼻后孔及咽鼓管咽口,导致呼吸不畅,也可进一步引起耳、鼻、咽、喉等处症状。如患儿长期呼吸不畅导致用口呼吸,气流冲击硬腭会使硬腭变形、高拱,面部的发育会变形,出现上唇短厚翘起、下颌骨下垂、鼻唇沟消失、硬腭高拱、牙齿排列不整齐、上切牙突出、咬合不良、鼻中隔偏曲等,面部肌肉不易活动,缺乏表情,称为"腺样体面容"。在小儿易并发急性中耳炎或分泌性中耳炎,出现相应症状、体征。

(三)诊断

(1)患儿张口呼吸,有典型"腺样体面容"时优先考虑该诊断。

(2)口咽检查见硬腭高而窄,咽后壁见黏性分泌物从鼻咽部流下,多伴有腭扁桃体肥大。

(3)前鼻镜检查可见鼻腔内有大量的分泌物,黏膜肿胀。

(4)电子(纤维)鼻咽镜检查在鼻咽顶部和后壁可见表面有纵行裂隙的分叶状淋巴组织。

(5)用手指做鼻咽触诊,在鼻咽顶及后壁可扪及柔软块状物。

(6)鼻咽部侧位 X 线片、CT 或 MRI 检查也可有助于诊断。

（四）治疗

若肥大不严重，可以短暂使用黏膜血管收缩药如麻黄碱滴鼻液或抗生素滴鼻液保持鼻腔畅通，并预防上呼吸道感染。

若症状严重影响呼吸，有"腺样体面容"或伴其他慢性疾病久治不愈，如鼻炎、鼻窦炎、分泌性中耳炎等，则考虑手术。手术常将腺样体同肥大的腭扁桃体一同切除，若腭扁桃体肥大不明显，无明显手术指征，也可单独切除腺样体。

第六章 喉部疾病

第一节 喉外伤及喉异物

喉外伤及喉异物是耳鼻咽喉头颈外科急症,严重损伤可导致死亡或日后发生严重并发症,要给予正确、及时救治。

喉位于颈前,上有下颌骨、下有胸骨、两侧有胸锁乳突肌前缘覆盖、后有颈椎保护,喉体又可以上下左右移动,因而受外伤机会较少,喉外伤占全身外伤的1%,男性多于女性。喉具有呼吸、发声、吞咽保护功能,一旦遭受创伤,轻则影响进食及发声,重则引起呼吸困难乃至窒息,常危及生命。

喉外伤指喉部遭受暴力、物理或化学因素作用,引起喉部组织结构损坏,临床表现有出血、呼吸困难、声音嘶哑或失声等。

喉外伤分为喉外部伤和喉内部伤两类。前者包括闭合性喉外伤和开放性喉外伤;后者包括喉烫伤、烧灼伤和器械损伤。

一、闭合性喉外伤

闭合性喉外伤指颈部皮肤及软组织无伤口,轻者仅有颈部软组织损伤,重者可发生喉软骨移位、骨折、喉黏软骨膜损伤。

(一)病因

颈部遭受外来伤害,如交通事故、工伤事故、钝器打击、扼伤等。偶尔强烈张口与剧烈呕吐可使环甲关节与环杓关节脱位而致喉损伤。喉部损伤程度可因外力大小及作用方向而有很大差别。来自侧方的外力,因喉体可向对侧移动,故伤情多较轻,常无骨折,仅有黏膜损伤、环杓关节脱位等;来自正前方的外力多损伤较重,因此时头或颈部处于相对固定状态,外力由前向后将喉部推挤到颈椎上,常造成甲状软骨中部及上角处骨折,环状软骨骨折较少见,但可造成喉黏膜损伤、环甲关节及环杓关节脱位。

(二)临床表现

1.疼痛

喉及颈部为著,触痛多明显。随发声、吞咽、咀嚼、咳嗽而加重,且可向耳部放射。

2.声音嘶哑或失声

因声带、室带充血、肿胀,软骨脱位,喉返神经损伤所致。

3.咳嗽及咯血

由于挫伤刺激而引起咳嗽,喉黏膜破裂轻者仅有痰中带血,重者可致严重咯血。

4.颈部皮下气肿

喉软骨骨折、黏软骨膜破裂的严重喉挫伤,咳嗽时空气易于进入喉部周围组织引起气肿。轻者气肿局限于颈部,重者可扩展到颏颌下、面颊、胸、腰部,若累及则出现严重呼吸困难。查体多发现颈部肿胀变形,皮肤片状、条索状瘀斑,喉部触痛明显,可触及喉软骨碎片之摩擦音,有气肿者可扪及捻发音。

5.呼吸困难

喉黏膜出血、水肿,软骨断裂均可致喉狭窄,双侧喉返神经损伤可引起吸气性呼吸困难。若出血较多,血液流入下呼吸道,引起呼吸喘鸣,甚至导致窒息。

6.休克

严重喉挫伤(喉气管离断)可导致外伤性或出血性休克。

(三)诊断

闭合性喉损伤的诊断并不困难。根据有明显的喉外伤史,出现颈喉部疼痛、声嘶及随之出现的呼吸困难和吞咽障碍,咳嗽时可偶有鲜血即可诊断。困难的是如何了解喉部结构的损伤程度,这是决定治疗原则的依据。

间接喉镜是基本检查方法,但在严重喉气管损伤时,患者不易配合,且因解剖结构的变形和出血妨碍检查。纤维喉镜检查可对声带的活动度、黏膜水肿、血肿、关节脱位、软组织撕裂做出准确判断。CT和MRI扫描可以进一步提供喉软骨、喉内软组织、喉关节以及喉周软组织诸多信息及诊断依据。

(四)治疗

损伤程度决定治疗原则。

(1)按一般外科挫伤治疗。让患者保持安静、颈部制动、进流质或软食、减少吞咽动作,气道湿化,用抗生素及糖皮质激素药物。疼痛剧烈者可给予止痛剂,但应密切观察伤后变化,因伤口一般7~12小时开始肿胀;持续至24~48小时达高峰,严密观察患者呼吸及皮下气肿变化情况,做好气管切开术准备。

(2)有较明显吸气性呼吸困难者应行气管切开术。极危急情况下先行喉内插管术或环甲膜切开术,如果短时间内呼吸困难不能解除,应施行常规气管切开术。

(3)直接喉镜下喉软骨固定术。先行气管切开术,然后行直接喉镜或支撑喉镜检查,将移位的喉软骨复位。如果喉软骨难以固定可经喉镜放入塑料或硅胶制的喉模,上端用丝线经鼻腔引出固定,下端经气管造口固定于气管套管。

术后4~8周经口取出喉模,继续随访。如有狭窄趋势,可行喉扩张术或激光狭窄切除术。

(4)伤后10天内应给予鼻饲饮食,以减少喉部活动,减轻疼痛及呛咳,以利于创面愈合。积极应用广谱有效抗生素和糖皮质激素,以预防感染,防止瘢痕过度增生。

二、开放性喉外伤

开放性喉外伤指喉部皮肤和软组织破裂,伤口与外界相通的喉外伤。可伤及喉软骨、软骨间筋膜,穿通喉内,包括切伤、刺伤等。开放性喉外伤易累及颈动脉及颈内静脉,发生大出血。

(一)病因

(1)交通事故中,破碎风挡玻璃及铁器等物撞伤。

(2)工矿爆破事故或车间工作时为碎裂物击伤。

(3)殴斗中为匕首、砍刀等锐器所伤。

(二)临床表现

1.出血

因颈部血运丰富,出血较凶猛,易发生出血性休克。若伤及颈动脉、颈内静脉,因出血难以控制,可因来不及救治而立即死亡。

2.呼吸困难

其原因为:①喉软骨骨折、移位,喉黏膜下出血、肿胀所致喉狭窄、梗阻;②气肿、气胸;③喉内创口出血流入气管、支气管,造成呼吸道阻塞。出血、呼吸困难、休克是开放性喉外伤的三个危机现象,应给予高度重视。

3.皮下气肿

空气可通过喉内及颈部伤口进入颈部软组织内,产生皮下气肿,若向周围扩展,可达面部及胸腹部,向下可进入纵隔,形成纵隔气肿。

4.声嘶

声带损伤、环杓关节脱位、喉返神经损伤均可导致声嘶乃至失声。

5.吞咽困难

喉痛、咽损伤所致吞咽疼痛,使吞咽难以进行。若伤口穿通咽部、梨状窝或颈部食管,吞咽及进食时则有唾液和食物自伤口溢出,造成吞咽障碍。

(三)检查

1.常规检查

患者的意识、呼吸、脉搏、血压等情况。

2.伤口情况

注意观察伤口部位、大小、形态、深浅及数目。如果伤口未与喉、咽相通,则与一般颈部浅表伤口相同。若伤口与咽喉内部相通则可见唾液从伤口流出。由伤口可见咽壁、喉内组织及裸露的血管及神经。伤口内的血凝块及异物不可轻易取出,以免发生大出血。

(四)治疗

开放性喉外伤抢救时应首先保持呼吸道通畅,止血、抗休克。

1.急救措施

(1)呼吸困难的处理:解除呼吸困难或窒息极为重要,应先将咽喉部血液、唾液吸出,同时给予吸氧,取出异物。紧急情况下,可行环甲膜切开术,待呼吸困难缓解后再改行常规气管切开术。危急情况下可将气管插管或气管套管由伤口处插入,插管或套管气囊应充足气,伤口内填以纱布,以防止血液流入气道。预防性气管切开术可视患者具体情况而定。有气胸时,可行胸腔闭式引流术。

目前大多主张,为了抢救生命,有呼吸困难伴气胸、纵隔气肿者,先应有计划地紧急施行颈部切开探查、气管切开或经损伤气管断端或气管造口插入气管插管或气管套管,来建立稳固的通气。若有休克、昏迷或颅脑损伤及全身重要脏器损伤应首先治疗,待全身病情稳定后再尽早治疗喉气管损伤。

(2)控制出血:找到出血血管并将其结扎。如果找不到,可用纱布填塞止血。已贯穿喉腔的伤口不可加压包扎,以防发生喉水肿或加重脑水肿及脑缺氧。出血凶猛者,可用手指压迫止血,并探查颈部血管,如果动脉有裂口可行缝合术或血管吻合术;如果颈内静脉破裂,可于近心端将其结扎。颈总或颈内动脉结扎术仅万不得已时方可施行。因其可以引起严重的中枢神经系统并发症,如偏瘫、昏迷甚至死亡。

(3)休克的处理:多为失血性休克,应尽快给予静脉输入葡萄糖液、平衡盐溶液、羟甲淀粉和全血,并给予强心剂。

(4)应用止血药物、注射破伤风抗毒素。

2.手术治疗

(1)咽喉浅表伤:伤后时间短、无污染者,用苯扎溴铵、过氧化氢和生理盐水反复清洗伤口,将筋膜、肌肉、皮下组织、皮肤逐层缝合。有可能污染者,彻底清创后延期缝合。

(2)咽喉切伤及穿通伤:喉软骨尽量保留,不要剪除,舍弃撕裂破碎的软骨片,保持喉软骨支架,以防止术后发生喉狭窄;在清创后行喉软骨复位术时,尽可能保留喉黏膜,并按解剖关系用无创缝线分层、对位缝合,尽量不留创面,以免术后肉芽生长。如有咽和(或)食管瘘,将其周边黏膜严密缝合,并放置引流管。喉腔内置塑料或硅胶喉模并加以固定,防止形成喉狭窄。如有喉返神经横断性损伤,应及时用6/0血管缝合线行神经断端吻合。

(3)异物取出术:浅表异物可于手术中取出。X线片可明确显示异物的位置及其与周围各种解剖结构如颈动脉等的关系,充分估计手术危险性和复杂性,做好充分准备后再予以取出。

3.术后处理

(1)营养支持治疗:在关闭咽喉部伤口前,在明视下由前鼻孔插入鼻饲管。必要时,可行颈部食管造瘘术或胃造瘘术,以保证营养供给并减少吞咽动作,以利伤口愈合。

(2)常规给予足量抗生素治疗,并给予激素,有预防喉狭窄的作用。

三、喉烫伤及烧灼伤

喉、气管、支气管黏膜受到强的物理因素刺激或接触化学物质后,引起局部组织充血、水肿,以至坏死等病变,称为"喉部与呼吸道烧伤"。它包括物理因素所致的喉烧灼伤、喉烫伤、放射损伤及化学物质腐蚀伤。呼吸道烧伤占全身烧伤的 $2\%\sim3\%$。由于声门在热气、有毒烟雾或化学物质刺激下反射性关闭因而上呼吸道烧灼伤较下呼吸道者多见且伤情较重。

(一)病因

(1)咽、喉与气管直接吸入或喷入高温液体、蒸汽或化学气体。

(2)火灾时吸入火焰、烟尘及氧化不全的刺激物等。

(3)误吞或误吸化学腐蚀剂,如强酸、强碱、酚类等。

(4)放射线损伤,包括深度 X 线、^{60}Co、直线加速器等放射治疗时损伤。

（二）发病机制

上呼吸道黏膜具有自然冷却能力,可吸收热气中的热能。当上呼吸道受热力损害时,声门可反射性关闭,保护支气管和肺。蒸气在声门反射未出现前即进入下呼吸道,故下呼吸道受损害较重。烧伤后表现为鼻、口、咽、喉及下呼吸道黏膜充血、水肿及坏死,可累及黏膜下层、软骨,引起窒息、肺不张、肺感染。放射性损伤早期有炎症反应,数月后可发生纤维化、放射性软骨炎、软骨坏死。

（三）临床表现

1.轻度

损伤在声门及声门以上。有声音嘶哑、喉痛、唾液增多、咽干、咳嗽多痰、吞咽困难等。检查可见头面部皮肤烧伤,鼻、口、咽、喉黏膜充血、肿胀、水疱、溃疡、出血及假膜形成等。吞食腐蚀剂及热液者可见口周皮肤烫伤,食管、胃黏膜烧灼伤及全身中毒症状。

2.中度

损伤在隆突以上。除上述症状外,有吸气性呼吸困难或窒息,检查除轻度烧灼伤所见外,还可有喉黏膜水肿和糜烂,听诊肺呼吸音粗糙,闻及干啰音及哮鸣音。常伴有下呼吸道黏膜烧伤,易遗留喉瘢痕狭窄。

3.重度

损伤至支气管,甚至达肺泡。除有上述喉烧伤的表现外,有下呼吸道黏膜水肿、糜烂及溃疡,甚至坏死。患者呼吸急促、咳嗽剧烈,可并发肺炎或膜性喉气管炎,可咳出脓血痰和坏死脱落的气管黏膜。误吞腐蚀剂者可致喉、气管、食管瘘。若烧伤范围广泛,可导致严重而广泛的阻塞性肺不张、支气管肺炎、肺水肿,进而出现呼吸功能衰竭。

（四）治疗

1.急救措施

(1)早期处理:热液烫伤可口含冰块或冷开水漱口、颈部冷敷。强酸、强碱烧伤者应立即用清水冲洗口腔、咽部并采用中和疗法。强酸烧伤者可给予牛奶、蛋清或 2%～5% 碳酸氢钠溶液;强碱烧伤者可给予食醋、1% 稀盐酸或 5% 氯化氨等涂布伤处或吞服、用中和药物雾化吸入。

(2)全身治疗:充分补液,维持水、电解质平衡,吸氧。重度者须行紧急气管插管,也可给予高压氧治疗。纠正休克、保护心肺功能。全身应用抗生素预防感染,糖皮质激素防止呼吸道黏膜水肿。

2.保持呼吸道通畅

(1)上呼吸道阻塞、分泌物多而咳出困难者,为防止窒息,可行气管内插管或气管切开。Ⅲ度以上呼吸困难必须行气管切开,因为这种病例多有会厌或喉入口处高度水肿,可形成急性喉梗阻或有喉梗阻的趋势。

(2)会厌高度水肿者切开排液减压,杓间区水肿行点状穿刺或点状切开黏膜为宜,因为杓间区过长的切口可能影响术后功能。

(3)应用解痉药物,以解除支气管痉挛。

(4)每日雾化吸入,气管内滴入抗生素生理盐水,以防气道被干痂阻塞。

3.营养支持

早期以静脉营养为主。能否放置胃管及放置时间取决于并存的下咽、食管烧伤情况。严重烧伤时,早期放置胃管有引起穿孔、感染之危险,故不建议使用,但2~4周后又可因为下咽、食管的粘连、闭锁而不能实施,而被迫行胃造瘘术。

四、喉插管损伤

喉插管损伤多发生于全身麻醉、危重患者抢救等需要经口、经鼻行喉气管插管术情况下。因此,近年来此类喉部损伤日渐增加;长期留置鼻饲管亦可造成环后区黏膜损伤。其发病率国内外报道在10%~60%。

(一)病因

(1)插管技术不熟练,操作粗暴,声门暴露不清时盲目地强行插入;清醒插管时,表面麻醉不充分,致使患者频频咳嗽或声门痉挛;插管过程中过多地搬动患者头部;插管过浅,气囊压迫声带黏膜;经鼻腔盲目插管时,更易造成喉腔内损伤。

(2)选用插管型号偏大、过长;套管外气囊充气过多。

(3)插管时间久、喉黏膜受压迫、摩擦时间过长。

(4)插管质量不佳,质地过硬或管壁含有对黏膜有害的成分,压迫、刺激喉气管黏膜。

(5)鼻饲管留置时间过长,摩擦环后区黏膜,造成局部损伤。

(6)患者呕吐物或鼻咽分泌物吸入喉腔,对喉黏膜产生刺激。

(7)患者自身有过敏体质,对外界刺激反应敏感而强烈。

(二)临床表现

1.溃疡及假膜形成

由于插管损伤乃至撕裂喉黏膜,上皮剥脱并继发感染而形成溃疡,多见于声带后部,位于杓状软骨声带突处,继而发生纤维蛋白及白细胞沉积,形成假膜。表现为喉部不适、声嘶、喉痛、咳嗽及痰中带血。喉镜检查可见喉黏膜水肿、充血、局部溃疡及假膜。

2.肉芽肿

系在上述喉黏膜溃疡及假膜基础上发生炎症及浆细胞浸润,大量成纤维细胞及血管内皮细胞增生而形成的。喉镜检查可见声带突肉芽肿,表面光滑、色灰白或淡红,如息肉样。患者感喉部不适,有异物感,发声嘶哑,经久不愈。若肉芽肿过大,可阻塞声门,引起呼吸困难。

3.环杓关节脱位

患者拔管后即出现声嘶,说话无力、咽部疼痛,且长期不愈。多为一侧脱位,双侧同时脱位者罕见。杓状软骨可向前或向后移位,但以向前并向外侧移位者多见。喉镜检查可见一侧杓状软骨和杓会厌襞充血、水肿,且突出于声门上,掩盖声门的后部。声带运动受限,发声时杓状软骨多不活动,使声门不能完全闭合。

4.声带瘫痪

由于膨胀的气囊位于喉室部而未完全到达气管内,因而压迫喉返神经前支所致。患者术后即出现声嘶。喉镜检查见一侧声带固定于旁正中位。

（三）治疗

（1）插管术后发现喉黏膜有溃疡及假膜形成时，应嘱患者少讲话，禁烟酒，不要做用力屏气动作。给予抗生素、糖皮质激素等超声雾化吸入。

（2）肉芽肿形成者，有蒂者可于喉镜下钳除；无蒂者可于全麻下行支撑喉镜下切除；若采用纤维内镜或支撑喉镜下激光切除，效果更佳。

（3）环杓关节脱位者，应尽早于间接喉镜下行环杓关节复位术，以免形成瘢痕后不易复位，如果间接喉镜下复位失败者可尝试全麻支撑喉镜下环杓关节复位术。

（4）声带瘫痪者，可行音频物理疗法并给予神经营养药物，以促进其恢复。

五、喉异物

喉异物发生率不高，常见于 3 岁以下儿童；声门裂为呼吸道最狭窄处，一旦误吸入异物，极易喉阻塞窒息而亡，为耳鼻喉科急重症。异物种类不一，除不易嚼碎的食物外，针、钉、玩具、玻璃片也可见。多因幼儿进食时突然大笑、哭闹、惊吓等误将异物吸入，吸入后嵌顿在声门区所致。

（一）诊断

依据异物吸入史、喉镜检查多可确诊并能明确异物的存留部位、形状及嵌顿的情况。

1.症状

（1）较大的异物直接阻塞喉腔，立即出现失声、呼吸困难、发绀，导致突然窒息死亡；有些异物虽然不大，但刺激声门，引起喉痉挛，救治不及时也会造成死亡。

（2）较小的异物可引起剧烈咳嗽、喉喘鸣、声嘶，并有疼痛感。

2.检查

直达或纤维喉镜检查可看见声门上异物；声门下异物有时为声带所遮盖而不易发现。听诊有时可闻及吸气性喉部哮鸣音。

（二）治疗

（1）一旦诊断明确，宜及时在直达喉镜下取出异物，同时备好气管镜。

（2）有严重喉梗阻，又不能及时取出时，应先行气管切开术。

（3）对喉镜下难以取出的声门下较大异物，可经气管切开口取出。

（4）喉异物取出术后为防止喉水肿、喉气管支气管炎，可酌情给予抗生素、激素雾化吸入等治疗。

（三）预防

教育幼儿进食时不要大声哭叫，平时不要将玩具、针、钉、硬币等含在口内，食物中应避免混有鱼骨、鸡骨、蛋壳等物。

第二节 喉的运动性及感觉性障碍

一、喉运动性神经麻痹

喉运动性神经麻痹,又称"喉麻痹",是指支配喉内肌的运动神经损伤引起的声带运动障碍。病因包括中枢神经疾病、喉神经损伤、神经肌肉接头病变以及喉肌疾患等。临床上,较多见的为单侧或双侧喉返神经损伤引起的声带麻痹,其病因复杂,症状多样。喉返神经发自迷走神经,两侧径路不同,左侧喉返神经下行勾绕主动脉弓后上行,几乎位于气管食管间沟内,而右侧喉返神经下行勾绕锁骨下动脉后斜向上行走行于气管食管间沟内,其位置偏离气管食管间沟。

(一)诊断

主要依据病史、临床表现和辅助检查,以确定喉麻痹的原因、程度和预后。辅助检查包括电子喉镜和动态喉镜检查、嗓音评估、喉肌电图检查、影像学检查等。以外伤、炎症及肿瘤多见,排除喉返神经径路上的肿瘤压迫或侵犯,应做颅底、颈部、甲状腺、上纵隔的 B 超、CT 或MRI 检查,必要时做气管、食管镜等检查。不明原因或病毒感染引起者称为"特发性声带麻痹"。

1.单侧喉返神经损伤

(1)症状:主要表现不同程度的声嘶,可伴有呛咳、误吸,偶有气促等呼吸困难。喉镜下可见损伤侧的声带运动受限,固定于旁正中位、中间位或正中位,发音时声带闭合不全,吸气时声带不能外展。

(2)喉镜检查:表现的差异主要是与患者喉返神经损伤程度、病程及损伤后喉返神经的自然再生程度即亚临床神经支配的程度相关。

2.双侧喉返神经损伤

(1)症状:以呼吸困难为主要症状,伴有声嘶、呛咳。少数患者开始仅表现为严重的声嘶、呛咳,并无明显的呼吸困难;但随着病程的延长数月或数年后,声音嘶哑逐渐好转,甚至接近正常,但出现了进行性呼吸困难加重。

(2)喉镜检查:所见的声带固定的位置取决于神经损伤性质、病程以及神经再生程度。在损伤早期,喉返神经外展和内收支均受损,使得声带固定于旁正中位;随着病程的延长,声带内收肌群更易获得神经再支配,故声带逐渐内移至正中位,也可表现为吸气时双侧声带不能外展,发音时声带可内收,此阶段患者可表现为呼吸困难程度逐渐加重,若伴有上呼吸道感染等炎症,可导致窒息。

3.其他

其他如混合性神经麻痹者(即喉返和喉上神经同时损伤),除声音嘶哑外,呛咳往往较重;联合神经麻痹者(即喉返神经损伤同时伴有后组脑神经),症状往往较重而复杂,患者可表现咽反射消失、饮水呛咳、吞咽困难、声音嘶哑、胸锁乳突肌萎缩、抬肩无力、软腭抬举偏离中线、伸舌偏斜、舌肌萎缩伴纤颤等。

(二)鉴别诊断

鉴别诊断应明确导致喉麻痹的病因是中枢性还是外周性的神经损伤,须和杓状软骨脱位、环杓关节炎、声带突撕脱、痉挛性发音障碍、重症肌无力等疾病进行鉴别。

(三)治疗

明确病因,针对性治疗,改善或恢复喉功能。

1.病因治疗

在明确病因的前提下,给予对应的治疗,积极解除病因。全身或局部给予神经营养药物、改善微循环药物,必要时给予激素治疗,可能对神经功能恢复有一定的辅助效果。

2.言语矫治

言语矫治适用于中枢性病变导致的发音障碍患者,通过一定的言语矫治方法,可一定程度上改善患者的嗓音质量。对于部分周围性单侧声带麻痹患者,也有一定效果,即使对于最终须接受外科手术干预的患者,言语治疗也是等待阶段的有效手段,有利于患者的康复。

3.外科治疗

外科治疗的目的是改善或恢复患者的嗓音质量、解除呼吸困难、减轻误吸、恢复喉的功能。治疗原则:①尽可能寻找引发疾病的原因;②声带麻痹在进行机械性永久性治疗前应至少观察6个月,对于迷走神经损伤、颅底损伤、特发性声带麻痹甚至观察9个月以上,无望恢复声带功能时方可进行破坏性的机械性手术;③手术方式的选择应根据病因、麻痹类型、严重程度、患者的特殊需求、全身情况决定;④对于外伤包括手术损伤、机械性损伤引起的喉返神经完全中断者应尽早行喉返神经探查喉返神经修复治疗;⑤应及时处理声带麻痹引起的喉梗阻、误吸、呛咳等症状。

(1)单侧声带麻痹:对于明确的喉返神经损伤患者,应首先考虑喉返神经修复手术,目前采用最广泛、效果最确切的是颈袢与受损喉返神经吻合。对于神经损伤病程超过3年者,颈袢喉返神经吻合手术的同时往往需要联合声带内移、杓状软骨内移等机械性手术,达到更佳的治疗效果。此外,声带注射成形术、喉框架手术(杓状软骨内移术、甲状软骨成形术Ⅰ型)也是治疗单侧声带麻痹的有效方法。具体采用哪种方法,须根据患者的具体情况选择。有条件的单位尽量采用神经修复术。

(2)双侧声带麻痹:治疗非常棘手,治疗原则是解除呼吸道梗阻,尽可能保留发音功能。目前,临床上开展较多的手术治疗方式包括喉外或喉内径路杓状软骨切除声带外移术、二氧化碳激光杓状软骨切除或声带后部切除术以及传统的气管切开术或气管造瘘术等。采用膈神经上根联合舌下神经甲舌肌支选择性修复双侧喉返神经外展和内收支,可理想地恢复声带的生理性吸气性外展功能,但此类术式复杂,手术技巧要求高,需在相关条件成熟的单位开展。

4.注意要点

(1)喉肌电图检查是确诊运动性神经麻痹的"金标准"。

(2)影像学检查可排除喉返神经径路上的肿瘤压迫或侵犯,应做颅底、颈部、甲状腺、上纵隔的B超、CT或MRI检查,必要时做气管、食管镜等检查。

(3)其他特殊的实验室检查可以排除一些特殊原因导致的喉麻痹。

(四)预后及预防

1.预后

(1)单侧喉麻痹者极少引起并发症,双侧喉麻痹患者则可引起严重的吸气性呼吸困难、窒息,甚至死亡;又由于声门闭合不全,病程较长可导致肺功能受损,由于呛咳误吸可引起吸入性肺炎,严重者出现肺脓肿甚至导致死亡。

(2)中枢性病变导致的喉麻痹患者,往往无法解决病因,其预后较差。由于喉功能受损,发音、呼吸和吞咽障碍可严重影响患者的生命质量。

(3)对于有明确病因的周围性声带麻痹患者,通过选择合适的治疗方式,可改善或恢复喉的功能。

2.预防

喉返神经损伤的预防主要针对外伤,尤其是甲状腺、颈部及颅底等手术要保护相关神经免受损伤。

二、喉痉挛

喉痉挛是喉肌痉挛性疾病,指喉部肌肉反射性痉挛收缩,使声带内收,声门部分或完全关闭而导致患者出现不同程度的呼吸困难甚至完全性的呼吸道梗阻。多为不明原因,也有术中气道内血液、分泌物或呕吐、反流的胃内容物等刺激诱发所致;喉痉挛也是麻醉或手术并发症之一,常发生于气道内操作,如浅麻醉下吸痰、气管插管拔管或喉镜暴露声门时对咽喉部产生的刺激;也常见于小儿上气道手术后。若处理不当会引起严重后果。可分为成人喉痉挛和小儿喉痉挛。

(一)诊断

1.症状与体征

喉痉挛轻者可表现为轻微吸气性喘鸣,重者可出现完全性上呼吸道梗阻。完全性上呼吸道梗阻表现为吸气性喘鸣消失,尤为重要的是这种"无声"性梗阻不能误认为临床表现改善。

(1)成人喉痉挛。

骤然发作的呼吸困难:吸气粗长伴喘鸣,呼气呈断续的犬吠声,持续时间短,常在一深吸气后发作终止、呼吸如常。

痉挛性咳嗽:是较常见和发作较轻的一种类型。发作时表现为一种短促、哮吼性或爆炸性的咳嗽,无痰液及声嘶。多于白天发作,无一定间隙期,可持续数月至数年之久,而不致影响患者健康。

痉挛性失声:多发生在用声较多而情绪紧张者,痉挛发生于刚欲说话或正在说话时,突然失声,如勉强发音,则觉喉部疼痛,停止说话,痉挛停止。

喉晕厥:发作时先咳嗽,继而出现喉痉挛。常因缺氧而晕倒,片刻清醒。

(2)小儿喉痉挛。①往往于夜间突然发生呼吸困难,吸气时有喉鸣声,病儿惊醒,手足乱动,头出冷汗,面色发绀,惊恐不安,似将窒息。但每在呼吸最困难时做一深呼吸后,症状骤然消失,病儿又入睡,呼吸如常。发生时间较短,仅数秒至1～2分钟。频发者一夜可以数次,也有一次发作后不再复发者,病儿次晨醒来往往犹如平常。②无声音嘶哑。

2.特殊检查

(1)喉镜检查:不发作时无异常。发作时可见喉部肌肉反射性痉挛收缩,使声带内收,声门部分或完全关闭。

(2)喉部CT及MRI检查:无异常。

(3)喉肌电图检查:无异常。

(4)血液检验:排除低钙血症。

(二)鉴别诊断

1.急性喉炎

多因病毒感染引起炎症,小儿表现为声音嘶哑伴犬吠样咳嗽,吸气性呼吸困难,常夜间发作,伴发热,无其他低钙症状和体征,血钙正常,钙剂治疗无效。

2.支气管痉挛

与声门梗阻不一样。其与部分通气的喉痉挛一样均有吸气性喘鸣及肋间隙内凹,同时血氧饱和度均可急剧下降。此时可用直接喉镜检查患儿吸气时的声带情况,不过在这种情况下,可能并不合适直接喉镜检查。托起下颌或头后仰可以部分改善患者通气情况。

(三)治疗

解除诱因,防止并发症的发生。治疗以镇静、解痉为主,辅以喉部理疗和心理治疗。

1.成人喉痉挛

成人喉痉挛是由支配声带和(或)喉入口运动的肌肉发生痉挛所致,以局部刺激引起者为多见;发作时应保持高度镇静,从容不迫地进行紧急处理。嘱患者闭口用鼻缓缓呼吸或做一次深呼吸。

(1)保守治疗:对精神因素引起者,讲明情况,对症治疗,治疗病因。

(2)手术治疗:器质性疾病除病因治疗外可考虑气管切开,以防窒息。

2.小儿喉痉挛

儿童的喉痉挛常与缺钙有关,一旦发生本病,应迅即进行处理,以免发生意外;小儿可以冷水浇面、颈部冷敷,击拍臀部、背部或向外牵引舌部,均可使痉挛消退。让患儿缓慢喝些热饮料或吸入亚硝酸异戊酯,也可使痉挛消退。

(1)发作时松解衣服,击拍臀部等可使痉挛消退。

(2)改善病儿健康及营养状况。

3.抢救措施

严重的喉痉挛或术中发生的喉痉挛,具体抢救措施如下:

(1)立即停止一切刺激和手术操作。

(2)轻提下颌可以缓解轻度喉痉挛。

(3)面罩加压纯氧吸入,直至患者清醒,喉痉挛消失。

(4)如系麻醉过浅引起,应用静脉或吸入麻醉药加深麻醉,直至喉痉挛及其他反射消失。常用的方法为:静脉注射诱导剂量的20%或增加吸入麻醉药浓度。

(5)暴露并清除咽喉部分泌物,保持呼吸道通畅。

(6)对重度喉痉挛,紧急情况下可采用 16 号以上粗针行环甲膜穿刺给氧或行高频通气。必要时可给予短效肌肉松弛药(应用琥珀胆碱 $1.0\sim1.5mg/kg$ 静脉注射或 $4.0mg/kg$ 肌内注射),必要时应行气管内插管。一般认为,拔管后喉痉挛患者 $SpO_2<85\%$,必须进一步处理。另外,可选用抗胆碱能药物阿托品,以减少腺体分泌,使口咽分泌物刺激减小。

(四)预后及预防

1.喉痉挛保健

调整生活习惯,注意卫生、加强营养、适当体育锻炼、增强体质、提高身体健康,调整心理状态。

2.喉痉挛饮食

禁食辛辣食品,禁烟酒,避免一切刺激喉部的饮食。避免进食难咽粗糙的食物。

3.喉痉挛预后

喉痉挛发作持续时间短暂,仅数秒至 $1\sim2$ 分钟,频发者一夜可以数次,也有一次发作后不再复发者。发作时及发作后均无声嘶、发热等症状,预后良好。

4.喉痉挛预防

良好的麻醉管理、平稳的麻醉过程、严密的监测、术中声门的轻柔暴露以及麻醉者及术者的经验和有效的处理是降低围拔管期喉痉挛的重要措施。

(1)应避免在浅麻醉下行气管插管和进行声门手术操作,并应避免缺氧和二氧化碳蓄积。

(2)拔管时最好在患者处于完全清醒的状态下进行。

(3)预防性用药物减轻拔管时的呼吸和心血管应激反应。拔管前 $1\sim2$ 分钟静脉注射利多卡因 $1\sim1.5mg/kg$ 可有效地抑制呛咳和心血管反应。拔管前静脉注射雷米芬太尼 $1\mu g/kg$ 可明显抑制拔管时的心血管反应,又不影响恢复。

三、喉的感觉神经麻痹

喉感觉神经麻痹主要是由喉上神经损伤引起的,多伴有环甲肌麻痹。喉上神经于舌骨大角平面分为内、外两支,内支和喉上动、静脉伴行穿过舌甲膜,负责声门上区黏膜的感觉,喉返神经亦有部分感觉支分布于声门下区的黏膜。病因分为:①中枢性疾患,如脑出血、脑肿瘤、多发性硬化等;②周围性疾患,如外伤、肿瘤、特异性炎症等。

(一)诊断

1.症状与体征

(1)单侧损伤者偶有饮水呛咳,双侧损伤者的声门上区黏膜感觉丧失或异常,有咽部异物感、咳嗽等症状,饮食时声门无反射性闭合,易出现误吸,严重者发生吸入性肺炎,甚至危及生命。

(2)由于多伴有环甲肌麻痹,声带张力减弱,患者多表现为声嘶伴气息声,音调降低,音量减弱,声时缩短,发音疲劳等。

2.特殊检查

间接或电子喉镜检查可发现,损伤侧声带的边缘皱缩,但运动正常,发音闭合时有裂隙。

（二）鉴别诊断

应首先明确病因是中枢性还是外周性,主要是和喉返神经损伤、杓状软骨脱位等疾病进行鉴别。

（三）治疗

明确病因,针对性治疗,辅以营养神经药物。

(1)症状轻微者可行言语矫治和饮食康复训练,以改善嗓音和吞咽功能。

(2)严重者可行鼻饲,环甲接近手术可改善嗓音质量,但缓解误吸的效果不佳。

(3)注意要点:①明确病因是中枢性还是周围性的;②判别病变是单侧还是双侧,误吸和嗓音障碍的严重程度如何;③视症状严重程度给予针对性质量,严重者应尽早鼻饲,预防并发症;④外科干预应谨慎。

（四）预后及预防

(1)中枢性疾患引起的喉感觉神经麻痹,应重视原发疾病的治疗。

(2)周围性麻痹多由颈部外伤、医源性损伤(甲状腺手术误伤喉上神经,颈上部手术损伤迷走神经)引起,应注意术中对喉神经的保护。加强与患者的沟通,须解释此病治疗的复杂和困难,重视饮食康复训练和嗓音训练。单纯单侧喉上神经麻痹较少引起并发症,双侧麻痹或合并其他运动或感觉障碍时,声门裂隙较大和声门防御功能损害,易导致长期误吸,甚至发生吸入性肺炎。

四、癔症性失声

癔症性失声为功能性发音障碍,也称作"精神性失声",是指由于受到外界精神刺激或不良暗示所导致的嗓音障碍,是精神心理障碍或癔症的一种表现,而并非由于喉部的器质性病变所引起。可发生于任何年龄,以 17～23 岁及 45～55 岁的女性多见。

（一）诊断

1.症状与体征

(1)常见于精神创伤或情绪激动之后突然失声,可表现为极其微弱的声音或耳语声,也可完全失声。但哭声、笑声和咳嗽声均正常。

(2)可同时伴有其他精神紧张的症状。

2.特殊检查

电子喉镜检查可观察到声带的各种异常振动。呼吸时双侧声带外展运动正常;发音时双侧声带不能闭合,呈三角形裂隙,声门裂忽大忽小。声带飘动位置不稳定。有时可观察到双侧室带过度内收挤压。当刺激喉黏膜咳嗽时,咳嗽声正常,可见声带内收运动。

（二）鉴别诊断

1.器质性发声障碍

由于声带上长息肉、小结或其他新生物导致的发音障碍。间接喉镜、电子喉镜或动态喉镜下均可见声带上新生物,容易鉴别。

2.痉挛性发音障碍

亦常见于 30～50 岁的女性人群。此类发音障碍常伴有发音紧张、断断续续,不连贯。同时有面部、四肢等其他部位的非随意运动。电子喉镜或动态喉镜检查可见发音时声带震颤或声带内收,室带亦有不同程度的内收以及下咽缩肌收缩使整个喉和下咽的腔道紧闭。

(三)治疗

对因治疗,解除精神过度紧张,必要时给予暗示治疗及心理治疗。具体如下。

(1)寻找病因:通过详细询问病史,了解其发病的原因,积极寻找引起功能性发音障碍的因素,对患者进行心理疏导,使其消除思想顾虑。

(2)采用暗示疗法:言语暗示非常重要。通过喉镜检查录像,向患者解释其声带结构完全正常,消除顾虑,并刺激患者发声。从简单的数字到复杂的词语,通过反复大声练习,部分患者可立即恢复正常的发声。

(3)对精神过度紧张、神经衰弱及自主神经功能紊乱的患者,可配合适当的药物治疗。

(4)必要时可求助于心理医生一起对患者进行治疗。

(四)预后及预防

解除思想负担,消除精神创伤是预防的关键;通过解除发病因素,暗示治疗及心理治疗,预后良好。

第三节　喉的其他疾病

一、喉水肿

喉水肿为喉黏膜松弛处如会厌、杓状会厌襞等的黏膜下有组织液浸润。引发喉水肿的病因可分为感染性和非感染性两类,前者包括喉部疾病、咽部疾病、颈部疾病,后者包括变态反应、遗传性血管神经性喉水肿、某些全身性疾病、喉部外伤或喉部受刺激、理化因素、纵隔或颈部较大肿瘤的压迫。

(一)诊断

诊断喉水肿并不困难,但须鉴别喉水肿为感染性或非感染性,并查明其原因。详细地询问病史,仔细地检查咽喉和全身情况,对判明喉水肿的病因有重要作用。

1.症状与体征

(1)发病甚速。变应性、遗传性血管神经性者发展更快,患者常于数分钟内发生喉鸣、声嘶、呼吸困难,甚至窒息。

(2)因杓状会厌襞及杓间区肿胀,常有喉部异物感及吞咽困难。

(3)感染性喉水肿可于数小时内发生声嘶、喉痛、喉鸣、呼吸困难和吞咽困难。

2.特殊检查

喉镜检查可见喉黏膜弥散性水肿、苍白、表面光亮,杓状会厌襞肿胀如粗腊肠形,会厌肿胀明显。

(二)治疗

1.解除喉阻塞

解除喉阻塞为治疗喉水肿当务之急。

2.查出喉水肿之原因进行针对性治疗

(1)感染性者可给予足量抗生素治疗,若已形成脓肿,宜行切开排脓术。

(2)非感染性喉水肿因心、肝、肾病所致者,宜进行各有关疾病的内科治疗。变应性喉水肿给予抗组胺药物内服。遗传性血管神经性喉水肿的治疗包括长期预防、短期预防及急性发作期的治疗。

二、喉室脱垂

喉室脱垂系指喉室黏膜组织外翻,喉室黏膜水肿、肥厚,自声带、室带间垂至喉腔,并非喉室黏膜脱离其基底部自喉室翻出。

(一)诊断

1.症状与体征

常有声嘶及咳嗽,声嘶时轻时重,间有失声现象。脱垂部较大者,可阻塞声门,发生喉鸣和呼吸困难。

2.特殊检查

喉镜检查常于吸气时见一侧喉室有淡红色水肿样半球状物突出,覆盖于声带之上,部分或全部遮盖声带;表面黏膜增厚,用喉卷棉子触之柔软,能以喉钳压之推入喉室,但多数旋即脱出。如为喉室小囊脱垂,则其突出较小。位于声带前 1/3 处。

(二)鉴别诊断

喉室脱垂与喉肿瘤相鉴别,间接喉镜下多不易分辨,宜做直接喉镜,用喉钳触视其能否复位。如难确定,宜做活检与结核、梅毒等肉芽肿相鉴别。

(三)治疗

(1)喉室脱垂小者可行电烙术或激光手术,使脱垂物纤维化而使其收缩复位。

(2)脱垂大者可于直接喉镜下用咬钳咬除,但勿咬除过多,以免声带被瘢痕组织牵拉,遗留声门闭合不全。

三、喉囊肿

喉囊肿常由于喉黏膜黏液腺管受阻而致黏液潴留所形成。少数由于先天畸形、外伤、炎症和其他良性肿瘤囊性变所致。按病理通常分为 4 类:潴留囊肿、表皮样囊肿、先天性囊肿、良性肿瘤囊性变。

(一)诊断

1.症状与体征

症状因囊肿大小及部位而异。

(1)小者多无自觉症状,偶在喉镜检查时发现,少数病例有异物感。

(2)大者可引起声嘶或咳嗽,甚至发生喉阻塞或窒息。尤其在新生儿或婴儿先天性囊肿,常可出现喉阻塞症状。

2.特殊检查

喉镜检查多见囊肿位于会厌舌面,大者充满整个会厌,呈半球形,表面光滑,灰白色、微黄或淡红,间有细小血管纵横其上。巨大的囊肿其上界可达口咽,患者张口或将其舌背压低即可看到。囊壁一般很薄,触之有波动感,用注射器可抽吸出黏稠内容物,呈乳白色或褐色,如有继发感染,则为脓液。位于喉室者,易于喉膨出或与其他良性肿物相混淆。位于声带上的小囊肿有时可误认为小结。

(二)治疗

宜手术切除。单纯穿刺抽吸,必将复发。

1.喉内法

囊肿较小或局限于喉内者,可在直接喉镜或间接喉镜下将囊壁大部分咬除,并用激光或电烙术破坏其基底部囊壁以减少复发的机会。

2.喉外法

对反复复发或巨大的囊肿,则采取舌甲膜咽切开术,将囊壁完全切除。

四、喉气囊肿

喉气囊肿是喉室小囊(喉室前上方一正常盲囊)的病理性囊性扩张。与喉囊肿的区别在于后者有完整的包膜且与喉室不通,前者则与喉室相通。

(一)临床分型

1.病因分类

分为先天性喉气囊肿和后天性喉气囊肿。

2.临床分类

喉内型、喉外型、混合型。

(二)诊断

1.症状与体征

(1)早期多无症状,待发展到相当大时,始出现症状。①喉内型最常见症状为声嘶、发声不清或无声,常有咳嗽。②喉外型的主要症状为颈部有一圆形突起肿物,部位相当于胸锁乳突肌前缘与舌骨之间。每当咳嗽、屏气或用力时,肿块变大,以手压之又缩小。气囊肿较大者,压迫颈部大血管,可有头痛或头部不适感。如气囊肿感染则局部皮肤红肿、压痛。③混合型具有以上两型的诸症状。

(2)并发症:喉外型气囊肿破裂,引起颈部皮下气肿。喉内型气囊肿可妨碍淋巴引流,引起声带水肿。当剧烈咳嗽或由于其他原因使喉内压增高,气囊肿突然增大,可引起急性喉梗阻,甚至窒息。

2.特殊检查

喉镜检查:在喉内型或混合型者可见一侧室带膨出,遮蔽一侧声带,阻塞部分声门裂。颈部 X 线检查:颈部透视、正侧位片或体层片可发现含气阴影。透视时,嘱患者做瓦尔萨尔瓦吹张动作,如阴影扩大,便可证实。如囊内积液或积脓,可在含气囊腔的下部出现液平面。

(三)鉴别诊断

(1)喉囊肿:二者鉴别有时较困难。但喉囊肿与喉室不相通,其大小不随呼吸改变,压之不缩小。

(2)喉室脱垂:喉室脱垂多为喉室黏膜炎性水肿或肥厚,自喉室脱出。喉室脱垂位于喉室口处,不超过喉室范围。可用器械送回喉室内,其体积不随喉内压的高低而改变。故可区别。

(3)喉结核、喉硬结症及喉癌等皆可伴发喉气囊肿,且喉癌伴发本病者高达 10%～18%,故应高度注意,认真检查,以免误诊、漏诊。

(4)喉外型者须与鳃裂囊肿、甲状舌管囊肿、皮样囊肿及囊性淋巴管瘤相鉴别。主要区别在于喉气囊肿时大时小,用手挤压可缩小,X 线检查有含气阴影。而其他各种囊肿无此特点。

(四)治疗

1.气管切开术

有呼吸困难者应立即刺破气囊肿或做气管切开术。如有并发感染,无论有无喉梗阻症状,除给予有效的抗生素治疗外,必须密切观察,必要时行气管切开术。

2.手术切除

手术切除是治疗喉气囊肿唯一有效的方法。一般认为无论哪种类型,均以颈外径路彻底切除囊肿为佳。术前行气管切开术较为安全。如因继发感染而成脓囊肿,宜先行切开排脓,待感染完全控制后再予切除。

颈外径路切除法的步骤如下:全身麻醉后,在患侧甲状软骨上缘从颈前正中线至胸锁乳突肌前缘做一横切口,分离筋膜、肌肉,暴露一侧甲状软骨和甲状软骨筋膜。将一部分舌骨切除。再切开甲状舌骨膜,并向两侧牵开以暴露囊肿。此时应注意勿伤及喉上神经和血管。仔细地将囊肿自杓状会厌襞剥出,而不进入喉腔。囊肿向下至喉室者,须将甲状软骨上缘做一个"V"形切除,以利剥离至囊肿的根部。尽量在近喉室处将囊肿根部结扎,并切除之。

五、喉淀粉样变

喉淀粉样变非真性肿瘤,可能由于慢性炎症,血和淋巴循环发生障碍,局部球蛋白积聚而引起的淀粉样物质沉积在喉部的病变,常发生于声带、喉室或声门下区,可引起声嘶、咽喉异物感,甚至呼吸困难。既可以是全身性淀粉样变在喉部的表现,也可是喉部单独发生。

(一)诊断

喉淀粉样变的正确诊断关键在于提高对本病的认识。

1.症状与体征

(1)临床表现为缓慢进行的声嘶、咽喉异物感、吞咽困难及呼吸困难等。

(2)体格检查显示喉部的淡红或黄色结节状物或黏膜下弥散性淡红或黄色物沉积的病例,均要考虑喉淀粉样变的可能。

2.特殊检查

(1)喉镜检查:可见声带、喉室或声门下区有暗红色或黄色肿块,亦可呈弥散性上皮下浸润,严重时可致声门明显变窄。特异性的诊断依据为活检及对淀粉样物适宜染色的显示情况。

(2)活检:病变组织有一定的硬度,肉眼下均匀、半透明,无结构外观,无包膜,致密,大小不定。在苏木精-伊红染色及光学显微镜下,呈无细胞、相同性质、均匀、红色,片状或团状分布弥漫于细胞外间质。刚果红染色呈棕红色,是经典的、最特异的组织化学试验。偏光显微镜下呈双折光和绿荧光的特殊形态也是诊断、鉴别诊断的依据。影像学诊断对于喉淀粉样变不具有优势。

(二)鉴别诊断

喉淀粉样变的早期诊断及治疗对其预后非常重要,需要与其他喉部良恶性疾病鉴别。

(1)喉淀粉样变病变范围较广泛,黏膜表面不光滑者,需与喉部恶性肿瘤鉴别。鉴别要点是喉淀粉样变发展慢,病程长,全身情况较好,且不引起声带固定、不伴有颈淋巴结转移。

(2)喉部的局限性淀粉样变与声带息肉、喉部接触性肉芽肿形态相似,需要进行病理检查进一步鉴别。

(三)治疗

药物治疗效果一般不佳,全身皮质类固醇、放射治疗等均无效。主要是外科切除。因为手术后短期或几年内可以复发,因此,手术不遗留病变非常重要。对于局部病变,可在支撑喉镜下行喉部孤立结节或肿块 CO_2 激光切除,但切除不彻底,容易复发,形成瘢痕。广泛的病变要行喉部裂开病变切除,甚至全喉切除术。对于病变范围较大的病例,且出现呼吸困难者,可先行气管切开,然后在全身麻醉下经喉裂开行病变切除。总而言之,手术应在彻底切除病变与保留和重建喉功能之间寻求平衡。

六、声带沟

声带沟又称为"沟状声带",是指一侧或双侧膜性声带上有的一条与声带游离缘相平行的沟,多因先天性声带发育异常或后天的潜在的感染诱发或外伤、肿瘤侵袭所致。可对声带黏膜的波形运动造成障碍,出现不同程度的发声单调、沉闷、音域窄及传声不远等症状。

(一)临床分型

根据其临床表现、组织病理学改变及治疗措施不同,将沟状声带分为 3 型。

Ⅰ型:生理型,见于无任何症状者以及某些老年性喉炎患者,在频闪喉镜下显示发声或声带外展时,可出现一条与声带游离缘平行的黏膜沟。

Ⅱ型:裂线型,即与声带游离缘相平行且呈裂线状的声带沟。

Ⅲ型:局凹型,即游离缘上面局部凹陷较深的声带沟,扩展到声韧带和甲杓肌。

其中后两型为病理性沟状声带,区别在于是否侵犯到声带的固有层。

(二)诊断

1.症状与体征

声带沟的主要临床表现为持续性中、重度声音嘶哑,最大发声时间缩短、发声疲劳、发声无力、努力性发声、紧张性发声、气息音等,同时伴有喉干、喉部感觉迟钝等。

2.特殊检查

(1)电子喉镜检查:主要表现为一侧或双侧与声带游离缘平行的沟状裂隙或者凹陷,深浅、长度不一,可位于声带的全长或部分,以双侧多见。发声时声门闭合不全、声带边缘呈弓形;双侧病变时,声门呈梭形裂隙。

（2）频闪喉镜检查：可见声带边缘僵硬程度增加，声带振动幅度及黏膜波减弱或消失，黏膜波自下而上不能扩散过沟状平面。

（3）嗓音声学分析：显示基频有不同程度的提高，噪声成分增加，谐波成分减少，谐噪比降低。发声时声门闭合不全，气体过度逸出，最长发声时间明显缩短。

（三）鉴别诊断

排除其他疾病：声带囊肿、喉炎以及环杓关节炎、喉肌无力、功能性失语症等引发的声带关闭不全。

（四）治疗

治疗包括保守治疗和手术治疗。

1.保守疗法

主要适用于Ⅰ型和无症状的Ⅱ型声带沟，主要包括 B 族维生素、三磷酸腺苷和激素治疗、嗓音言语治疗。

2.手术治疗

（1）声带内注射和填充主要用于Ⅱ型沟状声带，常见的填充材料有特氟隆、类固醇、硅胶、胶原、脂肪和筋膜，目的是增加弓状声带和萎缩声带肌的体积，使声带变宽、内移，缩小声门裂隙，改善发声效果。

（2）声带沟切除术、喉显微镜下沟底周围削除术、声带黏膜上皮及固有层剥离术等仅适用于治疗愿望强烈的Ⅲ型沟状声带和部分Ⅱ型沟状声带患者。

七、喉气管狭窄

喉气管狭窄系由各种原因所引起的喉腔和或气管腔狭窄，影响呼吸和发声功能。任何造成喉气管软组织和软骨支架结构损伤和（或）缺失的因素均可导致喉气管狭窄的发生。主要症状有声嘶、喉喘鸣、咳嗽和呼吸困难等。常见病因为：先天性喉气管狭窄、外伤、慢性炎症性疾病、胶原血管性疾病、肿瘤性疾病及其他疾病。

（一）诊断

1.症状与体征

通过详细的病史询问和局部及全身查体，基本可明确喉气管狭窄的诊断。

（1）在上述各种原因后出现不同程度的呼吸困难、窒息；发音和进食障碍；喉喘鸣、阵咳；烦躁不安，不能安睡，脉搏、呼吸加快，唇、指发绀等症状。

（2）狭窄位于声门上区时，呼吸困难一般较轻，声门区及以下的狭窄则较重，也有平时已适应于狭窄气道的呼吸，气道梗阻症状较轻，仅在活动用力，呼吸道分泌物增多或黏膜急性炎症时才出现严重梗阻的症状。

（3）狭窄分度，将气管狭窄分为 4 度。1 度：气管阻塞＜70％；2 度：管腔阻塞 70％～90％；3 度：管腔阻塞＞90％，但仍可见腔隙或声门下完全闭塞；4 度：完全闭塞无管腔，声带不能辨认。

（4）狭窄部位。

声门上狭窄：常由化学烧灼引起，多合并下咽部瘢痕粘连、狭窄。外伤可使会厌及甲状软骨结构损伤,会厌与咽后壁粘连。

声门狭窄:声门区瘢痕粘连、喉蹼所致的声门区狭窄。

声门下及气管狭窄:狭窄部位位于声门下区或颈段气管。常见的病因有长期的气管插管、气管切开和颈部气管外伤等。

(5)间接喉镜检查:很难对喉狭窄患者做出明确诊断,必须应用纤维喉气管镜或金属硬性内镜直接检查喉及气管狭窄部位。

2.特殊检查

(1)纤维喉气管镜:除能了解狭窄的解剖异常外,还能对声带的功能状态进行评价。

(2)喉气管 MRI 和螺旋 CT 及其三维重建能进一步明确病变的位置、范围、形态、程度和功能损失状态。

(3)喉肌电图检查可用来判定双侧声带固定的患者是否存在双侧喉返神经麻痹或是双侧环杓关节固定。

(4)术前应对患者进行嗓音评估和肺功能测定,可以同术后测定结果进行比较,评估疗效。

(二)治疗

喉气管狭窄的治疗目的是消除喉气管狭窄并使气道具有足够的强度,以抵抗正常呼吸和吞咽时产生的腔内正负压,并且恢复呼吸道支架的完整性。目前临床上有外科手术治疗和药物治疗两方面,根据引起狭窄的原因、部位和程度选择治疗方式。

1.外科治疗

(1)喉镜下 CO_2 激光切除狭窄瘢痕、气管切开 T 管置入术:通过支撑喉镜显微镜下切除声门区或气管内增生的瘢痕,气管切开后置入支撑的 T 管,气管内重新上皮化。主要适用于声门型、声门下及颈段气管瘢痕狭窄。

(2)气管的袖状切除、断端吻合术:切除狭窄的气管环,进行断端吻合重建气道,适用于颈段气管的狭窄,伴有气管软骨的部分缺失,也可见于因甲状腺癌侵犯气管、气管内恶性肿瘤切除而行该手术。

(3)喉气管重建术:环状软骨裂开后,用各种自身软骨移植物和(或)异体支架联合扩大喉气管框架。往往作为 2 度狭窄及轻 3 度狭窄的首选,但对于更严重的狭窄则效果较差。

(4)环状软骨切除术:部分切除环状软骨前弓及上端狭窄的气管环后,直接行端端吻合术。部分环状软骨切除术治疗更严重的狭窄有很高的成功率,但操作更复杂。PCTR 术是治疗 4 度及重 3 度狭窄的首选,特别适合那些在狭窄与声带间有一清楚边界的患者。

(5)环状软骨上喉部分切除术:既往有严重的喉外伤,喉内广泛狭窄,甲状软骨有明显的骨折畸形,前联合及双侧声带广泛瘢痕粘连,杓状软骨未固定的声门区 3、4 度喉狭窄采取环状软骨上喉部分切除术。

2.药物治疗

因自身免疫性疾病所致的喉气管狭窄,如韦格纳肉芽肿病、复发性多软骨炎等,以内科免疫调节治疗为主。

八、咽喉反流性疾病（LPR）

咽喉反流性疾病又称"喉咽反流"，是指胃内容物反流至咽喉部所导致的疾患，是胃食管反流（GER）的一种特殊类型，除 GER 的常见症状外，还可导致一系列非特异性的咽喉症状，包括声音嘶哑、慢性咳嗽、咽异物感以及持续清嗓等，有报道称在耳鼻咽喉科就诊的患者中，有 LPR 相关症状的比例高达 10% 左右，应引起耳鼻咽喉科医师的重视。

（一）诊断

LPR 的诊断的金标准目前公认为是 24 小时动态多探头食管阻抗及 pH 监测，其通过位于食管上括约肌以上喉入口以及食管下括约肌上 5cm 的 pH 探头以及位于食管内的阻抗监测仪判断是否存在 LPR 事件，因其检查手段的复杂性及对患者带来的不适感，在临床中较难得到广泛应用，在临床中患者的症状、内镜检查体征等也常常作为诊断的依据，具体如下。

1.症状与体征

学者根据 LPR 相关的症状制订了反流症状指数量表，包含了与 LPR 相关的 9 项主观症状，患者可根据自身主观判定是否具备某项症状及其严重程度，最后综合得分超过 13 分的患者被认为 LPR 诊断的可能性较大，有学者根据此量表制订了中文版反流症状指数量表，并证明了此量表具有良好的信度和效度，可作为 LPR 初筛的工具。

2.特殊检查

（1）内镜检查：学者根据内镜检查的结果，将一些与 LPR 可能相关的体征表现纳入并制订了反流体征评分量表，临床医师可根据患者咽喉部的内镜下表现判断患者是否存在某项体征及其程度，最后综合得分大于或等于 7 分的患者被认为 LPR 诊断的可能性较大。

（2）试验性治疗：试验性治疗是临床中判定 LPR 的最常用方法之一，对于疑爲为 LPR 或具备 LPR 相关症状的患者，临床医师可通过给予患者 H_2 受体拮抗药（如雷尼替丁、法莫替丁等）或质子泵抑制药（如奥美拉唑、埃索美拉唑等）并观察其症状的变化判定是否存在 LPR，治疗时间推荐为 3 个月左右，目前已有研究证实 LPR 患者对经验性的治疗反应性良好，为试验性治疗提供了理论依据。

（3）其他：为了改善动态食管阻抗及 pH 值监测的舒适性，目前研究考察置于咽喉部的 pH 探头在诊断 LPR 方面的价值，但此类监测仪的价值目前并无有价值的大样本数据的支持，仍需要进一步的研究。此外，通过检测唾液中的胃蛋白酶亦是最新提出的诊断方法，小规模的实验证实了其具有较高的诊断价值，但应用于临床仍需进一步的数据支持。

（二）鉴别诊断

LPR 的症状及体征无明显特异性，比如声音嘶哑、慢性咳嗽以及咽异物感等症状及声带水肿、肉芽肿等体征，在诊断时，须排除其他疾患或病因导致类似症状及体征的可能性，比如吸烟、过度用声以及哮喘等，而在临床中 LPR 往往与其他疾患或病因是共存的。

（三）治疗

对于 LPR 的治疗，目前临床的建议是三级治疗法，具体如下。

1.一级治疗

对于初诊或症状较轻的患者，可建议其改变生活和饮食习惯，比如睡眠时抬高床头，戒烟戒酒,避免或减少咖啡、茶、甜食及辛辣食物等,必要时可加用抗酸药物,比如铝碳酸镁。

2.二级治疗

一级治疗效果不佳的 LPR 患者,可加用 H_2 受体拮抗药,比如雷尼替丁、西咪替丁或法莫替丁等药物。

3.三级治疗

一级或二级治疗效果均不佳的患者,可给予质子泵抑制药,比如奥美拉唑、埃索美拉唑或雷贝拉唑等药物,如仍难以缓解,可建议其接受胃底折叠术治疗,此治疗仅在其他治疗无效时考虑使用。

九、喉阻塞

喉阻塞,亦称"喉梗阻",系因喉部或其邻近组织的病变,使喉部通道发生狭窄或阻塞,引起呼吸困难,是耳鼻喉科常见的急症之一。它不是一种独立的疾病,而是一个症状。若不速治,可引起窒息死亡。幼儿由于喉腔较小,黏膜下组织舒松,神经系统不稳定,故发生喉阻塞的机会较成人多。

(一)病因与发病机制

1.炎症

如小儿急性喉炎、急性会厌炎、白喉。

2.外伤

喉部挫伤、切割伤、烧灼伤、高热蒸气吸入或毒气吸入。

3.水肿

喉血管神经性水肿、药物过敏反应,心、肾疾病引起的水肿。

4.异物

喉部、气管异物不仅造成机械性阻塞,还可引起喉痉挛。

5.肿瘤

以喉癌、喉乳头状瘤、甲状腺肿瘤等较为常见。

6.畸形

喉蹼、先天性喉鸣、喉软骨畸形、喉瘢痕狭窄。

7.声带瘫痪、麻痹

声带固定于中线,不能外展。

(二)临床表现

1.吸气性呼吸困难

吸气性呼吸困难是喉阻塞的主要症状。由两侧略向上倾斜的声带边缘形成声门,是喉部的最狭窄处。吸气时气流将声带斜面向下、向内推压,但因同时伴有声带外展运动,使声门裂开大,所以正常时呼吸通畅。当声门狭窄时,吸气期气流将声带斜面向下,向内推压使已狭窄的声门更窄,以致造成吸气性呼吸困难。表现为吸气运动加强,时间延长,吸气深而慢,但通气量并不增加,如无显著缺氧,则呼吸频率不变。呼气时气流向上外推开声带,使声门裂较吸气时变大,尚能呼出气体,故呼气困难较吸气时为轻。

2.吸气性喉喘鸣

吸气性喉喘鸣是喉阻塞的一个重要症状,为吸入的气流急速通过狭窄的声门裂时,气流的摩擦和声带颤动所发出的响亮的声音。此时扪触喉或气管,可有颤动感。一般来说,凡阻塞发生于声带或其以上部位者引起吸气性喘鸣,位于声带以下部位者常引起双重性或呼出性喘鸣。喘鸣声之大小与阻塞程度有关,阻塞愈重,喘鸣声越响。

3.吸气性软组织凹陷

因吸气时空气不易通过声门进入肺部,故胸腔内负压增加,将胸壁及其周围的软组织吸入,而出现胸骨上窝、锁骨上、下窝、胸骨剑突下或上腹部,肋间隙的吸气性凹陷,称为"四凹征"。

4.声嘶

病变发生于室带或声门下腔者,声嘶出现较晚或不出现;病变首先侵犯声门裂区或其附近者,则声嘶常为首见症状。

5.缺氧症状

呼吸困难为时稍久,患者因缺氧而坐卧不安,烦躁,吸气时头后仰,倦极则转而思睡,但片刻后又因缺氧窒息感而突然惊醒。

（三）喉阻塞分度

为了区别病情的轻重,准确地掌握治疗原则及手术时机,将喉阻塞引起的吸气期呼吸困难分为4度。

1度:安静时无呼吸困难。活动或哭闹时,有轻度呼吸困难。稍有吸气性喘鸣及吸气性胸廓周围软组织凹陷。

2度:安静时也有轻度吸气性呼吸困难,吸气性喉喘鸣和吸气性软组织凹陷。活动时上述症状加重,但不影响睡眠和进食,无烦躁不安等缺氧症状。脉搏尚正常。

3度:吸气性呼吸困难明显,吸气性喉喘鸣声较响,吸气期胸廓软组织凹陷显著,并出现缺氧症状,如不易睡眠、不欲进食、烦躁不安、脉搏加快等。

4度:呼吸极度困难。患者坐卧不安,手足乱动,出冷汗,面色苍白或发绀,定向力丧失,心律不齐,脉搏细数,昏迷,大小便失禁。如不及时抢救,则可因窒息以致呼吸、心跳停止而死亡。

（四）诊断与鉴别诊断

根据病史、症状和体征,对喉阻塞的诊断并不困难,一旦诊断喉阻塞,首先要判断的是喉阻塞的程度,至于明确其病因,则应视病情轻重而定。轻者可做喉镜检查以查明喉部病变情况及声门裂大小。重者,则应首先进行急救处理,解除喉阻塞后再做进一步的检查,明确病因。应与支气管哮喘、气管支气管炎等引起的呼气性、混合性呼吸困难相鉴别。

（五）治疗

对急性喉阻塞患者,须争分夺秒,因地制宜,病因治疗在一定情况下可先采用,如喉异物取出、咽后脓肿切开等,而对危重患者,应先行气管切开术,迅速解除呼吸困难,以免造成窒息或心力衰竭。待呼吸困难解除后,再根据病因给予相应治疗。

1度:明确病因,积极进行病因治疗。如由炎症引起,使用足量抗生素和糖皮质激素。

2度：因炎症引起者，用足量有效的抗生素和糖皮质激素，大多可避免气管切开术。若为异物，应迅速取出；如喉肿瘤、喉外伤、双侧声带瘫痪等一时不能去除病因者，应考虑做气管切开术。

3度：由炎症引起，喉阻塞时间较短者，在密切观察下可积极使用药物治疗，并做好气管切开术的准备。若药物治疗未见好转，全身情况较差时，宜及早行气管切开术。

4度：立即行气管切开术。若病情十分紧急时，可先行环甲膜切开术或先气管插管，再行气管切开术。

第四节　喉部良性肿瘤

一、喉乳头状瘤（LP）

喉乳头状瘤是喉部最常见的良性肿瘤，约占70%；本瘤的男女发病率无明显差别，可发生于任何年龄，但以10岁以下儿童多见，儿童的乳头状瘤较成年人生长快，常为复发性，且易复发，但随年龄的增长有自限趋势。成年患者则容易发生癌变。

（一）病因

尚不十分明了，但近来病毒感染学说颇受重视，通常认为本病系人类乳头状瘤病毒（HPV）感染所致。该病毒由一条双链环状DNA分子组成，迄今已发现有106种亚型，在动物及人类中广泛存在。有学者用喉乳头状瘤组织的无细胞滤液注射在人的前臂，引起了皮肤疣，从而为LP由病毒感染引起提供初步证据，但当时未检测出病毒颗粒。

其他如喉的慢性炎症及内分泌失调等亦为喉乳头状瘤的发病诱因。另有报道，在患有尖锐湿疣的母亲分娩的婴儿中发现喉乳头状瘤，提示本病可以通过分娩传染。

HPV为小DNA病毒，是一组特异性较强的病毒，不同的HPV型具有不同的、严格的组织特异性，产生特定的皮肤或黏膜病变，对人类鳞状上皮有高度侵袭性。但HPV如何导致LP，尚不十分清楚。有学者指出LP形成机制有两个学说：一是基底细胞增长速度高于正常；二是基底细胞增长速度正常，但当其高出基底膜层后导致成熟障碍，不能迅速从组织表面脱落，致使细胞堆积，在组织学上表现为基底层增生和乳头状增生，推断HPV使组织正常成熟障碍，其异常成熟是发病的重要因素，有学者也认为HPV感染引起正常基底细胞增生，而乳头状瘤的增生又导致细胞异常的分化。认为LP的增生模式为组织分化程度明显降低，基底细胞略呈增生或正常，棘细胞增生、基底膜变厚、基底细胞总量增加，综合构成乳头内的增生团块。

（二）病理

喉乳头状瘤的病理与发生于身体其他部位者相同，是由复层鳞状上皮聚集而成的上皮瘤，包含有结缔组织及血管组成的核心。其特征为上皮异常角化，大部分角化不全，常为局灶性，棘细胞增生是其特点，基底细胞通常正常。好发于声带、室带及声门下区，为单发或多发的肿瘤，颜色苍白、淡红或暗红，表面凹凸不平，呈乳头状或菜花状，大小不一。有时为软而带蒂，有时则基底较广。不发生溃疡,不浸润基底部组织。

(三)诊断

1.临床表现

喉乳头状瘤是喉部最常见的一种良性肿瘤,儿童与成年人均可发病,但以儿童多见。由于儿童与成年人所发生的乳头状瘤在临床和病理上有许多不同之处,故又将其分成儿童型和成人型。儿童型喉乳头状瘤可发生于儿童期任何年龄,其中80%发病于7岁以前,更集中于4岁以下,男女发病比例相仿。大多为多发性,极少恶变,但易于复发。部分病例在青春期后自行消退,也有的带病进入成人期。成人型喉乳头状瘤发病年龄多在40岁左右,男性多于女性,多为单发性,较易恶变。

本病好发部位依次为声带、会厌、室带及喉的其他区域,也可侵及口咽、鼻咽、气管、支气管等处。常见的症状为进行性声嘶,严重者可以失声。较大的肿瘤尤其发生在儿童可引起喉鸣及呼吸困难。因肿瘤进展缓慢,长期持续性呼吸困难可导致漏斗胸及红细胞增多。有严重喉阻塞者,须行气管切开术。声带以外的肿瘤则可以出现咽部异物感。成人型乳头状瘤经多次摘除而复发者,要注意有恶变的可能。

2.辅助检查

喉镜检查:肿瘤突出于黏膜表面,单发或多发,有蒂或无蒂,表面呈桑葚状或菜花状,色淡红或苍白,直径多在5mm以下,最大可达10mm。

3.诊断标准

根据临床表现及检查可以诊断,最终需病理检查确诊。

(四)治疗

1.整体治疗方案

目前所采用的各种方法均不十分满意,应根据患者年龄,肿瘤大小、部位、范围及病变多发情况综合考虑治疗方案。

2.各治疗方案

(1)外科手术治疗:间隔适当时间对肿物反复摘除,以保证呼吸道通畅,是目前最有效的治疗方法。其中以在支撑喉镜下将乳头状瘤钳夹切除为最常用的手术方法。此法对成年人的治愈率较高,但儿童患者极易复发,常须反复多次手术摘除。对有呼吸困难的儿童患者,为避免肿瘤向声门下及气管内蔓延,应尽可能通过直达喉镜将肿瘤切除,使呼吸道通畅,以避免行气管切开术。

对于范围较广或侵犯黏膜下层的多发肿瘤或超过青春期多次多发的病例,可行喉裂开术,术前或术后须配合行气管切开术。

(2)局部涂药:可采用鸦胆子油局部涂布于肿瘤上或手术切除的创面上,有时可使肿瘤坏死脱落。对于幼儿患者,往往在直达喉镜下行较保守的切除术,术毕辅以涂药,反复多次切除加涂药,能收到较好的效果。此外,手术时常难以准确判断肿瘤的范围,据报道用0.5%和5%的醋酸溶液浸湿卷棉子头端,涂布于疑为乳头状瘤处,乳头状瘤与正常黏膜界限分明,有乳头状瘤处变为白色,正常黏膜色泽无改变,有助于彻底切除肿瘤,提高疗效。

(3)免疫治疗:当今最被关注的治疗方法为干扰素(IFN)的使用。由于IFN能减少DNA

合成,且有抗病毒、抗肿瘤的作用,学者首先应用 α-IFN 治疗喉乳头状瘤,以 $3\times10^6\,U/m^2$ 肌内注射,每周 3 次,治疗剂量随肿瘤消退而递减,发现被治疗的肿瘤生长受到抑制,但停药后又复发,再用药仍有效。目前已有两型三种干扰素,I 型是病毒介导的由白细胞产生的 α-IFN 和由成纤维细胞产生的 β-IFN;II 型系抗原介导的由 T 细胞产生的 γ-IFN。目前的研究认为 α-IFN 更有效。

(4)物理疗法。

激光治疗:喉乳头状瘤的激光切除术已成为一种有着广泛应用前途,效果满意的手术方法,主要采用以下方法。a.YAG 激光:在纤维喉镜下以 Na^+ :YAG 激光切除喉乳头状瘤的效果良好,并且可在局麻下进行。b.CO_2 激光:应用 CO_2 激光治疗喉乳头状瘤以来,现已广泛应用。其方法是,将激光束通过显微喉镜破坏肿瘤,其优点是准确,无出血,视野清除,损伤小,术后并发症少,缓解期长,气管切开率低,是目前治疗喉乳头状瘤的有效方法之一。最常见的并发症为:前连合蹼样粘连,偶见后联合粘连或持续性的声带水肿。此外,据报道在气化肿瘤的烟雾标本中发现与肿瘤标本一致的 HPV-DNA 片段,故在 CO_2 激光治疗时,其气化肿瘤后的烟雾处理,须密切注意。

冷冻、电灼、放疗等方法:由于这些方法破坏组织深,水肿反应重,常须行气管切开术,且有不能防止复发,治疗后局部产生瘢痕狭窄、导致恶变等缺点,现已逐渐弃用。

二、喉血管瘤

喉血管瘤较少见,发生于婴幼儿者相对较多,且危险性较大,通常将喉血管瘤分为成年型(包括年龄较大的儿童)和婴儿型。

(一)病因
病因不明。

(二)病理

喉血管瘤位于黏膜下,一般无包膜,多呈分叶状,显微镜下按其组织形态,可将血管瘤分为 2 个亚型。①毛细血管瘤,该类型肿瘤由大片分化成熟、排列密集的毛细血管组成,呈簇状或分叶状。毛细血管由单层内皮细胞、基底膜及散在的外皮细胞构成,管腔内含有红细胞。增生活跃处内皮细胞可呈条索状,血管腔不明显。若肿瘤有较多的炎细胞浸润,多为肉芽肿型毛细血管瘤,它与炎性肉芽组织的区别在于后者毛细血管不成簇状或分叶状分布。②海绵状血管瘤,由大小不等、形状各异、相互吻合、扩张的血窦组成,形同海绵或蜂窝,窦腔内含有血液,血窦间为薄层纤维间隔。

(三)诊断

1.临床表现

(1)成年型:发生部位多见于声门区或声门上区,常延及梨状窝,常见的症状有声嘶、咳嗽、咯血等。喉镜检查见肿瘤呈肉芽肿样、结节样、息肉样,有蒂或无蒂,色红或略紫,大小不定。

(2)婴儿型:多发生于声门下区,临床上有两点值得注意。①临床症状隐蔽,一般无声嘶,有时在婴儿哭闹时出现阵发性呼吸困难。一旦瘤体破裂,则情况危急,可因出血堵塞气道而窒息死亡。②喉镜检查往往可见声门下区可见暗红色肿物,哭闹时增大,部分肿瘤可仅位于黏膜深层,表面无明显改变。给诊断带来困难。

2.辅助检查

喉镜检查:成年型多见于声带,见肿瘤呈肉芽肿样、结节样、息肉样,有蒂或无蒂,色红或略紫,大小不一;婴儿型声门下区暗红色肿物,哭闹时增大,部分肿瘤可仅位于黏膜深层,表面无明显改变

3.诊断标准

根据临床表现和检查可以诊断。

(四)治疗

喉血管瘤无症状者,可暂时不予治疗。对症状明显者,可以在直接喉镜下进行激光手术或冷冻手术,能取得良好的效果。对出血严重者,易行气管切开术,并在喉裂开术下切除肿瘤。

三、喉软骨瘤

喉软骨瘤罕见,发病率仅占喉部肿瘤的 0.2% 或更低,发病年龄在 40~60 岁,男性发病率为女性的 3~5 倍。可发生于任一喉软骨,但最常见于环状软骨后部,其次为甲状软骨及杓状软骨。喉软骨瘤可发源于正常软骨或软骨外的胚胎残余,有内生性和外生性之分。

(一)病因

喉软骨瘤病因不明,目前有学说认为其形成是由于生长的软骨板的软骨细胞移行在不正常位置所致。

(二)病理

肿瘤有包膜,呈灰白色结节状或分叶状,质地如软骨,少数可发生黏液变性而变软。组织学上肿瘤可表现为各种类型的软骨样结构,但大多数肿瘤似透明软骨样形态,瘤细胞近似成熟的透明软骨细胞。基质为透明软骨的基质。本瘤很少恶变,软骨瘤与软骨瘤恶变是不易区别的。一般来说,要区别良恶性必须从临床、影像学检查和病理三方面综合考虑。

(三)诊断

1.临床表现

肿瘤早期多无明显症状,随着肿瘤生长,内生性喉软骨瘤可以向喉内发展,以致影响声带运动,造成声嘶甚至呼吸困难;外生性喉软骨瘤可向外发展,在喉外出现肿块,随吞咽上下移动。

2.辅助检查

喉镜检查:喉内肿瘤往往呈半圆形,表面光滑,基底宽,质硬。活检取材有一定难度。喉部X线检查及CT检查有助于诊断,散在性钙化颇常见,小梁状或斑点状钙化对诊断有特殊意义。

3.诊断标准

根据临床表现和各项检查可以诊断。

(四)治疗

喉软骨瘤以手术治疗为主,原发于杓状软骨和声带者可经内窥镜切除。发生于甲状软骨

者可在黏膜下切除而不进入喉腔。发生于环状软骨者最易累及环状软骨板,且除 1/2 以上的环状软骨势必破坏喉的软骨性支架致喉狭窄,应慎重处理。手术中应注意勿伤及黏膜,尤其在软骨有破坏时,应妥善处理,注意修复喉腔功能,避免喉狭窄的发生。有学者应用喉裂开术治疗 2 例环状软骨瘤,手术时用电钻将肿瘤磨除,保留软骨膜,术后随访 3.5～5.5 年未见复发。因喉软骨瘤生长缓慢,故学者认为保守性手术加密切随访观察是治疗环状软骨瘤的最佳方法。

四、喉纤维瘤

真正的喉纤维瘤比较罕见,系起源于结缔组织的肿瘤,可以发生在声带前中部、室带、喉室及声门下。

(一)病因
病因未明。

(二)病理
镜下见肿瘤由分化成熟的成纤维细胞、纤维细胞和胶原纤维组成,呈编织状排列,各区细胞成分与纤维成分比例不一。

(三)诊断及鉴别诊断
1.临床表现

瘤体大小不一,小者仅如米粒,大者可阻塞呼吸道。主要症状视病变部位及肿瘤大小而定,引起声嘶或喉部异物感较多,严重者也可引起呼吸困难。

2.辅助检查

喉镜检查见肿瘤呈结节状或息肉样,表面光滑、常有蒂。有时基底较宽。颜色由灰白色到深红色不定。质地致密而坚实,如发生黏液样变性,则柔软。喉纤维瘤无包膜,界限不清。

3.诊断标准

根据临床表现和各项检查可诊断。

4.鉴别诊断

较小的纤维瘤常与机化的血肿或慢性炎症所致的纤维结节不易鉴别。

(四)治疗
手术切除是有效的治疗方法。小者可在直接喉镜下摘除,大者应行喉裂开术摘除。

五、喉神经纤维瘤

喉神经纤维瘤并不常见,多单独发生,也可伴发于全身性神经纤维瘤病。好发于女性。喉神经纤维瘤起源于神经鞘,以往的文献将其与喉神经鞘瘤混在一起报道,实际上无论从组织发生还是病理形态上看,两者之间都是有很大区别的。

(一)病因
病因未明。

(二)病理
受侵犯的神经干呈梭形或圆形肿胀,切面呈白色,半透明,无漩涡状结构。显微镜下病变有三种成分:神经鞘细胞为主要成分,成细长梭形和星形,细胞质淡嗜酸,胞核常深染;疏松的神经鞘细胞常大致沿胶原纤维束方向排列,只偶作栅栏排列;胶原纤维束也疏松,有时在纤维之间有黏液。

(三)诊断及鉴别诊断

1.临床表现

喉神经纤维瘤多发生在杓会厌皱襞,也可见于喉室带。早期症状为喉部膨胀感及异物感,进而出现声嘶及咳嗽,个别肿瘤较大者可出现呼吸困难。

2.辅助检查

喉镜检查:可见圆形坚实包膜的肿块,小者数毫米,大者数厘米,可以单发,也可以多发。

3.诊断标准

病理检查可最终确诊。

4.鉴别诊断

喉神经纤维瘤须与纤维瘤进行鉴别。免疫组化有助于这两种肿瘤的鉴别诊断。前者S-100及DSE为阳性反应,后者为阴性。

(四)治疗

神经纤维瘤的治疗以手术切除为主,肿瘤小者可在直接喉镜下摘除,大者可行喉裂开术或颈侧切开术摘除。

六、喉神经鞘瘤

(一)病因

喉神经鞘瘤极少见,是由喉神经鞘细胞发生的良性肿瘤,又称"施万细胞瘤"。关于其来源问题,多数学者认为是由喉上神经分支发生的。

(二)病理

肿瘤细胞呈圆形、椭圆形或梭形,表面光滑,质韧,有包膜。肿瘤组织由细长的梭形细胞构成,在较密集的细胞中可见成束的细胞核,彼此平行,呈栅状排列。

(三)诊断

1.临床表现

本瘤好发于杓会厌皱襞、声带及室带。主要症状为声嘶及呼吸困难。

2.辅助检查

喉镜检查见肿瘤呈圆形或椭圆形,表面光滑、质韧、色淡红,与神经纤维瘤不易鉴别。

3.诊断标准

主要依靠病理活检确诊。

(四)治疗

治疗与喉神经纤维瘤相同,肿瘤有包膜,一般较易分离,术中出血不多。

(五)疗效及预后评估

完整摘除者很少复发。手术时若将包绕肿瘤的神经束误认为肿瘤一并切除可导致永久性神经功能丧失。

七、淋巴管瘤

喉淋巴管瘤甚少见,主要发生在会厌舌面及杓会厌皱襞等淋巴管丰富的部位。

(一)病因

病因未明。

(二)病理

此瘤由扩张的淋巴管组成。

(三)诊断

1.临床表现

本瘤发展缓慢,早期多无症状,大者可有声嘶及影响呼吸、吞咽等。

2.辅助检查

喉镜检查见肿瘤常呈海绵状,色灰白或淡红,基底宽广,受压时瘤体可缩小。

试行瘤体穿刺有时可抽出淋巴液。

3.诊断标准

病理切片有助于明确诊断。

(四)治疗

治疗上视肿瘤大小、基部宽窄及发生部位而由直达喉镜或喉裂开、咽侧切开术切除。

第五节　喉部癌前病变

癌前病变是指一些具有潜在癌变可能的病变,喉癌前病变主要包括喉角化症、慢性肥厚性喉炎和成人喉乳头状瘤等。喉黏膜上皮发展为癌前病变是体内外环境致癌因素长期积累所致,癌前病变的病理变化由轻至重可分为:轻度、中度和重度非典型增生。原位癌不属于癌前病变。非典型增生的上皮细胞具有基底层细胞形态,核染色质深染及轻度多形性,可以观察到部分不典型、散在的有丝分裂相,上皮下间隙充满了免疫活性细胞。

一、临床分类

(一)喉角化症

喉角化症,又称为"喉白斑",常见的发病部位为声带。主要症状是持续性声音嘶哑,黏膜表面呈白色斑块状隆起(临床又称为"声带白斑"),也可呈白色点状锥形突起。主要病理变化为喉黏膜上皮增生,并有不全角化,黏膜下组织有轻度增生。

(二)慢性肥厚性喉炎

慢性肥厚性喉炎主要症状为声音嘶哑、咽部异物感和局部干痒不适等。喉部表现为单侧或双侧声带和(或)室带肥厚,有的伴有充血,一般表面光滑,部分出现隆起或浅溃疡。主要病理变化为喉部黏膜上皮增生,细胞层数增多,表层细胞呈角化现象。黏膜表皮下结缔组织增生,形成乳头状突起,深入表皮层,表皮层与结缔组织界线分明。

（三）成人喉乳头状瘤

成人喉乳头状瘤主要症状是声音嘶哑，肿瘤增大可出现呼吸困难，是喉部最常见的良性肿瘤，好发于一侧声带边缘或声带前连合。一般呈灰白色、淡红色或暗红色，表面不平呈乳头状或颗粒团状突起，有的带蒂，伴有上皮重度非典型性增生。主要病理变化是多层鳞状上皮及其下的结缔组织向表面呈乳头状突起生长。

二、诊断要点

（一）症状与体征

喉癌前病变共有的临床表现往往为声音嘶哑、咽部异物感和局部干痒不适等。

（二）特殊检查

(1)喉镜检查：声带白斑在喉镜下可见声带表面或其边缘的前、中 1/3 相交部位有表面平整的白色斑片状隆起，范围局限，不易除去，声带运动良好。

(2)非典型增生的程度有赖于活检或手术切除标本的临床病理学诊断。

三、鉴别诊断

（一）声带息肉

声带息肉是声带固有层浅层局限性病变，多位于声带游离缘中前 1/3，单侧多见，带或不带蒂，多见于成人，喉镜下可表现为苍白、透明、水肿、血管瘤样或凝胶样，呈现圆形或分叶状，发音时声门关闭不完全，声带振动不对称。

（二）声带小结

常位于声带游离缘前中 1/3 交界处，表现为局限性黏膜肿胀或结节样突出，双侧对称，多见于成年女性及学龄前儿童，特别是男孩。

（三）早期声带癌

不易与声带癌前病变鉴别，术前可利用频闪喉镜观察声带的振动情况和声带的黏膜波。声带癌可表现为声带振动减弱、黏膜中重度减低。最终临床诊断主要依赖病理。

（四）中晚期喉癌

侵犯范围往往较大，可通过颈部增强 CT 显示肿瘤范围、与周围结构关系及颈部淋巴结情况。

四、治疗

喉癌前病变根据具体情况不同，可以选择保守治疗或者手术治疗。喉癌前病变早期干预治疗的目的是阻断癌前病变向癌转变。目前主要以显微镜支撑喉镜下激光手术切除病变为主，结合以病因治疗，比如戒烟酒、抑酸治疗和免疫调节治疗。

五、预防及预后

戒烟酒，加强环保意识，控制环境污染。早期发现，早期治疗。对于声嘶超过 2 周及有异物感者，应及时行喉部检查。喉部癌前病变经手术切除后仍有复发和恶变倾向，需密切随访复查。

第七章 口腔科疾病

第一节 颌骨骨折

颌骨骨折有一般骨折的共性,如出血、肿胀、疼痛、骨折移位、感觉异常和功能障碍等。但由于颌骨的解剖结构和生理特点,其临床表现和诊治方法又有所不同。最大的不同是上、下颌骨形成的咬合关系,若处理不当就会影响咀嚼功能。

一、临床诊断

(一)下颌骨骨折

(1)骨折段移位:影响下颌骨骨折后骨折段移位的因素有骨折的部位、外力的大小和方向、骨折线方向和倾斜度、骨折段是否有牙以及附着肌群的牵拉作用等。其中各咀嚼肌的牵拉起重要作用。

正中联合部骨折:单发的正中联合部骨折常无明显移位;正中联合部两侧的双发骨折,骨折段可向后下方移位;若发生粉碎性骨折或有骨质缺损,下颌牙弓可变窄。后两种骨折均可使舌后坠,引起呼吸困难,甚至有发生窒息的危险。

颏孔区骨折:单侧颏孔区骨折,前骨折段向后下方移位并稍偏向外侧,后骨折段向上前方移位并稍偏向内侧,两骨折段可以有错位;双侧颏孔区骨折,两侧后骨折段向上前方移位,前骨折段向下后方移位,可致颏后缩及舌后坠。

下颌角骨折:可不发生移位或前骨折段向下内移位,后骨折段向上前移位。

髁突骨折:可发生于髁突头、髁突颈和髁突基底部。折断的髁突若位于关节囊内可向前、内移位;若打击力过大,则髁突可撕破关节囊从关节窝内脱出。单侧骨折时,患侧下颌向外后方移位,不能做侧方运动,后牙早接触,前牙及对侧牙可出现开𬌗;双侧髁突颈部骨折时,下颌不能做前伸运动,下颌支向后上移位,导致后牙早接触,前牙开𬌗更明显,侧方运动受限。

(2)咬合错乱。

(3)骨折段异常动度。

(4)下唇麻木:下颌骨骨折若损伤下牙槽神经会导致下唇麻木。

(5)张口受限。

(二)上颌骨骨折

(1)骨折段移位:上颌骨骨折块多随外力的方向而发生移位,一般常出现后下方移位。

（2）咬合关系错乱。

（3）眶及眶周变化：上颌骨骨折时常伴有眶周瘀斑，睑结膜及球结膜下出血或有眼球移位而出现复视。

（4）颅脑损伤：颌骨骨折可伴发颅脑损伤，如脑震荡或脑挫裂伤，部分病例尤其是严重的面中部骨折可伴有颅底骨折，出现脑脊液漏等症状。

（三）诊断

（1）首诊时应了解伤员受伤的原因、部位及伤后的临床表现。若有其他部位损伤或怀疑颅脑损伤者，应及时转诊或请相应科室会诊。

（2）视诊中，咬合错乱是专科检查中最重要的骨折体征，张口受限和面部畸形也是常出现的症状。

（3）触诊可明确骨折部位。对于怀疑髁突骨折者，可用双手小指伸入外耳道，嘱伤者做开闭口运动，感觉双侧髁突的动度是否一致。

（4）影像学检查对颌面部骨折的诊断具有重要作用。全口牙位曲面体层 X 线片（俗称"全景片"）、颌骨后前位片、华氏位片和颧弓位片等对颌骨骨折的诊断具有指导作用。除上述 X 线片外，目前临床越来越多采用 CT/三维重建以及锥形束 CT 来辅助诊断颌面部骨折，该类检查不但能够分层显示骨骼信息，而且其数据经过计算机加工后，可用来更加精确地指导诊断和手术治疗。

二、治疗

（一）颌骨骨折的复位与固定方法

1.复位方法

颌骨骨折的复位标准是尽可能恢复患者原有的骨连续性、咬合关系、张口度和面部外形。

（1）手法复位：主要用于新鲜的并且移位不大的线形骨折，复位后做颌间固定，属于非手术治疗。随着内固定技术的发展，单纯手法复位的适用范围逐步缩小。

（2）颌间牵引复位：在上、下颌牙列上分别安置有挂钩的牙弓夹板，然后根据骨折需要复位的方向，在上、下颌牙弓夹板的挂钩上套上橡皮圈做牵引，使其恢复到正常的咬合关系。此法兼顾牵引和固位的作用，主要应用于下颌骨骨折的牵引固定。单纯使用时下颌骨应固定 6～8 周，上颌骨固定 4～6 周。当上、下颌骨同时骨折时，用颌间固定恢复咬合关系后，须将上颌骨做坚固内固定或加用颅颌固定。此外，颌间牵引常作为切开复位内固定手术中指引骨块复位以及巩固术后效果的重要辅助手段。

（3）手术切开复位：早期主要用于有软组织伤口的开放性骨折，颌骨复杂性骨折或已有错位愈合的陈旧性骨折。目前已广泛应用于各类颌骨骨折病例。对于闭合性骨折，选用合适的切口非常重要，须兼顾手术和美观的要求，常有的手术进路有以下几种。

冠状切口入路：主要用于面中部诸骨骨折的显露。切口自一侧耳屏前向上，经颞部转向额部发际线后 4～5cm，与发际曲线相平行，至对侧耳屏前。在头皮帽状腱膜下向前锐性分离，在距眶上缘 2cm 处切开骨膜，在骨膜下分离至眶上缘，显露颧额缝、颧骨和鼻骨。用小骨凿凿开眶上孔两侧的骨质,解脱眶上神经血管束。两侧颞部沿颞肌筋膜向下分离至颧弓,并切开骨膜;沿骨膜下显露颧弓和颧骨,须保护面神经颧支。该切口可充分显露鼻骨、眶外侧、颧骨和颧弓骨折线。

睑缘下切口:主要用于眶下缘、眶底和颧骨骨折的显露。

耳屏前切口:主要用于颧骨、颧弓和髁突颈部骨折的显露。

下颌下切口:主要用于下颌角、髁突基部和下颌支骨折的显露。

局部小切口:眶下缘和颧弓等部位的骨折可采用局部切口显露骨折线。

口内前庭沟切口:此切口配合其他切口可以达到很好的效果。如冠状切口加前庭沟切口,可完全显露上颌骨、颧骨、颧弓、鼻骨和眶区的骨折线,在直视下对骨折进行复位和固定。下颌骨颏部、体部和下颌角骨折多主张做前庭沟切口及外斜线黏膜切口进行复位与固定。

2.固定方法

(1)单颌固定:指在发生骨折的颌骨上进行固定,而不将上、下颌骨同时固定在一起的方法。主要用于线形并且移位不大的骨折。单颌牙弓夹板固定常用于牙槽突骨折和移位不大的颏部线形骨折。将成品和弯制的牙弓夹板横跨骨折线安置到两侧健康牙上,用金属丝将夹板与牙体逐个结扎起来,利用健康牙固定骨折的方法。

(2)颌间固定:指利用牙弓夹板将上、下颌固定在一起的方法。单纯采用该方法治疗骨折,下颌骨一般固定4～6周,上颌骨3～4周。随着坚固内固定技术的引入,其作用只是在手术中维持咬合关系,当骨折固定后2～3天,即可解除固定。常用的牙弓夹板固定方法有:带钩牙弓夹板颌间固定、小环颌间结扎固定和正畸托槽颌间固定。

3.坚固内固定

现已成为颌骨骨折的首选方法。

(1)颌骨骨折内固定的位置:上颌骨在垂直空间有三个支柱,即鼻上颌支柱、颧上颌支柱和翼上颌支柱。对于上颌骨的复位,首先应恢复三对支柱和颧骨的解剖位置,才能恢复面中部的高度和突度,这也是接骨板放置的主要位置,如梨状孔边缘、颧上颌缝、眶下缘、颧额缝和颧弓等。此外,面中部骨折固定应力争多点固定,最少达到三点固定。

下颌骨骨折固定时,可沿理想线放置接骨板。这些线在下颌骨体部正好与下牙槽神经管重叠,为防止损伤下牙槽神经,接骨板可在此线的上下方放置或采用单皮质螺钉固定。下颌角骨折接骨板应放置在外斜线处,一般需要放置6孔小型接骨板。下颌骨正中联合部骨折应放置两块接骨板,适当增加两块接骨板之间的间隔距离,以提高对移位和扭转的对抗能力。下缘接骨板可用双皮质螺钉固定,上方用单皮质螺钉。

(2)坚固内固定的形式。①加压板:指在骨折间施加适当压力,使骨折线达到紧密接触,缩短愈合距离,加快骨折愈合的固定方式。主要用于下颌骨骨折。②皮质骨螺钉:也称"加压螺钉",常用于下颌骨的斜劈形骨折。③小钛板和微型钛板:小钛板一般用于下颌骨骨折固定,微型钛板多用于面中部骨折固定。④重建板:主要用于粉碎性不稳定的下颌骨骨折,大跨度下颌骨不规则骨折,下颌骨缺损骨折以及感染的骨折。⑤高分子可吸收接骨板:主要用于受力较小的上颌骨骨折、颧骨及颧弓骨折,下颌骨移位不大的线性骨折等。

（二）髁突骨折的治疗

（1）部分髁突骨折可采用保守治疗，即在手法复位并恢复咬合关系后行颌间固定。儿童髁突骨折、囊内骨折及移位不大的髁突骨折常使用此法。保守治疗应重视早期开口训练，以防止颞下颌关节强直。

（2）对髁突明显移位，闭合复位不能获得良好咬合关系、成角畸形大于 45°、髁突骨折片向颅中窝移位、髁突外侧移位并突破关节囊者应视为手术适应证。髁突颈部骨折的应力区在颈部后缘，接骨板应尽量接近后缘放置。

（3）若髁突向前内侧移位不易寻找时，可采用下颌下切口，做下颌支的斜行垂直截骨，将截下的下颌支部分和取出的髁突在体外进行坚固内固定，然后将其送回原位，下颌支截骨间再做坚固内固定。此法损伤较大，适应证应严格。

（4）对于髁突粉碎性骨折而不能固定者，可手术摘除碎骨。

第二节　颧骨及颧弓骨折

一、临床诊断

（一）临床症状

（1）颧面部塌陷畸形：由于外力的作用，颧骨、颧弓骨折后骨折块移位多发生内后移位。在伤后早期可见颧面部塌陷，两侧不对称，随后由于局部肿胀，塌陷畸形可能被掩盖。肿胀消失后，又出现局部塌陷畸形。

（2）张口受限：骨折块内陷移位压迫颞肌和咬肌，阻碍冠突运动。

（3）复视：颧骨骨折移位或眶底骨质缺损，造成眼球移位或眼球运动障碍，可发生复视。

（4）神经症状：可造成眶下神经的损伤，使该神经支配的区域有麻醉感；若面神经颧支损伤，可发生眼睑闭合不全。

（5）出现瘀斑。

（二）诊断

1.视诊

应注意两侧瞳孔是否在同一水平线上，是否有眼球运动受限，从头顶位或由颏部向上观察两侧颧骨是否对称。

2.触诊

骨折局部可有压痛、塌陷移位，颧额缝、颧上颌缝及眶下缘可触及有台阶感。

3.X 线片检查

常用华氏位，颧弓骨折 X 线特征表现呈"M"或"V"形。可拍摄 CT 或 CBCT 进一步明确诊断。

二、治疗

（1）颧骨颧弓骨折如移位不明显，面部无明显畸形又无张口受限及复视等功能障碍者，可不复位。凡有功能障碍或有明显畸形者均应及时复位。

（2）复位固定可根据情况选用下列方法。

巾钳、单齿拉钩牵拉法：适用于单纯颧弓线形骨折。

口内切开经喙突复位法：可用于单纯性颧骨颧弓骨折。

颞部切开复位法：适用于单纯颧骨颧弓骨折。

头皮冠状切口复位法：适用于错位明显或多发性骨折、陈旧性骨折。

眶底植骨复位法：同时有眶底骨折者应复位或植骨加以矫正。

神经松解：如有眶下神经受累，应及时将颧骨复位并探查、松解该神经。

第三节　鼻骨骨折

鼻骨是高突于面中部较菲薄的骨块，与周围骨骼连接较多，易遭受损伤而发生单纯骨折或联合其他部位的骨折，如眼眶、上颌骨及额骨的骨折，且多见双侧粉碎性骨折。

一、临床表现

（1）鼻梁有塌陷呈鞍鼻畸形或偏斜畸形。

（2）鼻腔出血，鼻骨骨折常伴有鼻腔黏膜撕裂。

（3）鼻呼吸障碍，鼻骨骨折可因骨折移位、鼻黏膜水肿、鼻中隔断裂、移位或血肿而发生鼻阻塞。

（4）鼻根及眼睑内侧淤血。

（5）脑脊液鼻漏，同时伴有筛骨骨折或颅前窝骨折时，可发生脑脊液鼻漏。

（6）X线或CT可见骨折线及骨折移位。

二、诊断要点

（1）有鼻部外伤史。

（2）有外鼻畸形、出血、鼻阻塞等体征。

（3）头颅X线正侧位片或CT即可确诊。

三、治疗

（一）闭合性骨折

1.鼻外复位

适用于侧方移位的骨折。局麻下双手拇指手法推移按压复位。

2.鼻内复位

适用于内陷骨折。局麻下或鼻腔表面麻醉下用鼻骨复位钳或剥离子、长血管钳套以橡胶管插入鼻腔骨折部位，向上将骨折片抬起。

（二）开放性骨折

清创同时将骨折复位，可用细的医用不锈钢丝或微型接骨板做固定。

（三）陈旧性鼻骨骨折

应及早复位，因血运丰富，易错位愈合。此时如有外形或功能障碍可采用局部切口或头皮冠状切口，显露骨折处，复位并内固定。如鼻梁外形不满意或有骨缺损时，也可行鼻背植骨。

（四）术后固定

1.外固定

可用印模膏作外鼻成形夹板，用胶布固定1周。

2.内固定

可用碘仿纱条填塞鼻腔，1周后抽出。有脑脊液鼻漏者禁用。

参考文献

[1]牟基伟.实用耳鼻咽喉头颈外科学诊疗技术[M].北京:化学工业出版社,2020.

[2]贾松,赵云娥.眼科学基础[M].北京:人民卫生出版社,2019.

[3]沈吟,邢怡桥.眼科研究实用实验技术指南[M].北京:科学出版社,2019.

[4]魏文斌.同仁眼科急诊手册[M].北京:人民卫生出版社,2019.

[5]张铭连.新编临床眼科学[M].北京:人民卫生出版社,2019.

[6]王啟华.实用眼耳鼻咽喉口腔美学解剖学[M].北京:人民卫生出版社,2019.

[7]郑亿庆.耳鼻咽喉疾病概要[M].北京:人民卫生出版社,2019.

[8]郑宏良.耳鼻咽喉头颈外科学临床指南[M].北京:人民卫生出版社,2019.

[9]陈伟蓉,丁小燕.基层医师眼科手册[M].北京:人民卫生出版社,2018.

[10]王宁利.临床路径释义:眼科分册[M].北京:中国协和医科大学出版社,2018.

[11]赵晨.眼科临床指南解读:内斜视和外斜视[M].北京:人民卫生出版社,2018.

[12]魏文斌.同仁眼科日间手术手册[M].北京:人民卫生出版社,2018.

[13]赵家良.眼科临床指南[M].3版.北京:人民卫生出版社,2018.

[14]呼正林,袁淑波,马林.眼科·视光:屈光矫正学[M].北京:化学工业出版社,2018.

[15]张明昌,钟勇.眼科手术要点难点及对策[M].北京:科学出版社,2018.

[16]朱承华.眼科查房手册[M].北京:科学出版社,2017.

[17]王宁利,刘旭阳.基础眼科学前沿[M].北京:人民卫生出版社,2017.

[18]张建国,阮标.耳鼻咽喉-头颈外科学[M].北京:人民卫生出版社,2016.

[19]李谨,李国义.耳鼻咽喉头颈外科学临床见习指导[M].北京:科学出版社,2016.

[20]邹艳辉,谢燕平,李力.头颈肿瘤外科护理手册[M].北京:化学工业出版社,2015.

[21]熊祥,张文波,祝红娜.五官科疾病诊疗策略[M].武汉:湖北科学技术出版社,2021.